Size öğretmeye gelmedim.
Sizi sevmeye geldim.
Sevgi size herşeyi öğretecektir.

ÜCRETSİZ

Hayatınızı değiştirecek olan "Kadim Sırları" keşfedin…

Kendinizin veya sevdiklerinizden birinin;

- ✓ Fiziksel
- ✓ Zihinsel
- ✓ Duygusal
- ✓ Spiritüel sıkıntıları mı var?

Yıllardır sizi bir şey rahatsız mı ediyor, artık ondan kurtulmak mı istiyorsunuz?

www.MyAncientSecrets.com/Belong adresli internet sayfamıza girebilir, ücretsiz üyelikle linklere, videolara ve benim hediyem olarak bu kitaptaki kaynaklara erişim sağlayabilirsiniz.

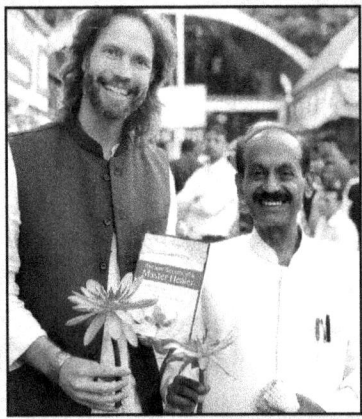

Dr.Clint G. Rogers & Dr.Naram

ÜCRETSİZ WEBSİTESİ ÜYELİĞİNİZLE keşfedecekleriniz:

- ✓ Anksiyeteden hızla nasıl kurtulursunuz,
- ✓ Nasıl kilo verir, verdiğiniz kiloyu nasıl muhafaza edersiniz,
- ✓ Bağışıklık sisteminiz ve enerjinizi nasıl yükseltirsiniz,
- ✓ Eklem ağrılarını, doğru yiyeceklerle nasıl yatıştırırsınız,
- ✓ Hafızanızı nasıl güçlendirir, nasıl odaklanırsınız,
- ✓ Hayatınızın amacını nasıl keşfedersiniz,
- ✓ Ve daha birçoğu…

Bu kitapta, sırları gösteren her bölümle ilgili konuda hazırlanmış videolarla kendinize ve başkalarına yardımcı olabilirsiniz. Ayrıca, "30 günde, kendi gizli kadim gücünüz"ün kilidini açıp ortaya çıkarabileceğiniz çok güçlü bir oyunu deneyimleyebilirsiniz.

Bu oyunu oynadıkça, kadim şifa sırlarını hayatınıza hemen uygulamayı öğrenirsiniz. (NOT: Buna, bu kitapta olmayan daha ileri seviyede içerik de dahildir).

Şimdi linki keşfedin: MyAncientSecrets.com/Belong

Sevgili okuyucu,

Dr.Naram'ın ve onun insanoğluna armağanı olan "Kadim Şifa Sırları"nın dünyaya yayılmasını sağlamak üzere Dr.Clint Rogers tarafından yazılmış olan bu olağanüstü kitapla olan bağlantım, 2020 yılının Şubat-Mart aylarında, takip ettiğim bir web sitesindeki reklamını görmemle başladı. Beni en çok "Doğulu bir Usta Şifacı" ve "Batılı bir Kuşkucu" alt-başlığı etkilemişti.

Bu kitap, zihninde hala kuşku taşıyan kişilere bilgi aktarabilecek muhteşem bir kaynak niteliğindeydi. Lao Tzu'nun *"Öğretmen, öğrenci hazırsa gelir"* sözünde olduğu gibi kitap, en çok ihtiyaç duyduğum bir anda önüme çıkmıştı. Bunun için Dr.Clint Rogers'a minnettarım.

Çok kısa bir sürede elime geçen kitabı bir solukta okudum. Dr.Clint Rogers büyük bir açık kalplilikle yazmıştı. Onun ilk başlardaki kuşkuculuğunun, zaman geçtikçe şifalanması ve bu bilgilerin herkese ulaşması için olağanüstü bir çaba sarf etmesi beni çok etkilemişti. Çok önemli bir bilgi kaynağı olduğu için de ilk düşüncem şu oldu: *"Bu kitabın hemen Türkçe'ye kazandırılması gerekir!"*

Kitap çevirmeni olanlar bilirler; bir kitabı okumak başka, çevirisini yapmak başka birşeydir. Çeviri yaparken yazarla bütünleşir, kitabı sanki siz yazıyormuş gibi olursunuz. Çok duygulandığım, gözlerimin yaşardığı anlar oldu, bazen çok büyük heyecan duydum. Sanki bir bilgi yağmurunun altında kalıp sırılsıklam olmuştum, ama bu çok olağanüstü, fazlasıyla da farkındalık sağlayan bir "sırılsıklam"lıktı!

Daha sonra olaylar büyük bir hızla gelişti ve tek tek mucizeler gerçekleşmeye başladı. Birden Dr.Naram'ın, Dr.Clint Rogers'a söylemiş olduğu sözleri hatırladım:

"Senin bu kitabın, insanların içsel derinliklerine daha fazla inmeleri için ilham verecek, sonra da Marmaa gücü hakkında başka bir program daha sağlayacak. İçselliklerinde gittikçe daha derine inecekler ve hayatları tamamen iyiye dönüşecek. Eğer hazırsanız bu kitaptan farklı bir enerji alacaksınız!"

Dr.Naram ve Dr.Clint'e sonsuz teşekkürlerimle. Bu büyük insanlık hizmetinde minicik bir payım olmuşsa ne mutlu bana...

Çevirmen
Esin Akan

"Usta Bir Şifacının Kadim Sırları" için Yorumlar

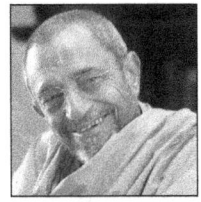

Dr.Clint Rogers, bu kitapla çok büyük bir SEVA (hizmet) yapmıştır. Dünyanın, sadece düşünüldüğü şekilde değil, zihinsel, duygusal ve spiritüel olarak da kirlendiği için büyük çapta yardıma ihtiyacı var. Bu kitaptaki kadim şifa sırları, bugün dünyanın en büyük problemleri için daha derin çözümler getirebilir. Çok saygı duyduğum Dr.Naram'ı 40 yıldır tanırım, onun "guru"su olan Baba Ramdas ile de tanıştım ve Buda'nın özel şifacısı olan Jivaka'ya kadar dayanan kesintisiz bir usta-çırak silsilesi olduğunu bilirim. Dr.Naram, kadim şifa sırlarını kullanarak, ona göndermiş olduğum, romatoid artirit, epilepsi, ciddi adet kanamaları, karaciğer enfeksiyonları, akciğer enfeksiyonları, MS, damar tıkanıklıkları, kanserler, kısırlık, fibroidler, diabet, tiroid problemleri, hamilelik komplikasyonları, yüksek kolesterol, yüksek tansiyon, saç dökülmesi, karın iltihabı, üriner sistem problemleri, kuyruk sokumu kırıkları, ağır fıtıklar, sedef hastalığı, otizm, egzema, servikal spondilosis ve beyin problemleri olan nice insana yardımcı oldu. Bunlar hastalıkların sadece bazıları, Dr.Naram'a ustasının lütfu ile şifa vermek üzere Siddhi gücü verilmiştir. Bu kitapta açıklanan kadim şifa sırlarına, her zamankinden daha fazla ihtiyacımız var. *

-H.H.Hariprasad Swami, (Kutsal Yogi Topluluğu'nun Başkanı)

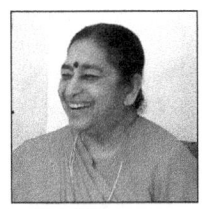

Dr.Pankaj Naram, kadim şifa sırları konusunda bir otoritedir. Bu kitapla; engin enerji, sağlık ve mutluluk için kadim şifa sırlarını günlük hayatımıza sokmak üzere paylaşımlar yaparak son derece ilham verici bir çalışma gerçekleştirilmiştir. Dr.Naram'ın, diabet, kolesterol için vermiş olduğu bitki reçetelerini ben de kullanıyorum ve muhteşem sonuçlar aldım. Bhakli Ashram arasında birçok Sadhvi de onun bitkisel formüllerini kullanıyor, son derece iyi sonuçlar aldılar ve bazıları tamamen iyileşti. Diabet, tiroid, artirid, eklem ağrısı, astım veya diğerleri olsun, hepsinde mükemmel sonuçlar alındı. Bu olağanüstü kitap için Dr.Clint Rogers'a teşekkür ediyorum. Bu kitabı bütün insanlar okumalı. *

-Azize Premben, Sadhvi Suhrad, (Yogi Mahila Kendra)

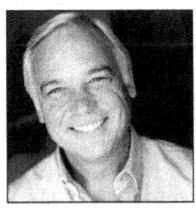

Müthiş bir varlık olan Dr.Naram'ı bilirim. Dr.Clint Rogers'ın onun kadim şifa sırları ile ilgili bu kitabı yazdığını duyunca çok heyecanlandım. Sürekli olarak şifa dağıttığı için çoğu kişi Dr.Naram ile 3 dakika bile konuşamaz, ama bu kitap boyunca, kim olursa olsun, bu yolculukta huzur, açıklık ve derin bilgeliğin içine girebilir. Hepsi mükemmel bir şekilde ele alınmış olduğu için bu kitap dünyaya verilmiş bir armağan niteliğinde… Kendinize bir iyilik yapın ve kitabı mutlaka okuyun. *

-Jack Canfield, (Başarı koçu, "Ruh için Tavuk Suyuna Çorba" kitabının iki yazarından biri)

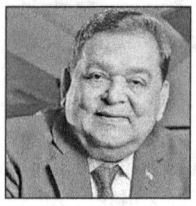

Dr.Naram'ı 30 yılı aşkın bir zamandır tanırım. Kadim şifa sırlarının açığa çıkması ve şifanın dünyaya yayılması için üstlenmiş olduğu misyonu gördüm. Dr.Naram, nesiller boyunca kaybolmuş olan kadim şifa uygulamalarını dünyaya geri getirdi. Eminim, üniversite araştırmacısı Dr.Clint Rogers tarafından anlatılan bu gerçek hikayeyi, günlük hayatınıza uygulayacağınız kadim şifa cevherlerini keşfederken son derece ilginç ve ilham verici bulacaksınız. *

-A.M.Naik, (Hindistan'ın ve dünyanın en saygın şirketlerinden biri olan Larsen &Toubro'nun Yönetim Kurulu Başkanı)

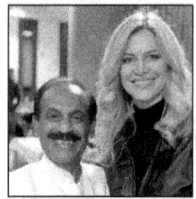

Bu kitap, *Usta Bir Şifacının Kadim Sırları*, insanlara adeta ışık saçıyor. İnanılmaz derecede etkilendim. Çok güzel yazılmış ve ihtiyacı olan birçok insana umut sağlayacak. Okurken bitmesini hiç istemedim. Amrapali'nin sırrını öğrenmek şart. Bu, kesinlikle en favori kitabım! *

-Arianna Novacco, (1994, İtalya'dan Dünya Güzeli)

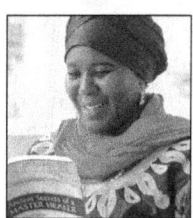

Bu çok güçlü kitap, dünyada birçok hayatı değiştirecek. Kur'an da ve hadislerde Hz.Muhammed'in sözü vardır, Hadis 5354: "Allah, şifası olmayan hastalık göndermez". Bu kitapta sözü edilen kadim sırlarda birçok insan kendi şifalarını bulacaklar. Afrika'da ve bütün dünyada daha çok kişinin hayatını, bu kadim sırları öğrenip paylaşmaya hayatını adaması için dua ediyorum. *

-Ekselans, Dr.Batilda Salha Burian, (Tanzanya'nın eski Japonya, Avustralya, Yeni Zelanda ve Güney Kore Büyükelçisi)

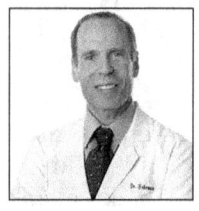

İnsanların kendilerini çeşitli hastalık ve rahatsızlıktan kurtarabilmeleri hakkındaki inanılmaz hikayeler aslında tıbbi mucizeler değil. Belirli prensipleri izlediğiniz takdirde bu sonuçları almak mümkün olabilir. Sağlıklı olmak en büyük hakkımız. Clint, gerçeği merakla araştıran biri, bu da onu özgün bir yola ve misyona sevketmiş. Genel olarak bilinmeyen kadim şifa teknikleri hakkında inanılmaz bilgi sahibi olmuş. Bu kitap ve insanlara yardım etme misyonunda kendisine en iyi dileklerimi sunuyorum.*

-Doktor Joel Fuhrman, (Beslenme Araştırma Vakfı Başkanı, New York Times En Çok Satan Kitaplar yazarlarından)

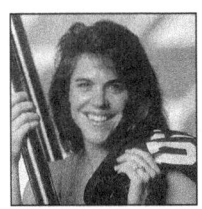
Wow, bu kitap *Usta Bir Şifacının Kadim Sırları*, birçok kişide hayat ve sağlık kavramını değiştirebilecek nitelikte. Her hikaye, hayatları değiştirecek derecede etki yapabilir. Her sayfayı okudukça, sürekli olarak oğlumun ve sevdiklerimin de okumasını istedim. *

-Wendy Lucero-Schayes
(Olimpik Dalıcı, 9 kere ulusal şampiyon)

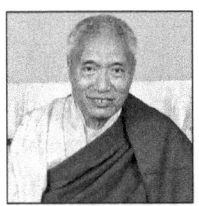
Bu kitaptaki geleneksel kadim şifa yöntemlerini izlemek çok güzel bir duygu. Dr.Naram, insanlara yan tesiri olmadan derinden şifa sağlayacak olan doğal malzeme kullanarak otantik kadim reçetelerinin yapılışında doğru yolları bilen bir usta öğretmendir. Benim de gastrit, diabet ve tansiyon gibi rahatsızlıklarım vardı. 3 yıl boyunca Dr.Naram'ın tedavi takibinde kaldıktan sonra şimdi çok daha iyiyim. Bana çok yardımcı oldu, kendimi çok iyi hissediyorum. *

-Namkha Ranjam Rinpoche,
(Nyingma Vajrayana Budizm Ripa soyunun en yüksek temsicisi)

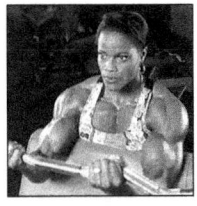
Bu sırları başkalarıyla da paylaştığım için çok heyecanlıyım ve bu şifa bilgilerinin zenginliğinin dünyaya yayılmasını çok isterim, çünkü bana ne kadar yardımcı olduğunu bizzat deneyimledim. Fibroidlerim (lifli tümör) vardı ve çok kan kaybediyordum, çok anemik bir durumdaydım. Batılı doktorlar rahimi aldırmam gerektiğini söylediler, oysa ben *"Eğer beden bir problem yaratıyorsa, kendini iyileştirebilir de"* diye düşünüyordum. Dr.Naram ile tanıştıktan sonra bütün diyetimi değiştirdim, detoks yapıp bazı bitkilerle beslenmeye başladım. Şimdi rahatlıkla, *"Hayatın tadını çıkarıyorum!"* diyebilirim. Sadece fibroidler kaybolmakla kalmadı, uzun yıllar profesyonel olarak vücut çalışmış olduğum için zayıflamış olan dizlerim de iyileşti. Zihin yapınızı, "Ne idi?" den "Ne oluyor?" a değiştirebilmek için inanmak lazım. Niyet ederseniz, Dr.Naram rüyalarınızın gerçekleşmesini sağlayabilir. *

-Yolanda Hughes, (2 kere, Uluslararası Bayan Vücut Geliştirme Dünya Şampiyonu)

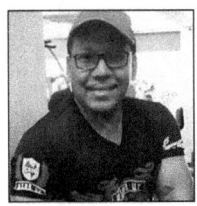
Herkes Dr.Naram için birçok ünvan kullanıyor, ama o benim şifa gurum. Yıllardır, hormonlarımı doğal olarak desteklemek için onun bitkisel reçetelerini kullanıyor, etkisini görmek için kan testi yaptırıyor ve kendimi harika hissediyorum. 73 yaşında hala spor salonlarındayım ve dünya şampiyonları yetiştiriyorum. Dr.Naram'ın sağlığım için sağladığı solüsyonlarla, tamamen doğal bir şekilde rüyalarımı gerçekleştirmeye devam ediyorum. *

-Sadanand Gogoi, (Bay "Hindistan" Masters 5 kere Şampiyon)

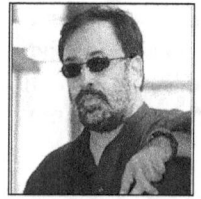
Kitabı okumaya başladıktan sonra hiç elimden bırakmak istemedim. Bu kitap, tıpkı *"Bir Yogi'nin Otobiyografisi"* adlı kitap gibi, doğu ile batı arasında müthiş bir bilgi köprüsü oluşturmuş. Son derece samimi, bilgi verici, yönlendirici ve tazeleyici. Dr.Naram'ın sağlık ve daha derin şifa konularında paylaştığı kadim şifa sırları, betonlaşmış inançları değiştirirken, bu kitap dünyaya yayılıp milyonlarca insanın hayatına dokunacaktır. *

-Pankuj Parashar, (Aktör, müzisyen ve Bollywood Film Yönetmeni)

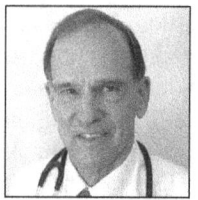
Batı tıbbı eğitimi almış her doktor, bu tıbbın gücünü takdir ediyor, ama aynı zamanda sınırlarının olduğunu da anlıyor. Einstein'ın düşünceleri; enerji ve fizik konusundaki konsepti tamamen değiştirdi. Mevcut düşünce şeklinin dışında kalan ve keşfedilmesi gereken bir gerçek var! Zihnimizi doğu tıbbındaki binlerce yıllık bilgiye açarsak, batı tıbbının etki ve tedavilerini genişletip bu bilgilerle tamamlama sağlamak mümkün. *"Usta Bir Şifacının Kadim Sırları"* adlı kitap zihnimi açtı. Benim gibi sizlere de öğrenmek ve yararlanmak üzere daha engin bilgilerin olduğu bir ufuk açacaktır. *

-Dr.Bill Graden, M.D.

*Bu kitaptaki bilgiler için medikal sorumluluk almıyoruz.
Bu kitapla ilgili daha fazla açıklamaları MyAncientSecrets.com'da bulabilirsiniz.

Usta Bir Şifacının
Kadim Sırları

USTA BİR ŞİFACININ KADİM SIRLARI

Batılı Bir Kuşkucu,
Doğulu Bir Usta
ve Hayatın En Büyük Sırları

Dr.Clint G.Rogers

USTA BİR ŞİFACININ KADİM SIRLARI
Batılı Bir Kuşkucu, Doğulu Bir Usta ve Hayatın En Büyük Sırları
Dr.Clint G.Rogers

Copyright © 2022 Paul Clinton Rogers

Tüm hakkı saklıdır.
Bu kitabın hiçbir bölümü, yayıncının izni olmadan elektronik, mekanik, fotokopi, kayıt veya başka şekillerde yeniden yayınlanamaz veya basılmış şekilde muhafaza edilemez.

Wisdom of the World Press tarafından basılmıştır.
www.MyAncientSecrets.com

ISBN: 978-1-952353-26-0
eISBN: 978-1-952353-66-6

Kapak tasarımı: Daniel O'Guin
İç tasarım: Jennie Smallenbroek

A.B.D.'nde basılmıştır.

Yeni kelimeler hakkında: Bu kitapta, size hiç aşina olmayan kelimeler olabilir. Kesinlikle benim için de aynı şey söz konusuydu. Örneğin *"marmaa"* kelimesini ilk duyduğumda acaba bir çeşit tereyağı, sevimli bir hayvan, ya da sarhoş bir korsanın annesini çağırırken söylediği gibi; *"Aargh, ben sevgili "marmaa"mı /annemi çok seviyorum"* gibi bir şey miydi? Bunların hiçbiri değil. Bazı kelimeler ilk seferde tuhaf gelebilir. Anlamlarını ve telaffuzlarını verebilmek için elimden geleni yaptım, en önemlisi de nasıl kullanacaksınız, onu verdim. Her bölümde reçeteler, güzel sözler ve sorular içeriyor. Sizi burada paylaştığım kaynakları araştırmaya davet ediyorum. Onları deneyin ve sonuçlarına bakın. Ayrıca, kitabın sonunda bir sözlük de var.

*Tıbbi Sorumluluk Reddi: Bu kitap sadece eğitim amaçlıdır. Hastalık tanısı koymak, ya da tıbbi veya duygusal bir durum için kullanılamaz. Yazar bu tekniklerle ilgili olarak tıbbi öneride bulunamaz, doğrudan ya da dolaylı olarak bir doktorun tavsiyesi olmadan fiziksel, duygusal tedavi için reçete veremez.

Lütfen, özellikle ilaç konusunda o konularla ilgili olarak danışmak üzere iyi bir doktor bulun. Bu kitaptaki vakalar hayret verici, ancak unutmayalım ki sonuçlar, faktörlere dayalı olarak kişiden kişiye değişir, hepsi tipik olmayabilir. Özgür iradenizle bu kitaptaki bilgilerden birini kullanmak isteyebilirsiniz, ancak yazar da yayıncı da bunun için sorumluluk almazlar. Kendi almış olduğunuz kararlar ve sonuçlarından ancak siz sorumlu olursunuz. Kendinizi iyice eğitin, böylece istediğiniz sonuçlara uyacak en iyi seçimleri yapabilirsiniz.

İÇİNDEKİLER

Okuyucuya mektup ... xvii

Bölüm 1	Hayatınızı Kurtaracak Kadim Şifa Sırları	1
Bölüm 2	İnsanların % 95'i, Kendileri İle İlgili Bu Önemli Şeyi Bilmiyorla	19
Bölüm 3	Mistik Hindistan, Kadim Bir Bilim ve Usta Bir Şifacı	41
Bölüm 4	En Önemli Şey Nedir?	59
Bölüm 5	İstediğiniz Her Şeyde Başarılı Olabileceğiniz Büyük Bir Sır	67
Bölüm 6	İnek Sütünden Tıbbi Tereyağı ve Vücudunuzdaki Gizli Noktalar, Dakikalar İçinde Normale Dönüştürebilir mi?	83
Bölüm 7	Hayatımı Değiştiren An	95
Bölüm 8	Gençlik Pınarı	117
Bölüm :	Kadim Bir Bilimden Modern Tıbbi Mucizeler	127
Bölüm 10	Elli Yaşında Menopoz Görmüş Bir Kadın, Çocuk Sahibi Olabilir mi?	151 151
Bölüm 11	Yaşından Fazla Yaşamak İçin Sır Diyet	163
Bölüm 12	Hayvanlar İçin De Kadim Sırlar	183
Bölüm 13	Tarihten Dersler: En Büyük Engeller Ve En Büyük Keşifler	195
Bölüm 14	Hayatınızın Amacını Keşfetmek İçin Sırlar	209
Bölüm 15	Filler, Piton Yılanları Ve Paha Biçilmez Anlar	221

Bölüm 16	Beklenmedik Yeni Bir Problem	231
Bölüm 17	Veda Zamanı	237
Bölüm 18	Kadim Bilgelik, Modern Dünya	243
Son Söz	İlahi Rehberlik, Kendini İyileştirme Sırları ve Rüyalarınızı Gerçeğe Dönüştürme İlkeleri	257
Son Söz	Sevginin Mistik Mucizeleri	265
Yazarın Notu	Şimdi Ne Olacak?	279

Ekler

Yeni Kelimeler İçin Kılavuz	285
Allopati (Modern Batı Tıbbı), Ayurveda ve Siddha Veda'nın Karşılaştırılması	290
Amrapali'nin Sırrı Hakkında Notlarım	292
Bağışıklık Sisteminizi Desteklemek İçin Notlarım	293
Kitapta Sözü Edilen Bitkisel Formüller	294
Resimler ve Mektuplar	296
Sizin İçin Hoş Bir Hikaye Daha: Hanuman'ın Kutsaması	304

Şimdi bu satırları tesadüfen okumuyorsunuz. Sizinle ben bağlıyız ve yürekten inanıyorum ki bu kitaba bu noktada belirli bir sebeple yönlendirildiniz.

Çok sevdiğiniz birileri var. Ve umutsuzca ihtiyaçlarının olduğu zaman onlara ne kadar yardımcı olmak istersiniz, değil mi?

Sevgi, içinizdeki en güçlü duygulardan biri. Onun nelere kadir olduğunu hiç unutmayın.

Bilimsel araştırmalar yapan bir üniversite hocasıyken, mantıklı ya da mümkün olduğunu düşündüklerimin ötesinde çözüm aramak üzere güvenli bölgemden çıkmamı sağlayan sevgi oldu.

"Evlat?" Babamın sesindeki tondan birşeylerin yolunda gitmediğini hemen anladım. "Eve gelebilir misin? Seninle konuşmam lazım."

2010 yılının ilk baharıydı. Finlandiya, Joensuu Üniversitesi'nde doktora sonrası araştırma yaptığım sırada, Hindistan'da seyahat ederken babam beni aradı. Hayatımın yönünün sert bir şekilde değişeceğine dair en ufak bir fikrim bile yoktu.

Mümkün olduğu kadar hızlı bir şekilde Amerika'ya döndüm ve babamın Utah, Midvale'deki ofisine gittim. Arkamızdan odanın kapısını kapattıktan sonra, masasının önündeki iki koltuğa karşılıklı olarak oturduk. Önce söze nereden başlayacağını bilemeden yere baktı ve sıkıntılı bir sessizlikten sonra gözleri, benim şaşkın bakan gözlerimle buluştu.

"Sana bunu nasıl söyleyeceğimi bilemiyorum, ama ağrı o kadar yoğun ki, gece uyanıp ağrılar içinde öylece yatıp kalıyorum. Ve doğrusu sabahı görmeyi isteyecek kadar yaşamak isteyip istemediğimi bilemiyorum. Bu haftayı çıkaramama ihtimalim bile var."

Söylediklerini duyunca nefesim kesildi. Üzüntü ve korkuyla felce uğramış gibiydim. Bu benim babam olamazdı. O benim kahramanım, hayatımın her anında dayandığım, yıkılmaz kayamdı. Onu son gördüğümde, bildiğim kadarıyla gayet iyiydi. Tabii ki, yaşı itibariyle onun da sağlık problemleri vardı, ama bu? O andan itibaren benim için önemli olduğunu düşünmüş olduğum herşey silindi. Umutsuzca, ona nasıl yardımcı olabileceğimi bulmaya çalışıyordum.

Babam, alabileceği en iyi sağlık desteğini almıştı. Yoğun artiritten tutun, yüksek tansiyon, yüksek kolesterol, gastrointestinal ve uyku bozukluklarına 4 seçkin doktordan tedavi almıştı, ama sorunlar çözülmemiş, aksine ağrıları çok yoğunlaşmıştı. Zihnim ve bedenim şoktaydı. Sanki beklenmedik bir anda karnıma sıkı bir yumruk yemiş gibiydim.

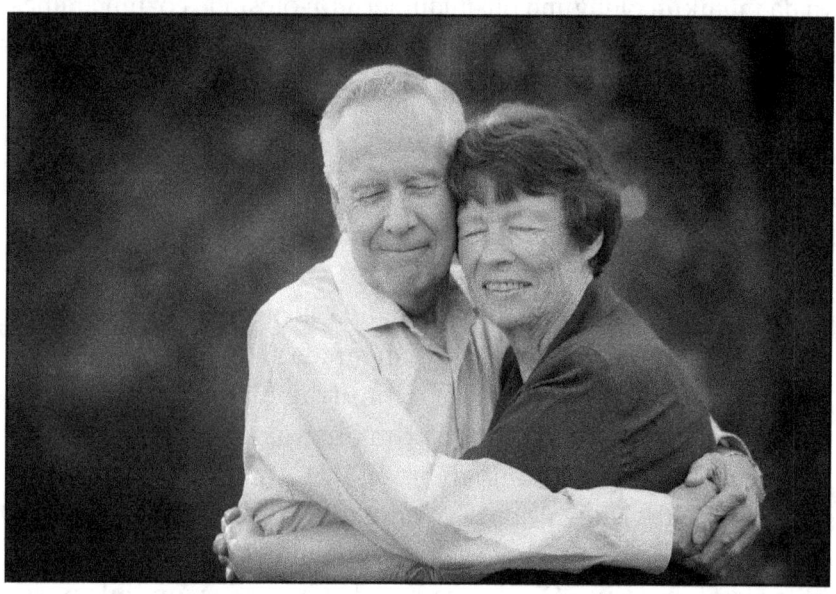

Annemle babam, birbirlerine her zaman sevgi ile sarılırlardı.

Hayatımdaki hiçbir şey beni böyle bir ana hazırlamamıştı. Ve o zamana kadar yapmış olduğum hiçbir şey böyle bir durumda nasıl yardımcı olabileceğim bilgisi içermiyordu! Yıllarca insanların borsaya yatırım yapmalarına yardımcı olmuştum, finansal olarak doyurucuydu, ama kişisel olarak doyurucu bulmadığım için Eğitim Psikolojisi ve Teknolojisi konularında doktora yaptım. Doktora çalışmalarım akademik araştırma konusunda zorluklar açısından beni iyi eğittti, ama tedavi konusunda hiçbirşey bilmiyordum. Mezuniyette, hocalarımdan biri; "*İleri dereceler biriktirmek, genellikle gittikçe daha az konuda, gittikçe daha çok bilgi sahibi olmak anlamına gelir*" demişti.

İşte şimdi buradaydık. Babam; "Bu ay, doktorlarımdan ikisi benim için başka ne yapabileceklerini bilemediklerini söylediler". Artık sonunun yakın olduğunu ve zamanının kalmadığını düşündüğü için benim işleri toparlamaya yardımcı olmamı istiyordu. Babamın iyileşme umudunun kalmadığını görünce "Baba, Hindistan'da şahit olduğum bazı şeyleri seninle hiç paylaşmamıştım, sana bazı hikayeler anlatabilir miyim?" dedim.

Onunla paylaştığım deneyimleri, şimdi sizlerle bu kitapta paylaşıyorum. Bunun, ona yararının olup olmayacağını bilmiyordum, ama çok umutsuz bir durumdaydım ve başka ne yapabilirdim bilmiyordum.

Belki de hayat kaçınılmaz olarak hepimize bunu yapıyor. Bizi umutsuzluk noktasına taşıyor, nerede neyimiz veya kimimiz varsa yetersiz kalıyoruz. Bunu da biliyoruz. İşte o noktada ya pes ederiz, ya da bildiğimiz daha büyük bir güce dayanırız.

Ben bu satırları yazarken, belki siz ya da sevdiğiniz biri de aynı noktada olabilir. Bu kitabın, size en çok ihtiyacınız olan umut ve cesareti sağlayıp hayatınızı değiştirmesi ve esenlik sağlaması için duacıyım.

Babama olanlar, sevginin nasıl bize rehberlik ettiğini anlamamı sağladı. Kitabın ilerleyen sayfalarında babamla yapmış olduğum zor konuşmaya tekrar döneceğim, ama önce o noktaya taşıyan beklenmedik olaylar dizisini paylaşmak istiyorum.

Dr.Pankaj Naram ile 2009 yılında California'da karşılaştım. A.B.D.'nde tanınmasa da, Avrupa, Afrika ve Asya ülkelerinde ve doğduğu ülke Hindistan'da milyonlarca kişi tarafından "Usta Şifacı" olarak tanınıyordu.

Yüzyıllarca kesintiye uğramadan süren usta şifacılar silsilesinin başlangıcı, Buda'nın özel şifacısına kadar uzanıyor, her usta, ihtiyacı olan herkesin zihinsel, fiziksel, duygusal ve spiritüel olarak iyileşmesine yardımcı olan kadim sırları aktarıyordu.

Şahsen, alternatif tıp da, onu destekleyenler de hiç ilgimi çeken bir konu olmamıştı. Bana göre en iyi tıp keşifleri, üniversitelerin ve hastanelerin iyi fon sağlanmış bilimsel araştırmalarının sonucu olabilirdi. Dr.Naram'ın yardım etmiş olduğu kişiler, onun sadece hastaların nabızlarına dokunarak anında problemlerini anladığını söylüyorlardı. Doğada mevcut bitkilerden ve baharatlardan oluşturduğu reçeteler, tedavisi yok denilen hastalara şifa sağlıyordu. Bu kişilerin yaptıkları tarifler bana, *Star Wars*/Yıldız Savaşları filmindeki Jedi adlı şifacıyı hatırlatıyordu.

Dr.Naram ile karşılaştığımda son derece kuşkucu bir durumdaydım. Onun gerçekleştirmiş olduğunu söyledikleri şeyler nasıl mümkün olabilirdi ki? Bu sayfalarda anlatılan olaylardan önce, benim sağlık konusuna yaklaşımım tipik bir Amerikalı yaklaşımıydı. Büyük ölçüde işlenmiş fast food tüketiyor, hastalandığım zaman ne yapmam gerektiğini anlamak veya doktor bulmak amacıyla Google'a bakıyordum. Problemimin teşhisi için doktorların termometre ile ateşimi ölçmeleri, kanımı almak için steril iğne batırmaları, bazı durumlarda elektromanyetik radyasyona maruz bırakmaları veya minik bir kapta idrar biriktirmemi istemelerini bekliyordum. Sonuçlara dayalı olarak hap ya da iğne verir, daha ağır durumlarda ameliyat önerirlerdi. Ve tabii ki, en son araştırmalara göre en iyi çözümü vereceklerini düşünürdüm. Bu durumda, Dr.Naram'ın bu kadar doğru teşhisler koyabilmesi ve "Derin şifanın 6 anahtarı" dediği yöntemle insanları etkili bir şekilde iyileştiriyor olmasına hiç aklım yatmamıştı!

Dr.Naram ile karşılaştıktan, hastaları üzerindeki şifa etkisini gördükten sonra bile gördüklerim konusunda kuşku duyup ne görmüş olduğumu anlamak için çok mücadele ettim. Bir üniversite araştırmacısı olarak, sağlıklı dozda batılı bir kuşkuculukla, onun kliniklerini ziyaret ederken Dr.Naram'ı ve ona yardım edenleri sorguladım. Bu satırları yazarken bile düşünüyorum, eğer bizzat yaşamamış olsaydım bu hikayeye kendim bile inanmazdım herhalde.

Yolculuk beni, California Hollywood'daki Lowes Luxury Hotel'den İtalya'daki en iyi pizza restoranına, New York şehrinde İkiz kulelerin yıkıldığı sıfır noktasından Mumbai'nin varoşlarına, Finlandiya'daki temiz ve düzenli Joensuu Üniversitesi'nde yaptığım araştırmalardan, Himalaya dağlarının uzak bölgelerindeki ateş çukurlarına ve saklı kalmış tapınaklara taşıdı durdu. Son on yıl boyunca Dr.Naram ile birlikte 21 ülkede 100'den fazla şehri gezmişiz.

Yerlerden daha da ilginç olanı, Dr.Naram'a gelen binlerce insandı. Polis memurlarından rahiplere, mafya tiplerinden rahibelere, film yıldızlarından fahişelere; sari, burka veya bikini giymiş kadınlardan, iş kıyafeti giymiş olanlara, dini cübbelilere derken birgün, bir çift çıplak swami ile bile karşılaştım. (Swami, feragat yolunu seçen kadın veya erkek çileciye verilen onursal bir ünvandır.). Aralarında takım elbiseli milyarderler, iş dünyası, politika ve medya zenginleri, üstü başı kirli ve yırtık sokak çocukları da vardı. İnsanlar çocuklarını, komşularını, hatta evcil hayvanlarını bile getiriyorlardı.

Dr.Naram ile birlikteyken büyük nehirlerdeki "Ashram"larda, (antik Hindistan'da orman içinde, dağda, bilgelerin dünyanın telaşından uzak, huzur içinde yaşadıkları yerlere verilen Sanskritçe ad), milyonların taptığı, altın renkli tapınaklarında safran renkli kıyafetleriyle Rinpoche tarikatının rahiplerini, turuncu renkli kıyafetleriyle yogileri veya swami'leri, ölüleri yakma töreninde siyaha bürünmüş Aghori Tantrik geleneğinin ustalarını gördüm. Hepsinin karşılaştığı problemlere,

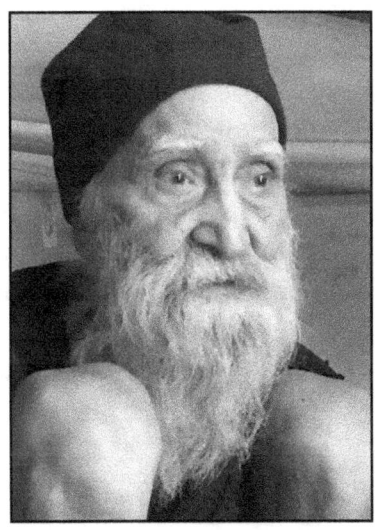

Dr.Naram ile birlikteyken çok kere karşılaşmış olduğum 115 yaşındaki Aghori ustası Tyaginath.

Dr.Naram'ın bembeyaz kıyafetiyle herkese ve hepsine yardım ettiğine şahit oldum.

Kliniklerde videolar çektim, izinleriyle yüzlerce hasta vakasını belgeledim, (bu kitapta da olan) bazılarının resimlerini çektim, deneyimlerinin kanıtlarını ve tıbbi raporlarını görmek istedim. Anksiyete, hazımsızlık, yüksek tansiyon, kısırlık, kilo, saç dökülmesi ve Otizm konularının sizin de ilginizi çekeceğini düşünüyorum. Dr.Naram ile karşılaşmadan önce konuştuğum bu kişilerin yıllar sonra müthiş dönüşümlerine tanık oldum.

Dr.Naram ile yapmış olduğum sayısız konuşmayı da kaydettim. Yüzyıllar boyunca ustalar tarafından bir sonrakine aktarılan sırlar açıklanıyordu. Büyük bir şaşkınlıkla hastalıklara karşı hayat değiştiren reçetelerin her evde ve mutfakta bulunduğunu keşfettim, sadece ne yapacağımızı bilmemiz gerekiyordu.

Babama olan sevgimle ateşlenen yolculuğumda, *"Usta Bir Şifacının Kadim Sırları"* kitabım, batılı bir kuşkucu olarak beni bu kadim şifa bilimine taşıdı. Eh, gerisini okudukça göreceksiniz. Dr.Naram'la geçirmiş olduğum süre, sağlık ve hayat hakkındaki inançlarımı ve beni hiçbir şeyde olmadığı kadar çok zorladı. Bu kitap, bu yolculuğun ilk yılını kapsıyor. Maalesef Dr.Naram 19 Şubat 2020'de, bu kitabın basılmasından birkaç ay önce hayatını kaybetti. Sonuç olarak bu kitabın paylaşılması şimdi çok daha büyük bir önem taşıyor.

Bu çok değerli sırları başkalarıyla paylaşırken, böyle bir kadim şifa bilimini pek az kişinin biliyor olmasına çok şaşırdım. Peki siz bu kitaba nasıl çekildiniz? Böyle bir derin şifanın sizin için bir seçim olduğunu bilemezdiniz. Şimdi, sizin ve sevdiklerinizin hayatını tamamen değiştirecek bu bilgileri bir şekilde öğrendiğiniz için çok heyecanlıyım. Kimbilir, belki beklediğinizden daha fazlasını göstermek de mümkün olur.

Dr.Clint G.Rogers
Mumbai, Hindistan
Mart, 2020

BÖLÜM I

Hayatınızı Kurtaracak Kadim Şifa Sırları

Hayatta en iyi şeyler hep beklenmedik şekilde gelir.
En iyi maceralar hiç planlanmamış olanlardır.
Kendinizi beklentilerden kurtarın.
En iyileri, hiç beklemediğiniz birinden,
hiç beklemediğiniz bir zamanda gelir.

-Anonim

Mumbai, Hindistan

Çok derinden sevmek sizi gökyüzünde yükseklere çıkarabilir, ama bazen öyle bir yola sokar ki; kendinizi cehennemin sivri dişlerinin arasında bulabilirsiniz.

Reshma, tek kızını kurtarmak için şifa duaları ediyordu. Kızı, kan kanseri tedavisi nedeniyle derin komaya girmişti. Mumbai'deki hastanenin doktorları ona; "Umut yok, bu kadar derin komaya girmiş olan birinin çıktığını görmedik. Artık umudunuzu kesmeniz lazım" demişlerdi. Çok sevdiğiniz biri ölmek üzereyken ne yapabilirsiniz? Umutsuzca yardımcı olmak istersiniz, ama nasıl? Ve yapmaya çalıştığınız şeylerin işleri sadece daha kötüleştirdiğini görünce ne hissederdiniz?

Sizi İlham mı, Umutsuzluk mu Yönlendirir?

Hindistan, Mumbai'de dünyanın çok tanınmış bir şifacısı olan Dr.Naram'ın kliniğini ziyaret ediyordum. Beni oraya çeken son derece alışılmamış koşullar olmuştu, bunları daha ilerideki sayfalarda okuyacaksınız. Şimdilik söyleyeceğim sadece Hindistan'da olmakla kazanılacak çok ders vardı ve Dr.Naram'ın çevresinde dönen faaliyetler ise şaşırtıcıydı. Klinikteki son dolu günlerimden birinde ona, neden dünyanın her köşesinden insanların onu sadece 5 dakika görmek için geldiklerini sordum. Onu nereden biliyorlardı?

Dr.Naram gülümsedi ve beni TV için video kaydı yapılan bir stüdyoya davet etti. TV programında 169 ülkeye yapılan yayında kadim şifayı anlatıyordu. Bende büyük bir merak uyandırdığından gitmeye karar verdim.

Dr.Naram kayıt sırasında Hintçe konuşmasına rağmen, filme alınma kısmı çok ilgimi çekmişti. Daha önce hiçbir TV programında kamera arkasında bulunmamıştım. Her bir ayrıntı için bu kadar çok çaba sarfedilmesi beni hayli şaşırtmıştı. Yönetmen

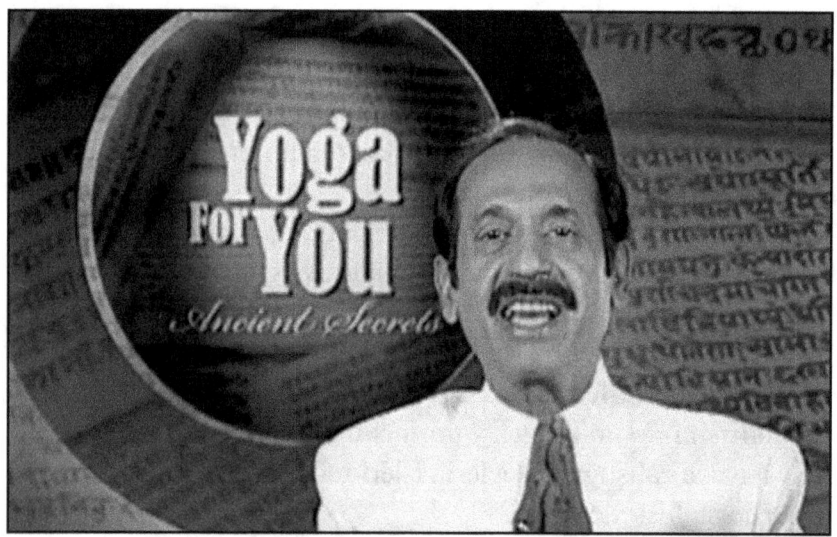

Dr.Naram, 169 ülkeye yayın yapan Zee TV programı için kayıtta.

sonunda "Hazır, sessizlik! Aksiyon!" demeden önce ışıkların ayarlanması 40 dakika sürdü.

Bir an sessizlik oldu ve Dr.Naram en yakın arkadaşıyla konuşuyormuş gibi kameraya konuşmaya başladı. Herkes onun varlığına ve sesine odaklanmıştı. Bu noktaya gelinceye kadar o kadar uzun zaman geçmişti ki, odada bir karışıklık olunca rahatsız oldum. Yeşil bir şal takmış olan bir kadın stüdyoya girmişti ve odanın sessizliğini bozduğundan habersiz yüksek sesle konuşarak tamamen ortalığı karıştırmıştı.

Yönetmen de çok rahatsız olmuştu, ama Dr.Naram kadını görünce, kaydı durdurmalarını istedi. Kadın yalvarırken onu sabırla dinledi. "Dr.Naram, size ihtiyacım var, lütfen, lütfen, kızımın hayatını kurtarın, o ölüyor! Size yalvarıyorum!" Kadın ağlamaya başlayınca kızgınlığım geçmiş ve çok üzülmüştüm.

"Bangladeş'te her sabah TV programınızı izliyorum. Herkese yardım ediyorsunuz. Ne zaman hastalansak hep sizin reçetelerinizi uyguluyoruz ve çok işe yarıyor. Bu stüdyonun adresini buldum, taksiye bindim ve kızımı kurtarmanız için size geldim!"

Kadının adı Reshma'ydı. 11 yaşındaki kızı Rabbat ile birlikte, Bangladeş'ten 1000 mil uzaktaki Mumbai'deki dünyanın en iyi kanser hastanelerinden birine gelmişlerdi. Rabbat kan kanseriydi ve hastaneye geldikten sonra, tedavinin olası yan etkilerinden olan akciğer enfeksiyonuna yakalanmıştı. Reshma kızının gülüp eğlenirken enfeksiyon yüzünden komaya girdiğini anlattı. Onbir gündür Rabbat solunumu cihazına bağlı vaziyette komadaydı. En pahalı medikal cihazlara sahip olmalarına rağmen doktorlar Rabbat'ın yaşama şansının sıfır olduğunu söylüyor, Reshma'yı, kızının hayat desteğini sürdürmenin yararının olmadığına kna etmeye çalışıyorlardı.

Reshma, kızını kurtarmak uğruna kocasını ve ailesini, finansal kaynakları zorlayarak ciddi borca sokmuştu. Günde bin dolara da mal olsa, kızını Yoğun Bakım Ünitesi'nde hayatta tutmak için çalışacaktı, bu olmamıştı ve zaman gittikçe kısalıyordu. Rabbat gelişme göstermedikçe, doktorlar Reshma'yı, kızının hayat desteğine artık son verilmesine zorluyorlardı.

> *"Problem ne kadar büyük ve zor da olsa, hiçbir zaman umudunu kesme!"*
>
> -Baba Ramdas
> (Dr.Naram'ın Ustası)

Kendini çocuğuna adamış her anne gibi Reshma çılgın gibi yardım alabilecek birilerini veya birşeyler bulmaya çalışıyordu. Hayat desteğini kesmesi için baskı artarken, Reshma birden Dr.Naram'ın Mumbai'de yaşadığını hatırlayınca bir umut kıvılcımı doğmuştu. Reshma'nın umutsuzluğu ve annelik içgüdüsü onu, Dr.Naram'ın kayıt yaptığı stüdyoya sevketmişti, ama Dr.Naram 11 saat sonra yeniden yurt dışına gidecekti. Dr.Naram o kadar çok seyahat ediyordu ki, Hindistan'da ve stüdyoda bulunduğu zamanlar pek azdı, dolayısıyla Reshma bunu Allah'tan gelen bir işaret saymıştı.

"Burada olmanızın mutlaka bir sebebi var, Allah beni size gönderdi, tek umudum sizsiniz."

Bu sözler birisinin üzerine yüklenecek çok büyük bir baskıydı, ama ben dikkatle Dr.Naram'ı izliyordum.

Nazikçe Reshma'nın omuzuna dokundu ve "Ustam bana demişti ki; problem ne kadar büyük ve zor da olsa, hiçbir zaman umudunu kesme!"

Yola çıkmasına çok az bir süre kalmış da olsa, Reshma'ya en iyi öğrencisi olan Dr.Giovanni Brincivalli'yi, kızını görmesi için hastaneye göndereceğini söyledi. Sonra da bana dönerek; "Clint, neden sen de Dr.Giovanni'ye eşlik etmiyorsun, belki önemli birşeyler öğrenirsin" dedi.

Hindistan'da geçirdiğim son günlerimi hastanede harcamak gibi düşüncem yoktu, ama yine de gittim. Bu kararımın sonucu muazzam olmuştu.

Hayatla Ölüm Arasındaki Mesafe

Ertesi gün Reshma, Dr.Giovanni'yi ve beni hastanenin kapısında karşıladı. Uzun koyu renkli saçlarını arkasında bağlamış, bedenine yeşil bir şal sarmıştı. Hiç vakit kaybetmeden bizi, kızı Rabbat'ın komada yatmakta olduğu Yoğun Bakım Ünitesi'ne götürdü. Bütün hastanelerdeki gibi orası da steril ve melankolikti. Ünitedeki 4 yatakta komadaki hastalar vardı ve havada bir ağırlık hissediliyordu. Orada uzun bir süre geçirmek zorunda kalmamayı umuyordum. Aile üyeleri sessizlik içinde bekliyorlardı. Fısıltıları ve gözyaşları, sürekli olarak bipleyen makine ve monitörlere karışıyordu. Bu atmosfer bana morgu hatırlatmıştı, üzüntüyle gözümün önüne, yakında Reshma'nınkiler de dahil, bu ailelerin sevdiklerini uğurlamak üzere cenaze yakılan yerde toplanacakları görüntüsü gelmişti.

Dr.Giovanni, Rabbat'ın yatağının yanına doğru yürüdü. Üzerinde beyaz pantolon ve beyaz bir gömlek vardı. Hafif ağarmış saçları ve çok nazik bir tavrı vardı. Rabbat'ın nabzını tuttu, şefkat dolu gözleri, genellikle neşeli gülümsemesi, endişeyle gölgelenmişti.

Kızının yatağının ayak ucunda Reshma ile birlikte ayakta duruyordum. Kızının bir sürü örtüye sarılmış olan kırılgan bedenine bakarken "Çok kısa bir süre önce evimizin bahçesinde ip atlıyor, gülüyor ve dondurma yiyordu" diye anlatıyordu.

Rabbat'ın nefesi belli belirsizdi. Kapalı durması için üzerlerinde incecik bant takılı olan gözleri arada seyiriyordu. Gencecik yüzü ve bedeni, ölüm habercisi gibi şişmişti. Bileğinde damar yoluna bağlayan iğne, ağzında ve burnunda tüpler, göğsünde ve başında elektrodlar vardı. Ne diyeceğimizi bilmez bir halde

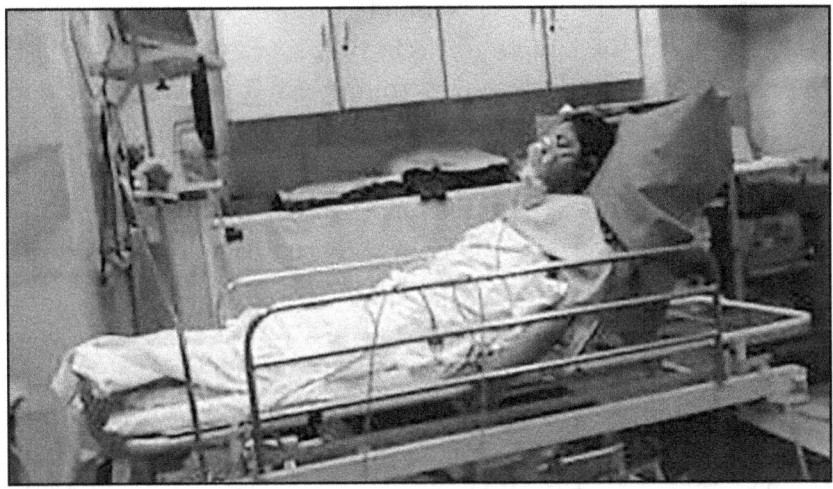

Rabbat komada, fotoğrafı annesi çekmiş.

Reshma'nın bilinçsiz yatan kızına bakıyorduk. İlk karşılaştığımız zaman Dr.Naram'ın bana ve herkese sorduğu soru aklıma gelmişti. Reshma'ya "Ne istiyorsun?" diye sordum.

Gözünden yaşlar dökülürken bana bakıp, kırık bir İngilizce'yle "Küçük kızımın gözlerini açıp yeniden 'anne!' demesini istiyorum!" derken sesi titriyordu. Bu duanın acısı ve ağırlığı kalbime oturmuştu, bunun gerçekleşebilmesi o kadar zordu ki...

Çevremde yüksek teknoloji içeren modern hastane kurulumuna baktım ve düşündüm; eğer kızını kurtaracak olan biri varsa, olması gereken tek yer burası olmalıydı. Burada tıbbi donanım, A.B.D.'nde ve Avrupa'da görmüş olduğum düzeydeydi. Hem kanser tedavisi yapılan en iyi hastanelerden biriydi, hem de Rabbat'ın doktoru bu konuda çok tanınmış bir doktordu. O, alanında, sadece Hindistan ve Asya'da değil, dünyanın en üst yetkililerinden biriydi. Eğer o çözüm bulamamışsa, başka hiçbir yerde bulacağını sanmıyordum.

"Ne istiyorsun?"
(Dr.Naram'ın herkese sorduğu anahtar soru)

En iyi uzmanların yapamadığı bir şeyi Dr.Naram'ın kadim şifa yöntemleriyle yapabileceği yaklaşımı, acaba biraz küstahlık olabilir miydi? Ancak, belki de Dr.Naram da yapabileceği bir şey olmadığını bildiği için kendi gelmemiş ve öğrencilerinden birini göndermişti. Öyleyse, neden Reshma'ya dürüstçe çözümün kendisinde olmadığını söyleyememişti? Neden Dr.Giovanni'yi göndererek Reshma'yı boş yere umutlandırmıştı? Dr.Naram'ın kadim şifa sırlarına inanmış olan Reshma'nın umutları yanlış yönlendirilmiş olmuyor muydu? Reshma'nın, kaçınılmaz bir düş kırıklığı yaşayacağı besbelliydi...

Çaresizlik içinde yatmakta olan kızına bakan Reshma'nın yanında durmak bile çok üzüntü veriyordu. Reshma'nın deneyimlemekte olduğu travmayı ve baskıyı daha iyi anlıyor, daha yoğun hissediyordum. Herşeyi feda etmişti. Kocasını ve iki küçük oğlunu Bangladeş'te bırakmış, tek kızı için en iyi tedaviyi sağlamaya çalışıyordu. Rabbat gelişme belirtileri göstermiş olduğu için çok umutlanmıştı, ancak bu, o mantar enfeksiyonu kızının vücudunu sarana kadar sürmüştü. Reshma sessizce anlatıyordu: "Bir gün

Rabbat, birşey nefes almasına engel oluyormuş gibi boğazını tuttu, sanki birisi boğazını sıkıyormuş gibi olmuştu, zaten kısa sürede de komaya girdi." Asıl üzücü olan gerçek, çok yoğun uygulanan tedavinin yan etkisi, Rabbat için kanserden daha büyük bir tehlike oluşturmuştu. Hemşire Reshma'ya, oksijen boruları ağzından çekildiği takdirde, onun ancak birkaç dakika yaşayabileceğini söyledi.

Reshma'nın kızına olan sevgisi sahile çarpan okyanus dalgaları kadar güçlüydü. Yatmakta olan kızına bakarken, son derece acı veren sorularla yüzleşiyordu; bütün dualarına, su gibi akıp giden paraya ve sel olmuş gözyaşlarına cevap bu muydu? Kızının hayatına son verecek olan korkunç kararı o mu verecekti? Bu nasıl olabilirdi ki? Hiç kimse öyle bir kararla yüzleşmek zorunda kalmamalıydı - bir annenin yaşayabileceği en büyük terör!

Reshma'nın umutsuzluğu benim de içimde uzun zamandır gömülü kalmış olan duyguları tetiklemişti. Beklenmedik ölümünden kısa bir süre önce hastanede ablamı ziyaret ettiğimde sekiz yaşındaydım. Küçük bir çocukken onun acı çektiğini izlemiş ve bir şey yapamamanın çaresizliğini hissetmiştim. Reshma yanımda sessizce ağlarken, ben de o anının içine çekilmiş, gözlerimin yaşardığını hissetmiştim.

O anda hayatın ne kadar pamuk ipliğine bağlı olduğunu düşündüm, hayatla ölüm arasında sadece birkaç nefeslik mesafe vardı. Bir an içime çektiğim nefesin farkına vardım, akciğerlerime dolan nefes sonra çıkıyordu.

Anladım ki; her bir nefes bir armağandı.

Üzüntüm, huzursuzluğa dönüştü ve o anda Hindistan'a gelmekle bir hata yapıp yapmamış olduğumu düşünmeye başladım, özellikle de orada durmuş, küçük bir kızın kalan her bir nefes için verdiği mücadeleyi izleme durumunda kalmıştım. Üstelik, Dr.Naram'ın kadim şifa yöntemlerinin işe yarayıp yaramayacağını bile bilmiyordum.

Reshma'nın Dr.Naram'a azimle ulaşma kararı kafamı karıştırmıştı. Huzursuzluğumdan sıyrılmak için dikkatimi Dr.Giovanni'ye yönelttim.

Gözyaşları ve Soğanlar

Dr.Giovanni'nin, Rabbat'ın nabzına baktıktan sonra durumu görüşmek üzere Dr.Naram'ı arayışını izledim. Dr.Giovanni, 17 yıl boyunca Dr.Naram'dan eğitim almadan evvel Avrupa'nın en iyi tıp fakültelerinden birinden mezun olmuş olan bir tıp doktoruydu. Onunla ilk karşılaştığımda, bu kadar prestijli bir okulda eğitim gördükten sonra, bu kadar uzun bir süreyle bu kadim şifa yöntemlerine gösterdiği ilginin nedenini anlamıyordum. Batı ve doğu tıbbı konusundaki bilgi birikimine rağmen Dr.Giovanni'nin bir hayli zor tedavinin altından nasıl kalkacağını merak ediyordum.

Klinikte Dr.Naram'ın ve Dr.Giovanni'nin bitkisel formüller ve ev reçeteleri yazdıklarını görmüştüm. Çoğu hastanın, bu formüllerin iyileşmelerine yardımcı olduğunu söylemelerine rağmen, ben bunun herşeyden önce plasebo etkisi olduğunu düşünüyordum. Belki hastalar Dr.Naram'ın kendilerine yardımcı olacağına inanıyorlar, bu inanç da onların kendilerini daha iyi hissetmelerini sağlıyordu. Oysa Plasebo etkisi Rabbat'ı nasıl iyileştirebilirdi ki? Zavallı, bilinçsiz yatıyordu. Kendisine yardımcı olacak bir şeye inanacak hali bile yoktu. Kader kaderdir, ama gerçekler de gerçek! Kızcağız komadaydı, hiçbir şey yiyemezken hangi bitkisel formülden ya da ev reçetesinden yapılmış şeyi yutacaktı ki? Doğal bir ilacın verilmesi bile imkansızdı.

Dr.Giovanni konuşmaya başlayınca dikkatimi o tarafa verdim. "Dr.Naram hemen yapmamız gereken şeyler olduğunu söyledi". Batı ve doğu yaklaşımıyla, modern ve kadim tıbbı önereceği yerde Dr.Giovanni tamamen kadim şifa yöntemlerine odaklandı.

Önce çantasından bitkisel tabletler çıkardı, Reshma onları ezerek "Ghee" (içindeki süt maddelerinden arındırılmış ve saflaştırılmış tereyağı) ile karıştırdı ve Rabbat'ın karın bölgesine uyguladı. Dr.Giovanni "Hastaların yemek yiyemedikleri zamanlarda vücudun bu bölgesi ikinci bir ağız görevi yapar, kadim zamanlarda ihtiyaç duyulan gıdaları vücuda almak için böyle yapılırmış" şeklinde bir açıklama yaptı.

Bu yaklaşım hayli tuhaftı, ancak hastanedeki doktorlar ellerinden gelenin en iyisini yapmış oldukları için kaybedilecek bir şey yoktu. Dolayısıyla hiç kimse Dr.Giovanni'ye müdahale etmedi.

İkinci olarak Dr.Giovanni, Reshma'ya kızının el, kol ve başında belirli noktalara, hangi sıklıkla ne şekilde basınç yapılacağı konusunda talimat verdi. Dr.Giovanni Reshma'ya; "Dr.Naram'ın usta-öğrenci silsilesine göre bu derin şifa aracının adına "Marmaa Shakti" deniliyordu" dedi. Onu izlemek son derece büyük bir ayrıcalıktı. Saygın bir Avrupalı doktor, son derece kendinden emin bir şekilde bu garip faaliyet içindeydi. Hele son yaptığı artık bana iyice tuhaf gelmişti!

"Bir soğana ve biraz süte ihtiyacımız var" dedi. Birisi mutfaktan ona bir soğan getirdiğinde Rabbat'ın yüzüne yakın mesafedeki bir masanın üzerine koyup 6 dilime bölerken soğanın kokusunun Rabbat'ın gözlerini kırpmasına ve gözlerinin sulanmasına sebep olduğunu farkettim. Dr.Giovanni, soğan dilimlerini bir çanağın içine doldurdu ve Rabbat'ın sol tarafında duran masanın üzerine koydu. Sonra Reshma'ya, ikinci bir çanağa da süt koyup kızının sağ tarafındaki masaya yerleştirmesini istedi. "Çanağa dokunmayın, Rabbat uyurken burada dursun" diye de açıklama yaptı.

Herşey gerçek dışı gibiydi. Çevremiz en pahalı, en gelişmiş medikal ekipmanla doluydu, ama biz soğan dilimleyip, çanağa süt koyuyorduk. Hiçbir şey söylemedim, ama içimden *"Sahi mi?"* dedim. Katılmamıştım, ama odanın bir köşesinde durup izlemiştim. Böylesine tuhaf ve batıl inanç içeren bir yaklaşımla anılmak da istemiyordum. Dr.Giovanni'nin yapmış olduklarının, bir fark yaratacağına dair hiçbir fikrim yoktu. Reshma ise en azından kızını hayata bağlayacak bir şey yapılmış olmasından dolayı memnun görünüyordu.

Rabbat'a zarar verecek bir şey olmadığı için hastane personeli Reshma ve Dr.Giovanni'ye müdahale etmedi, ama yüzlerindeki ifade aynen, bunun bir işe yaramayacağı doğrultusunda benim yüzümdeki ifadeyi yansıtıyordu.

O gün öğleden sonra, Dr.Giovanni ile hastaneden ayrılırken, Rabbat'ı ancak cenazeye davet edildiğimiz zaman görebileceğimizi düşünüyordum. Şoförümüz Mumbai'nin yoğun trafiğinde sürekli olarak korna çalan arabaların arasından ilerlerken, beni bir üzüntü sarmıştı. Bugünkü deneyim, geçmişte hissettiğim bir duyguyu tetiklemişti. Anılar hücum etti. Çoğu kişi beni mutlu bilir, genç yaşta başarıya ulaşmış olarak görürdü, oysa çok derinlerde farklı duygular içindeydim. Çok yakınlarıma bile çok az bahsettiğim melankolik bir yalnızlık taşıyordum, ama hep düşüncelerimi bundan başka tarafa yöneltirdim.

Kendi ölümüm için endişe duymam, ama ben küçükken ablam Denise öldüğünden beri, sevdiğim birini kaybetme korkusu yaşarım. Bu duyguyu daha da kötüleştiren çeşitli denemelerden sonra onun kendi hayatına son vermiş olmasıdır.

O gece karanlıkta komedi sitkom aileyi izlerken, birden kendi ailemin şoke edici gerçeğiyle yüzleşmiştim. Oturma odasına geçince pencerenin dışında ambulansın yanıp sönen ışığı gözümü almıştı. Birden babam beni diğer kardeşlerimin büzüşmüş ağlamakta oldukları yan odaya aldı. Kendi gözyaşları arasında kız kardeşimizin gittiğini söyledi. Kendi hayatına son vermişti.

Sadece sekiz yaşındaydım ve sürekli olarak kendime aynı soruları soruyordum; *"Nasıl oluyor da annem babam ve doktorlar bir şey yapamadılar? Ona yardımcı olmak için ne yapabilirdim? Bir fark yaratabilmek için söyleyebileceğim veya yapabileceğim bir şey var mıydı?"* Ailemle görüşen psikolojik danışman bana kendimi suçlu hissetmememi söyledi, ama kendimi tutamıyordum.

O zamandan beri, yıllardır bir çocuk olarak sorularım hayatı anlamak için güçlü bir isteğe dönüştü. *"Hayat neden yaşamaya değer? Sevdiğim kişiler için yeterince var mıyım? Gerçekten değer işlere mi vakit harcıyorum, yoksa? Hayatımı değecek şekilde mi yaşıyorum?"*

Hastanede Reshma ve Rabbat ile birlikte olmak içimdeki bütün bu duyguları ve soruları tetiklemişti. Bir kere daha, hayatın ne kadar kısa ve değerli olduğunu anlamıştım.

Tasavvur Edilemez Bir şey

Ertesi gün Reshma inanılmaz bir haber için aradı. Rabbat'ın solunum desteğine ihtiyacı yüzde yüzden, yüzden elliye düşmüştü. Daha çok kendi nefes alabilecek seviyeye gelmişti! Hala komada olmasına ve hayat belirtileri kritik olmasına rağmen durumu stabildi. Dr.Giovanni umutlu görünüyordu, ama ben hala kuşkuluydum. Umut verici belirtiler, umutsuz bir anne için anlık bir fark gibi görünüyor olabilirdi.

Hastaneye yapmış olduğumuz ziyaretten üç gün sonra Reshma yine aradı: "Uyandı!"... "Ne?" dedi Dr.Giovanni şaşkınlıkla.

Reshma, "Uyandı! Rabbat, küçük kızım gözlerini açtı!" diyordu. Sesi titreyerek her kelimeyi vurgulayarak "Gözlerime baktı ve 'anne!' dedi. Reshma'nın sesi sessiz ve minnettarlık dolu bir ağlamaya dönüşmüştü. Beynim durmuştu. Bu mümkün olabilir miydi?

Dr.Giovanni ile birlikte hastaneye gittik. Yanına ilave bitkisel tabletler almıştı, çünkü artık Rabbat'ın yutabileceğini düşünüyordu. Yine yoğun trafikte yol alırken, hala, biz oraya ulaştığımızda Rabbat'ın komadan çıkmış durumda olacağına inanmıyordum.

Hastanedeki odasına girdiğimiz anda kuşkularım yok olmuştu, çünkü o tatlı kız uyanmış ve yatağında oturur durumdaydı!

Dr.Giovanni onun nabzına bakarken, Rabat da onun ellerindeki yüzükleri inceliyordu. Batıl inançları olabileceğini düşünerek Dr.Giovanni'ye sordu: "Gelecek korkun mu var?" Şaşkınlıkla onun ne kadar uyanık ve farkındalık içinde olduğunu görerek

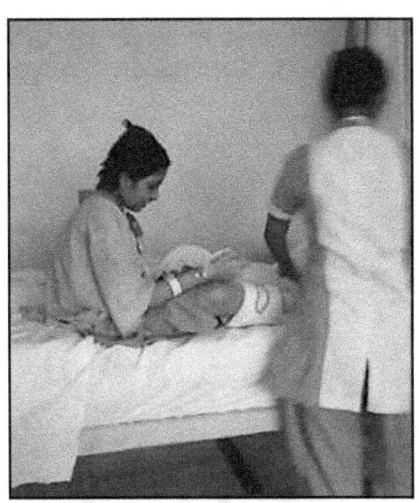

Komadan çıktıktan kısa bir süre sonra Rabbat hemşiresiyle.

güldük. Güçlü sesinden çok etkilenmiştim. İngilizceyi de annesinden daha iyi konuşuyordu.

Gözleri hayat ve merak ışığıyla parlıyordu.

Bu karşılaşmayı video kameramla kaydettim. Ona "İyi görünüyorsun" dedim.

"Evde olduğum kadar iyi değilim, beni daha önce görmüş olsaydınız bu Rabbat ile o Rabbat aynı değiller".

Nazikçe; "Seni son gördüğüm zamankinden çok daha iyisin!" dedim. Güldü.

"Bunların hepsi nasıl başladı?" diye sorunca, Rabbat vücudunda ağrıyla başladığını, sonra herşeyin daha kötüleştiğini, komaya girmeden önceki son anılarını ve ayılırkenki ilk düşüncelerini anlattı.

Reshma, daha sonra Rabbat'a kendisine kimin yardım ettiğini söyleyince, Dr.Giovanni'ye teşekkür etti, sonra da "Dünyadaki bütün teşekkürlerimi "Naram amca"ya sunuyorum, hayatımı kurtardığı için mucize yaratan biri olmalı" dedi.

Şaşkınlıkla sordum; "Dr.Naram senin amcan mı oluyor?"

Güldü; "Hayır, ama bizim kültürümüzde, bir saygı ifadesi olarak büyüklere, erkekse "amca", kadınsa "teyze" deriz" dedi.

Cevabına gülümsedim, ama gördüklerim karşısında çok afallamıştım. Bu çocuk çok kısa bir süre önce komadaydı! Vücudunun belirli noktalarına elle baskı yapılınca ve başının yanına konmuş olan süt ve soğanla mı iyileşmişti? Bu sonuç, Dr.Giovanni'nin yapmış olduğu uygulamayla mı alınmıştı? Yoksa hiç ilgisi olmayan tamamen farklı bir nedenle mi komadan çıkmıştı?

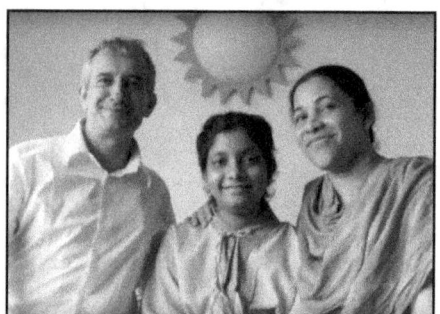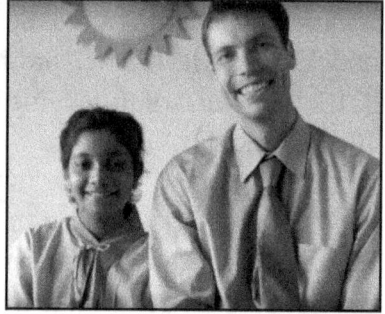

Dr.Giovanni ve ben, komadan çıktıktan sonra Rabbat ve annesi Reshma ile birlikte.

Rabbat'ın hızla şifaya kavuşmuş olması zaten yeterince hazmedilmesi zor bir sonuçken, en şoke edici kısmı, sadece onun değil, Yoğun Bakım Ünitesi'ndeki diğer komadaki hastalara da aynı uygulamanın yapılıp komadan çıkmaları oldu!

Bulaşıcı Şifa

Yoğun Bakım Ünitesi'ne giren çoğu hasta orayı canlı terketmez. Kaderin cilvesi, Rabbat'ın tedavisiyle ilgili olan hemşirenin kızkardeşi de karşı tarafta komada yatıyordu. Hastaneye geldiğinde çok ağır karaciğer problemi vardı ve doktorlar onu iyileştirememişler, vücudunda toksin yoğunluğu artınca komaya girmişti.

Rabbat vakasında olduğu gibi doktorlar o hemşireye de, kızkardeşi için artık umut olmadığını söylemişlerdi. Rabbat'ın inanılmaz şekilde komadan çıkması üzerine Reshma'ya bunu nasıl sağladıklarını sormuş, Reshma da ona, aynı işlemi kızkardeşine de yapabileceğini söylemişti.

Reshma ve Rabbat'ı ziyaretimiz sona erince, hemşire Dr.Giovanni ile beni kızkardeşinin yanına götürdü. Komadayken, artık tamamen kapalı kalacağı düşünülmüş olan gözleri açıktı ve son derece uyanık durumdaydı. Bizi görünce hemen gülümsedi.

Hemşire, "Kadim şifa yöntemlerini kullanmaya alışmak zaman aldı" dedi. "iyileşme yavaş oldu, sonunda uyandı! Şimdi inanılmaz sonucu siz de görüyorsunuz!" derken konuşması sevinç ve minnettarlıkla doluydu.

Hemşire bize, diğer hastaların ailelerinin de bu kadim şifa yöntemlerini kullanmaya başladıklarını anlattı. Yoğun Bakım Ünitesi'ndeki dört hastadan üçü de komadan çıkınca oradan servislere alınmışlardı, diğeri ise evine gitmişti!

Büyük bir şaşkınlıkla bu kadim şifa yöntemlerinin, doktorların pes ettikleri zaman derin şifa sağladığını anlatıyordu.

Bense hastaneden çıkarken o kadar büyük bir şaşkınlık içindeydim ki, A.B.D.'deki ailem ve konuştuğum herkes gördüklerimi

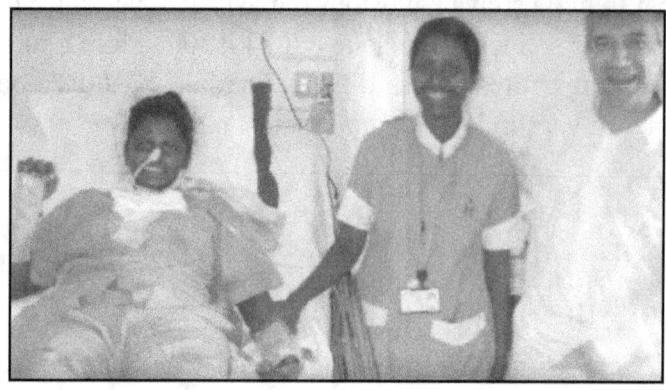

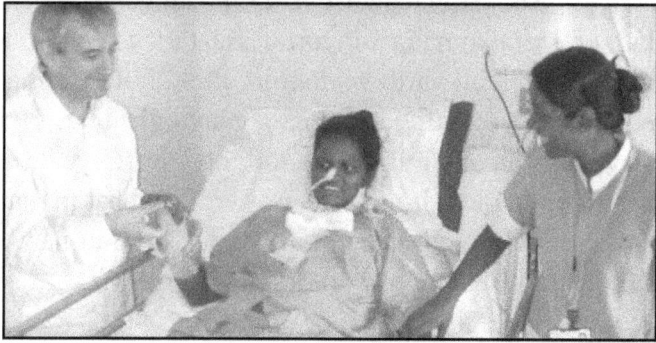

*Üst resim: Dr.Giovanni, hemşire ve komadan çıktıktan sonra kızkardeşi.
Alt resim: Dr.Giovanni, hemşire ile kızkardeşine "Marmaa Noktaları"nı
gösteriyor.*

anlattığımda acaba bana inanırlar mıydı? Büyük bir ihtimalle Hindistan'da bir şey içtiğimi falan düşünürlerdi. Neyse ki video kamera ile herşeyin filmini çekmiştim ve her fırsatta notlar alıyordum. Bunu yapmam iyi olmuştu.

Çok merak ediyordum; bu kadim yöntemler nasıl olur da bu kadar derinden bir şifa sağlamıştı? Eğer bu yöntemler, hayatla ölüm arasında gidip gelen ekstrem vakalarda bu kadar etkiliyse, o zaman neden bir seçenek olarak daha fazla insan bilmiyordu? Ablamın ihtiyacı olduğu zaman, acaba ailemin bundan haberi olmuş olsaydı onun da hayatı kurtulur muydu? Neden soğan ve süt? Peki bunlar her vakada çalışıyor muydu? Bu kadim şifa sırları nereden geliyordu ve Dr.Naram nereden öğrenmişti? Ve en önemlisi de neden ben bütün bunlara tanık oluyordum?

GÜNLÜK NOTLARIM

Kadim Şifa Sırlarıyla komadaki birine yardım:

1) **Bitkisel Reçete:** Gerekli bitkileri ezin, sadeyağ Ghee ile macun kıvamına getirip karın bölgesine sürün. (Örnek: Dr.Giovanni'nin Rabbat için kullandığı bitkisel formül, Dr.Naram'ın beyin ve akciğerlerin görevlerini sağlıklı yapabilmeleri için yapmış olduğu tabletlerle yapılıyordu, daha sonra hemşirenin kız kardeşi için de karaciğer için gerekli olan tablet kullanıldı. *

2) **Marmaa Shakti:** Aşağıdaki resimlerde Dr.Giovanni'nin Reshma'ya Rabbat'a yapması için öğretmiş olduğu baskı uygulama noktaları. Reshma, büyük bir azimle günde 15-21 kere buralara elle/parmakla basarak uygulama yaparken, sürekli olarak Rabbat'ın adını ve onu ne kadar çok sevdiklerini tekrarlıyordu.

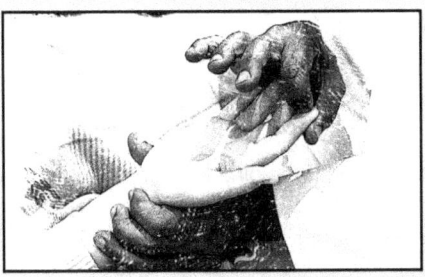

a) Sağ elin işaret parmağının ucunu, sol elin işaret parmak ve baş parmağı arasına alıp 6 kere sıkıp bırakmak gerekiyor.

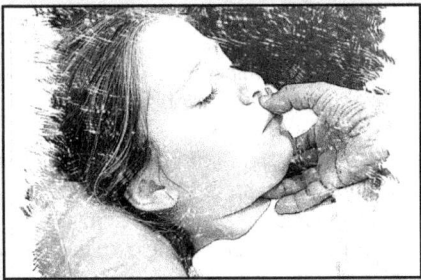

b) Burnun altında/dudağın üstündeki noktaya 6 kere sağ elin baş parmağı ile basıp kaldırmak gerekiyor.

c) Sol el başın arka tarafını kavrayacak, sağ elin avuç içi alını kavrayacak, parmaklar uçuca tepede buluşacak, 6 kere bastırıp kaldırılacak.

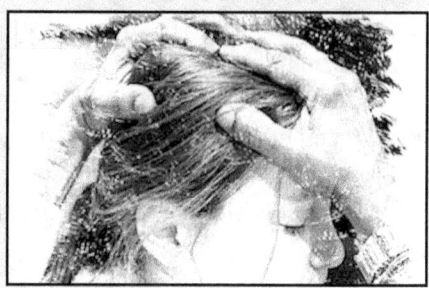

d) Bazı durumlarda başka "marmaa" noktaları ilave edilebilir.

3) **Ev Reçetesi:** Çiğ soğanı 6 parçaya bölüp içine koyduğunuz çanağı hastanın sol tarafına, süt koyduğunuz diğer çanağı da hastanın sağ tarafında bir yere yerleştirin. Hasta komadayken çanaklar orada kalsın.

(Komada olan bir kişiye yardım etmek için, iki kadim şifa sırrı daha, kitabın ileriki sayfalarında yer almaktadır).

*Ana içerik maddeleri de dahil olmak üzere sözü edilen bitkisel formül ve tabletler, kitabın sonunda "Ek" bölümündedir. Reshma, Rabbat ve Dr. Giovanni'nin videosunu izleyip yöntemi daha iyi anlamak isteyenler için www.MyAncientSecrets.com/Belong linkine girebilirsiniz.

*Önemli, medikal sorumluluk reddi: Bu kitap sadece eğitim amaçlıdır. Bu kitaptaki bilgiler ve online bilgi, medikal veya duygusal durumlar için kullanılamaz, kullanılmamalıdır. Bu kitabın basıldığı zamanda bu kadim şifa sırları reçeteleri, bildiğim kadarıyla klinik deneyler dahil olmak üzere, batı tıbbı çalışmaları ile kanıtlanmış veya kanıtlanmamış bir durum içinde değildir. Bunlar, bütünsel sağlık için kadim öğretilere dayalıdır. Kitabı okudukça, lütfen unutmayın; yazar burada, tıbbi problemler için herhangi bir şekilde tıbbi tavsiye veya reçete önermemektedir. Bunun için bir tıp doktorunun tavsiyesine ihtiyaç vardır. Lütfen tıbbi bir probleminiz varsa, bir sağlık personeline danışın. Ayrıca, kitapta sözü edilen vakalar önemli olmakla birlikte unutmayalım ki sonuçlar, birçok faktöre dayalı olarak kişiden kişiye değişebilir. Bu kitaptaki bilgileri kendiniz için kullanmak isterseniz ki bu hakka sahipsiniz, ancak yazar ve yayıncı sizin bu hareketinizden sorumlu tutulamaz. Kendi hareketlerinizden kendiniz sorumlusunuz. Kendinizi tam olarak eğitin ki istediğiniz sonuçlar doğrultusunda en sonuca ulaştıracak seçimleri yapabilesiniz.

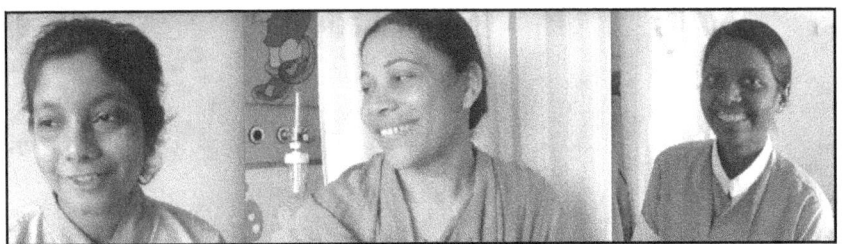

Benim çektiğim, Rabbat, Rhesma ve mutlu hemşirenin resimleri.

Belki bu aşamada Dr.Naram ile tanışmamı anlatmak yararlı olabilir. 2009 yılının Ekim ayında California'ya gitmiştim. Kesinlikle "alternatif şifa" ya hiç ilgi duymadığım gibi hiç Hindistan'a gitmek gibi bir isteğim de olmamıştı. O sıralarda benim için çok daha önemli olan birşeyle ilgileniyordum: yeni tanışmış olduğum bir kızı etkilemeye çalışıyordum.

GÜNLÜK NOTLARINIZ

Bu kitabı okuyarak deneyimleyeceğiniz yararları daha derinleştirmek ve geliştirmek için birkaç dakika ara verin ve aşağıdaki önemli sorulara cevap verin:

Kimi seviyorsunuz?

_____

_____

_____

Kendiniz ve sevdikleriniz için ne istiyorsunuz?

_____

_____

_____

Kitabın bu bölümünü okurken başka anlayış, soru veya farkındalık oluştu mu?

_____

_____

_____

BÖLÜM 2

İnsanların % 95'i, Kendileri İle İlgili Bu Önemli Şeyi Bilmiyorlar

*"Eğer Tanrı'yı Güldürmek İsterseniz,
Ona Planlarınızı Anlatın."*

-Woody Allen

Los Angeles, California (Birkaç ay öncesi)

Hiç hayatınızı tamamen değiştirecek olan, ancak bunu çok sonra anladığınız biriyle tanıştınız mı?

2009 yılının sonbaharıydı, Finlandiya'daki bir üniversitede araştırmacı olarak görev yaparken, boş zamanlarımda San Fransisco'da yerleşik, Dünya Sağlığı Bilgeliği adlı bir organizasyon için çalışıyordum. Projenin adı; "10 Milyona dokunmak için 10 gün" olup amacı; tatil zamanında depresyonu ve intihar vakalarını azaltıp ilham sağlamaya çalışmaktı. İnsanların dikkatlerini çekmek ve projeyi geliştirmek için ünlü kişilerle yapılan bir röportaj dizisi gerçekleştiriyorduk.

Benim görevim de ünlü kişilerle bağlantı kurup onlarla röportaj yapmaktı. Film yıldızları, atletler ve bulabildiğimiz diğer potansiyel aday kişilerin listesine baktıktan sonra kardeşim Gerald, Gail Kingsbury ile görüşmem gerektiğini söyledi. Gail, Hollywood'daki lüks bir otelde bir organizasyonu koordine ediyordu. Kardeşim, bu organizasyona birçok ünlü kişinin katılacağını, erişim sağlamanın tek yolunun da gönüllü olmak olduğunu söyledi. Ben de öyle yaptım.

Kırmızı, kısa kollu bir gömlek ve koyu renkli kot pantolonla bu lüks otele pek uymamıştım, ama kısa sürede Gail ile rahat bir diyalog kurmuştuk. Çok etkin bir organizatör ve samimi bir insandı. Kısa bir ara verdiğimiz sırada koridorda dururken ona burada gönüllü olarak bulunmamın asıl sebebinin kendisiyle karşılaşmak ve yardım istemek olduğunu söyledim. Projemiz onu çok duygulandırmıştı. Yardımcı olabileceğini söyledi. Çeşitli film yıldızları, ünlü sporcular ve müzisyenlerden oluşan listemizi gösterince bakıp derin bir nefes aldı. "Projenizin amacını anladım, ama listenizdeki kişilerin nitelikleri sizin, mesajınıza uymayabilir." dedi. Birden, "Size kimi tavsiye edeceğim biliyor musun?"

"Kimi?"

"Sizin Dr.Naram ile röportaj yapmanız lazım."

"O kim?"

"O, Hintli bir usta/yüksek şifacı. Hastaları arasında Rahibe Teresa ve Dalai Lama var. Tam bugün de, bu otelde, hasta görecek.

"Usta bir şifacı mı?" Bizim aklımızda hiç böyle bir şey yoktu. Ona beni daha başka biriyle tanıştırmasının mümkün olup olmadığını soracaktım ki, gözleri benim arkamda birine takılmış bakıyordu. "İnanmıyorum, tam da o geldi!" dedi.

Dönüp baktığımda beyaz özgün bir takım giymiş bir Hintli gördüm. Yanında da kendi kültürüne uygun bir ceket giymiş olan bir kadın vardı. Kendi kendime güldüm, kılığı buradaki havaya uymayan benim gibi birileri daha vardı.

Onlar bize doğru yaklaşınca Gail; "Dr.Naram, sizi Clint ile tanıştırayım" dedi. Onun "Dünya Sağlığı Bilgeliği Projesini duymanız lazım. Zamanınız varsa belki bir röportaj verebilirsiniz."

Dr.Naram, dönüp bana baktı. Boyu herhalde yaklaşık 1.55 falandı. Benden hayli kısaydı. Nehru tarzı bir takım giymişti.

Simsiyah saçlarının önünde hafif bir kırlık ve çok iyi kesilmiş bıyıkları vardı. Genç gösteriyordu, ama enerjik, kibar bakışı ve nazik konuşması dikkatimi çekmişti.

"Tanıştığımıza çok memnun oldum" dedi samimiyetle, "Dünya Sağlığı Bilgeliği nedir?"

Dr.Naram'a organizasyonun kurucusu olan arkadaşım Gary Malkin'den bahsettim. Ödüllü bir müzisyendi ve dünyada ve kişilerin içinde var olan güzel şeyler için insanları birleştirmek gibi bir arzusu vardı. Gary'ye, müzik yoluyla insanlara ilham ve mutluluk sağlamak, insanların değerleri hatırlamalarına yardım etmek gibi bir lütuf bahşedilmişti. Dr.Naram'a tatiller için özel bir projemiz olduğunu açıkladım.

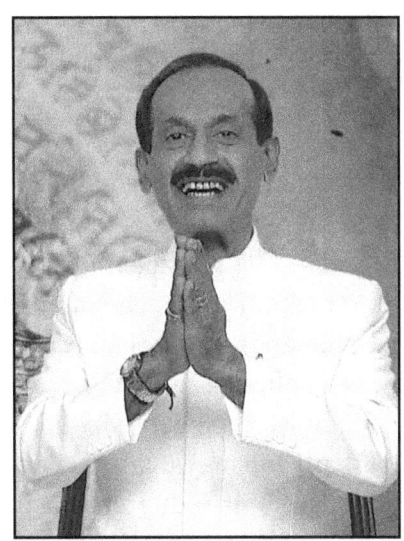

Usta Şifacı Dr.Naram (Resim Wikimedia'dan)

"Ne istiyorsun?" diye sordu. Sesi son derece sevecendi. Sorgulayan gözleri benim yorgun gözlerimle karşılaştığında verdiğim cevaba kendim de şaşırmıştım.

"Bir ablam vardı, intihar etti, bu yüzleştiğim en zor andı." Bu konu yeni tanıştığım kişilerle hiç paylaşmadığım bir konuydu. Ablam hakkında konuşurken onu kaybetmiş olmanın acısını hala hissediyordum. "Ablamla aynı durumda olan başka kişilere yardım etmek için birşeyler yapmak istiyorum" dedim. "Bu dünyaya biraz daha huzur sağlamak istiyorum."

Samimi bir ilgiyle; "Anlıyorum" dedi, "Nasıl yardımcı olabilirim?"

"Umut verici veya ilham sağlayıcı mesajlarıyla ünlü kişilerle röportaj yapmak istiyoruz. Gail, röportaj yapmamız gereken kişilerden birinin de sizin olduğunuzu söyledi".

Dr.Naram, ertesi sabah turunda belirlenmiş olan sonraki şehre gidecekti, dolayısıyla röportajı, o gece klinik çalışmaları bittikten sonra kaydetmeye karar verdik. Yeri ve zamanı ayarladıktan sonra Dr.Naram beyaz ceketinin cebinden bir şey çıkarıp bana verdi ve

"Bu sizin olsun, 147'yi aşkın yaşa kadar yaşamış büyük bir usta tarafından kutsanmış olan bir şey. Çok büyük bir iş yapıyorsunuz." dedi.

Önemli görünen çeşitli yüzükler takmış olduğu esmer eli, bembeyaz gömleğiyle büyük bir tezat oluşturuyordu. Elinde Sanskritçe birşeyler yazılı olan parlak bir yüzük vardı. 147 yaşına kadar yaşamış olan biri için nasıl bir yorum yapacağımı bilemeden, hediye için teşekkür ettim. Dr.Naram, yanındaki hanımla birlikte salonun içlerine doğru ilerlerken ben yüzüğü cebime koydum.

O alışılmışın dışında gerçekleşmiş olan karşılaşmamızdan sonra gönüllü işlerime geri döndüm. Röportaj yapacağımız diğer kişilerle bağlantı kurmaya çalışırken Los Angeles'ın ne kadar tezatlarla dolu bir şehir olduğunu düşünüyordum. Televizyon ve sinema, Beverly Hills ve Hollywood'daki zengin ve ünlü kişilerin hayat tarzlarına odaklı, eğlence dolu Disneyland ve Güney California'nın muhteşem sahilleri dillere destanken, şehirde 50.000 evsiz erkek, kadın ve çocuğun bulunduğunu keşfetmek beni şoke etmişti. Bu sayı, benim büyümüş olduğum Minnesota eyaletinin yerleşim merkezi olan Eden Prairie'nin toplam nüfusundan daha fazlaydı! Tanınmış bir motivasyon konuşmacısı ve bizim amacımıza yardımcı olmak üzere gönüllü olan Les Brown'ın sayesinde onların hayatlarını yakından görme imkanımız oldu. Los Angeles'ın en tehlikeli bölgelerinden birindeki bir "evsiz barınma" yerinde on günlük sürecimizi başlattık.

Gün boyunca aklım, bembeyaz takımı içindeki Dr.Naram'a takılmıştı. Yakında röportaj yapacak olduğum bu kişi hakkında daha fazla bilgi edinmek istediğim için internetten araştırmaya başladım.O zamanlar onun hakkında çok az İngilizce bilgi vardı. *Yüzüklerin Efendisi, Armageddon ve Olağanüstü Hulk* filmlerindeki rolleriyle ünlü Liv Tyler gibi Hollywood ve Hint kaynaklı Bollywood yıldızlarıyla ve Gail'in dediği gibi Dalai Lama ve Rahibe Teresa ile çekilmiş fotoğrafları, Naram Vakfı'nın evsiz, hasta ve terkedilmiş insanlara yardım ettiğine dair bilgiler vardı.

Onun farklı şehirlere yapacağı ziyaretleri gösteren tur programından başka onu görmek için Hindistana'a giden kişilerin çeşitli websitelerinde çıkmış olan yazılarını buldum. Onun, sadece nabız okuyarak kişileri anlayabileceğine dair yeteneğinden söz ediyorlardı.Yazılarda anlayamadığım daha pek çok bilgi vardı ve Dr.Naram'ın yaptıkları konusundaki kavram bana tamamen yabancıydı. İnsanlar onun, kendilerini hastalıklardan ve problemlerden kurtarmış olduğunu iddia ediyorlar, ama benim bunu anlamam için hayal gücümü hayli zorlamam gerekiyordu. Ancak anlaşılan o ki, nereye giderse gitsin, zengin olsun fakir olsun herkese yardım ediyordu. İşte Los Angeles'ta bulunmasının sebebi de buydu. Hollywood ünlülerinden, evsizlere kadar herkese yardım ediyordu.

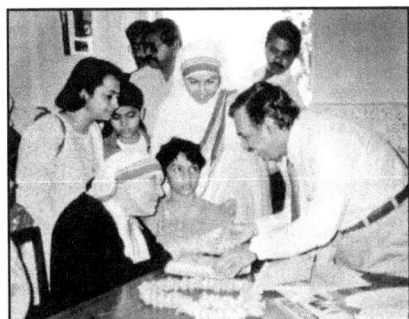
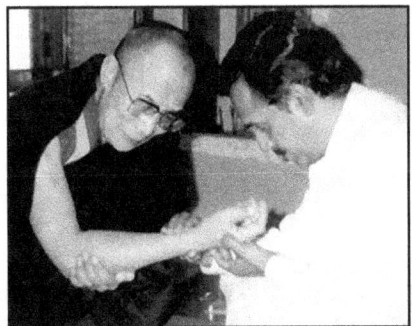
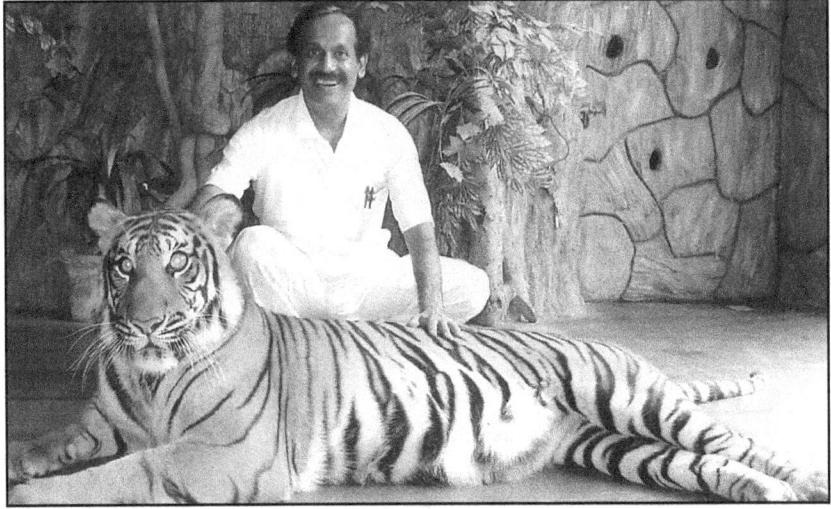

Dr.Naram, Azize Rahibe Teresa'ya ve Dalai Lama Cenaplarına nabız okuması yaparken ve bir Bengal kaplanıyla.

Onunla röportaj yaparak acaba doğru bir şey mi yapmış olacaktım? Okuduğum bu hikayeler doğru olabilir miydi? Ve yaptıkları doğruysa onu daha çok kişinin tanıyor olması ve onun hakkında daha çok bilgi bulunması gerekmez miydi? İlk tanışmamızda Dr.Naram samimi, hoş ve diyalog sağlanabilecek gibi görünüyordu, onun uyanık, canlı ve açık hali hoşuma gitmişti, ama hala merak ediyordum: *Bu sadece bir rol olabilir miydi?*

Üniversite araştırmacısı olarak eğitimim, öyle ya da böyle, birşeyler kanıtlayabilmem için beni bu konuda daha fazla araştırma yapmaya sevkediyordu. Kafam bu düşüncelerle dolu bir halde, otelde Dr.Naram'ın klinik olarak kullandığı bölüme gittim.

Ona görünecek olan birkaç kişi daha vardı, ben de oturup beklemeye başladım. Masanın üzerinde internette görmüş olduğum aynı resimler duruyordu. Sonunda sıra bana geldiğinde Dr.Naram gülümseyerek selam verdi.

125 Yaşındaki Bir Usta Mı?

Dr.Naram'ın, klinik yapıp hasta baktıktan sonra yorgun düşüp düşmeyeceğini merak ediyordum. Oysa o capcanlı, dinamik bir şekilde tamamen bana odaklanmıştı. Kameramı çalıştırarak kendisini tanıtmasını rica ettim.

"125 yaşına kadar yaşamış olan bir "master"/ustam vardı. Onun ustası ise 145 yaşına kadar yaşamıştı, kesintisiz bir şifacılık silsilesi içinde bu gelenek 2500 yıldır sürüyordu. Bu şifacılık silsilesine Siddha-Veda deniyordu. Sana vermiş olduğum yüzüğü o kutsamıştı. Şimdi 147 yaşında. Her usta, uzun ömür, sağlık ve mutluluk içinde 125'i aşkın yıl yaşadı."

Ne cevap verebileceğimi bilemedim. Eğer insanlar bu kadar uzun yaşıyorlarsa bu neden geniş kitlelerce bilinmiyordu? Bu kişilerin *Dünya Guiness Rekorlar Kitabı*'nda yer alması gerekmez miydi?

Dr.Naram devam etti: "Usta-Öğrenci silsilemizin en başı Jivaka idi. Buda'nın özel hekimiydi. Bir şifacının, Buda ile yakından çalışacak kadar aydınlanmış olduğunu düşünün. Jivaka'nın ünlü diğer hastası, dünyanın en güzel kadını sayılan Amrapali ve Kral Bimbisara'ydı. Jivaka ile bu silsilenin büyük ustaları; kadim şifa sırlarına vakıf olarak sağlıklı hayat, sınırsız enerji ve her yaşta huzurlu bir zihin sahibi olmayı başarmış kişiler olarak bu kadim belgelere kaydedilmişlerdi."

Dr.Naram'ın her söylediğinde samimi bir heyecan vardı; *"Ustamla ilk karşılaştığımda 115 yaşındaydı, en azından kendi öyle söylemişti, üstelik üzerinden yıllar geçti. Ve o yaşta bile, hergün kendisine şifalanmak için gelen 60-80 kişiye yardımcı oluyordu".*

Dr.Naram'a bir insanın bu kadar uzun yaşayıp hala nasıl çalışabildiğini sorduğumda bana sınırsız enerji için 125 yaşındaki ustasından almış olduğu "gizli reçete"yi verdi: Rezene, badem ve hurmayı bir gece önceden yıkayıp suya koyuyor, ertesi sabah da içiyordu. Uygulayacağımdan çok emin olmamakla birlikte yine de defterime not ettim.

"Teşekkürler, ama söyler misiniz, başka insanların imkansız bulacağı bir şey, nasıl oluyor da hiç iyileşmesi mümkün görünmeyen bir hasta için mümkün olabiliyor?"

"Bu benden kaynaklanmıyor, bunlar benim geldiğim silsilenin kadim sırları. Ben bunları ustama borçluyum. "Taşıyıcı bant" terimi nedir bilir misin?"

Başımı salladım.

"Ben bu kadim sırları dünyaya taşıyan taşıyıcı bant görevi yapıyorum. Genellikle sihir gibiymiş gibi görünse de hepsi kadim sırlar; derin şifa için dönüşüm teknolojisi gibi bir şey".

"Doğru" diye düşündüm kendi kendime.

Umut Tohumları Bulmak

Bu röportajı yapmamdaki asıl sebebe dönerek sordum: "Tatil zamanında yalnızlık, depresyon, hatta intihar düşünceleri içine giren kişilere nasıl yardım edilebilir?"

"Güzel bir soru" dedi Dr.Naram, "Çok ünlü sevilen film yıldızlarını etkileyen depresyon ve intihar eğilimleri, hiç tanınmayan, fakir ya da zengin kişilerde de var. Ateistler, hatta milyonlarca takipçisi olup intihar etmiş olan spiritüel liderler bile biliyorum. Sevdiği birini bu şekilde kaybetme riski herkes için söz konusu."

Dr.Naram, depresyonda ve intihar eğiliminde olan kişilerle yaşadığı deneyimlerini paylaştı. Ve her seferinde, onlara nasıl yardımcı olabileceğini ustası sayesinde öğrenmiş ve ona sonsuz minnettarlık duymuştu. *"En önemli nokta onları yargılamak değil, anlamaya çalışmaktır"* diyordu. Bazı çocuklar, çektikleri acıyı ve üzüntüyü anlamadıkları için sırf anne babalarının ilgisini çekebilmek için intihara teşebbüs ediyorlardı. Oysa anne babalar anlayabilselerdi, işler daha yolunda giderdi. Depresyonla mücadele edenler çok zorlanırlar. Ve ustası ona, o insanların kurtulmayı başarmalarını sağlamayı öğretmişti.

Dikkatle dinledim.

"Çoğu kişi, kendini öldürmeyi düşünecek kadar depresif olmanın nasıl bir şey olduğunu bilmez. Birinin, kendisine zarar vermek istemesine anlam veremez. Bunların sebepleri; korkularıyla yüzleşmek, üzüntüler, kalp kırıklıkları, suçluluk, öfke, yalnızlık veya finansal problemler olabilir. Bunların her biri, beyini neredeyse felce uğratabilir. Ustam derdi ki; "İnsanların karşı karşıya kalabilecekleri sekiz farklı korku olabilir. Dünyadaki en güçlü zorluklardan biri reddedilme korkusudur. Kız ya da erkek, ebeveynin veya sevgilinin reddetmesiyle müthiş bir depresyon döngüsünün içine düşebilir. Bazı ülkelerde, homoseksüel bir genç kendini toplum, hatta Tanrı tarafından reddedilmiş hissedince, nasıl olur acaba? Tanrının onları reddetmesi imkansız bir şey, çünkü "O", onların da içinde ve Tanrı "Sonsuz Sevgi" olmasına rağmen onlar öyle hissederler ve çok incinirler. Bu çok önemli bir konudur".

"Sonra bazı insanların beyinlerinde kimyasal dengesizlikler olur; bipolar haller, manik depresyon veya madde ve alkol bağımlılığının yan etkileri oluşabilir. Çeşitli kaynaklardan oluşan korku beyni felce uğratabilir ve insanlar çıkış yolu bulamazlar. Ustam bana insanların bu zorlukların üstesinden gelebilmeleri için şifa sırları öğretti".

Dr.Naram, Roma'dan kendisini çağırmış olan bir baba kızdan söz etti. Kız çok yoğun aşk duyguları içindeyken erkek arkadaşından ayrılınca çok ciddi bir depresyona girmişti. "Dr.Naram, kendimi kaybettim, şimdi de kendimden nefret ediyorum. Kalbimde çok keskin bir acı var, adeta yaşamıyorum, ölüyorum. Hiçbir sorumluluk alamıyorum. Yaşamak imkansız gibi, aşağıya çekiliyorum, birisi beni takdir de etse bana doğruyu söylemiyor gibi geliyor".

Kızcağız işini kaybetmişti, geceleri uyuyamıyor, ter içinde uyanıyor, anksiyete içinde boğuluyordu. Duygusal acı o kadar fazlaydı ki, fiziksel acıyla bunu bastırmaya çalıştığı için bedenine zarar veriyordu. Bir psikiyatri kliniğine yatırılmış, verilen ilaçlar onu iyice donuk bir hale getirmiş, hiç odaklanamaz bir duruma düşmüş, beyni dumura uğramıştı. "Hiçbir şeyden zevk almıyorum, hiçbir şey ilgimi çekmiyor!" diyordu.

Kızın babası, her sabah onun kendisini öldürmeyi başaracağı korkusu içinde uyanıyordu. Dr.Naram'a kendisini suçlu hissettiğini, yardım etmek istediğini söylüyordu, ama söylediği ve yaptığı her şey, işleri daha da kötüleştiriyordu. Yapabildiği tek şey, birgün durumun düzeleceğine dair umut beslemekti.

Dr.Naram; "Kıza, 'ne istiyorsun?'diye sorduğumda, 'İnsanların beni yargılamalarını değil, anlamalarını istiyorum, derinlerde son derece mutsuzum. Kalbimin derinliklerinde çok üzgünüm ve bu durumuma kızıyorum. Korkarım kendime yardımcı olamıyorum. Hayatımı yeniden kurmalı, geçmişi bırakmalı ve ileriye bakmalıyım. Yeniden mutlu olmak, varlığımın anlamını keşfedip anlamak istiyorum, ama yardıma ihtiyacım var!'dediğini anlattı.

Dr.Naram'ın hikayesi bana ablamı ve hastanede onu ziyaret ettiğim zamanları hatırlatmıştı. Onu depresyona sokan kalp kırıklığının nasıl bir şey olduğu hakkında hiçbir fikrim yoktu. "Peki, kendini bu şekilde hisseden birine nasıl yardım edersiniz?" diye sordum.

Dr.Naram, soruma bir başka hikayeyi anlatarak cevap verdi. Bir adam son derece çalkantılı bir evlilik yaşıyordu. Karısı onu, üç kez boşanmakla tehdit etmişti ve her seferinde Dr.Naram, gerçekte ne istediklerini keşfetmeleri ve farklılıkları üzerinde çalışmaları için onlara yardımcı olmuştu. Ancak bu kez problem her zamankinden çok daha ciddiydi. Borsadaki çöküşte adam birkaç gün içinde başkalarına ait milyonlarca doları batırmıştı. Paranın bir kısmı arkadaşlarından ve karısının ailesinden gelmiş, kayınpederi bütün emeklilik parasını ona vermişti. Çöküşe kadar yatırımlar iyi gitmiş, herkes mutlu olmuştu, ama adam şimdi onlarla nasıl yüzleşeceğini bilemiyordu.

Bir gece geç vakit adamın karısı Dr.Naram'ı aradığında büyük bir panik içindeymiş. Arka planda bir bebek ağlarken kadın "Kocam şu anda önümde yerde oturuyor, elindeki tabancanın namlusu ağzına dayalı, parmağı da tetikte!" deyince, Dr.Naram kadına, "Lütfen önce telefonu kocanızın yanına koyun, hoparlörü açın ve odadan çıkın ki, kocanızla yalnız konuşayım!" demiş. Kadın çıkınca Dr.Naram, "Namaste, ne istiyorsunuz?" diye sormuş. Adam, "Hayatıma son vermek istiyorum" diyecek kadar bir süre için namluyu ağzından çekmiş. "Pekala", demiş Dr.Naram, "O halde ölmeniz için size nasıl yardımcı olabilirim?" Birden bir sessizlik olmuş, adam şoke olmuş. "Size yapmak istediğiniz şeyi başarmanız için yardım etmek istiyorum, eğer ölmek istiyorsanız size *gerçekten* nasıl yardımcı olabilirim?" "Şimdi şakanın sırası değil Dr.Naram!" demiş adam. Bunun üzerine Dr.Naram: "Tam olarak istediğiniz nedir?" diye sormuş.

Dr.Naram bana, sorduğu soruların, intihar düşüncelerini uzaklaştırmak için kendisine ustası tarafından öğretilmiş olan bir yöntem olduğunu, ama yeterli eğitimi almamış kişilerin bunu denememeleri gerektiğini söyledi. Dr.Naram adamla konuştukça onun asıl istediği şeyin bu sıkıntılı durumun içinden çıkmak olduğunu anlamıştı. Adam, durumun düzelmesini ve çektiği sıkıntının kaybolmasını istediğini söylemişti.

Dr.Naram ondan tabancayı yere koyup, istediği şeyin yerine gelebilmesi için parmağıyla bazı "Marmaa" noktalarına basması gerektiğini söyleyince adam birden rahatlamıştı. Daha sonra Dr.Naram ev reçetesi için ondan mutfağa gidip malzeme almasını söyleyince daha da gevşemişti. Yarım çay kaşığı ghee/tıbbi tereyağını eritip, üzerine bir tutam safran, bir tutam muskat ilave ederek iki burun deliğine iki damla damlatacaktı. Bu adamın bakış açısını değiştirmişti.

Dr.Naram; "Bu hızlı bir çözüm olmamıştı, biraz zaman aldı" diye anlatıyordu, "Adam daha derin şifa için gerekli olan şeyleri yapmaya, olumlu düşünmeyi sağlayacak gıdalardan oluşan bir diyeti uygulayarak, bazı içerikleri karıştırarak elde edilen ev reçetelerini günde iki kere düzenli olarak almaya başladı. Şifa silsilemizdeki ustalarım, insanların yeniden içlerindeki mutluluğa kavuşabilmeleri için beynin ve bedenin, yorgun bölümlerini besleyecek ve tazeleyecek bazı bitkisel formüller geliştirmişlerdi. Evet, hızlı bir çözüm değil, ama insanlar işlemi yerine getirince işe yarıyor. Yaratıcılığı arttırmaya yardımcı olacak başka Marmaa noktaları da öğrettim. Gururla diyebilirim ki, yaratıcılık gücü birkaç yılda geri geldi ve kaybettiği herşeyi geri aldı. Kayınpederine ve dostlarına olan borcunu faiziyle ödedi.

Ustam; "Her terslik, her zor durum veya kalp kırıklığında, eşit oranda ya da daha fazla hayır vardır!" derdi, ama önce keşfetmemiz gereken şu: Ben kimim? Hayatta zorlukların çoğu bir blokaj veya bir dengesizlik veya her ikisinin de olduğu durumlardan kaynaklanır. Blokajın ve dengesizliğin nerede olduğunu keşfetmemiz gerekir. Dengesizlik *Vata, Pitta, Kapha* veya hepsinin kombinasyonu olabilir.

Ben bu terimlerin ne olduklarını bilmiyordum, ama Dr.Naram, daha ben ondan açıklamasını isteyemeden önce anlatmaya başladı; "Bir kez kim olduğunuzu, blokajların ve dengesizliklerin ne olduklarını bilirseniz, o zaman hangi gıdanın size ilaç olacağını da bilirsiniz. Sadece bedenimize aldığımız gıdaya değil, zihnimizi beslediğimiz düşüncelere ve duygularımızı beslediğimiz davranışlara da dikkat etmemiz gerekir. Kadim sırlar, her biri hakkında rehberlik sağlarlar."

Dr.Naram'ın anlattıklarına inanmakta zorlanarak dinledim. İntihar eğilimi nedeniyle ağır ilaç tedavisi altında olan ablama, o bile yaramamıştı. Birinin hayatındaki kritik bir anda vücudun belirli noktalarına

Her terslik, her zor durum veya kalp kırıklığında eşit oranda, ya da daha fazla hayır vardır!"

-Baba Ramdas
(Dr.Naram'ın Ustası)

parmakla bastırmak veya yemek tarzında değişiklik yapmak nasıl bu kadar etkili olabilirdi? Bana göre, Dr.Naram'ın önerdiği çareler gerçek olamayacak kadar basitti.

"Peki o kıza ne oldu?" diye sordum.

"Ah, evet! O mükemmel bir örnek. Dr.Giovanni Roma'da olduğu için haftada 4 gün onu ziyaret etmesini söyledim. Böylece üzerinde belirli Marmaalar uygulayacak, bu ne istediğini anlamasını sağlayacak, kısaca sistemindeki çöplüğü temizleyecekti. Kısa sürede kendini daha iyi hissetmeye başladı, iki ay içinde yeni bir erkek arkadaşı oldu ve evlenmek istedi. Ancak bu tam olarak, eski erkek arkadaşından intikam alma niteliğindeydi, dolayısıyla kısa sürdü ve gelişiminde duraklama yarattı. "Kendini boşlukta ve acı içinde bulmamak için bir ilişki istiyorsun, bunun üzerinde çalışalım" dedim. Bunun üzerine geleceği konusunda hayata daha fazla bağlandı. Ona, düzenli bir şekilde alması için ev reçeteleri ve bitkisel takviyeler önerdim. Günlük yemek alışkanlığında büyük gelişme sağlandı. Negatif duyguları davet eden yiyeceklerden kaçınması, pozitif duygu sağlayan yiyecekleri tüketmesi için bilgiler verdim.

Ve yine bütün bunlar zaman aldı, hızlı bir çözüm değil, ama kendisine güven duymaya başladı. Ve onunla iki yıl kadar çalıştık. Kendine o kadar çok güven kazanmıştı ki, artık hiçbir reddedilme veya zorlanma onu etkileyemezdi. Hayalinin öğretmen olmak olduğunu keşfetti, bir okulda çalışmaya başladı ve çok iyi bir öğretmen oldu. Kısa bir süre sonra ise bir adama hiç kimseye olmadığı kadar aşık oldu, çünkü artık kendisini de seviyordu. Dokuz yıl falan geçti sanırım, şimdi iki çocuğu var. Çocuklarıyla birlikte belirli Marmaaları kullanıyor, büyüdükleri zaman sağlıklı duygular içinde olup, kendilerine güven duymalarını sağlamak için onlara belirli bir beslenme diyeti uyguluyor."

"Peki, sürekli olarak hüzünlü ve depresif olan kişiler için ne önerirsiniz?" diye sordum.

> *"Tanrı hepimizin içinde ve hepimizin keşfedeceğimiz bir amacımız var."*
> -Baba Ramdas
> (Dr.Naram'ın Ustası)

Günlük Notlarim

Zihninizi sakinleştirmek, bakış açınızı dengelemek ve pozitif duygular sağlamak için 3 Kadim Şifa Sırrı:

1) Marmaa Shakti – Hergün, günde 6-9 kere yerine getirmek için kendinizi disipline edin. Sol elinizi destek olması için başınızın arkasına koyun, sağ elinizin baş parmağıyla burnunuzun altındaki noktaya 6 kere basıp kaldırın. Her basışınızda derin nefes alın. Bunu kendi üzerinizde ya da başkasının üzerinde de uygulayabilirsiniz.

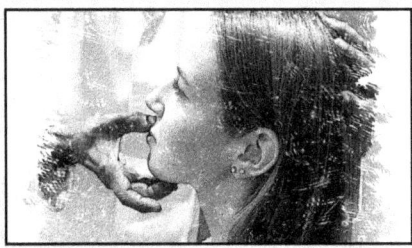

2) Ev Reçetesi - Aşağıdaki malzemeleri karıştırın:

   ½ çay kaşığı Ghee (tıbbi tereyağı)

   1 tutam muskat tozu

   1 lif safran

   Karışımı hafif ısıtın, başınızı arkaya doğru eğin, her burun deliğine iki damla damlatın. Günde 2 kere.

3) Ev Reçetesi – Aşağıdaki malzemeleri karıştırarak yiyin.

   ¼ Çay kaşığı Brahmi churna tozu

   ⅛ çay kaşığı Jatamasi tozu

   ½ çay kaşığı Zerdeçal tozu

   1 çay kaşığı Ghee (Tıbbi tereyağ)

   Aşağıdaki içeriği macun kıvamına getirin, sabahları kalkar kalkmaz ve akşam yemeğinden önce olmak üzere günde iki kere alın.

*Bonus: Marmaa Shakti noktalarına basma konusunda çekilmiş olan videoyu görmek ve bu alanda daha fazla kadim sır keşfetmek isterseniz, (Örneğin; pozitif duygu sağlamak için hangi gıdaları tüketmeniz gerekir) MyAncientSecrets.com internet sitesine

"Bir insan için bilinmesi gereken en önemli şey kim olduğunuzu bilmektir. Kimsiniz, nereye gidiyorsunuz ve gittiğiniz yere ulaşmak için neye ihtiyacınız var? Ustam bana Yaratan'ın hepimizin içinde olduğunu öğretti ve hepimizin keşfetmesi gereken bir amacı var, ama depresyonda olduğunuz zaman bunu göremez ve hissedemezsiniz. Bunun tek yolu, o kıza ve o adama öğretmiş olduğum bilgileri uygulamaktır.

Tanrı ile karşılaşmak?

-"Tanrı hepimizin içindedir" demiştiniz, bu ne anlama geliyor, açıklayabilir misiniz?

- "Hindistan'da bizde bir kavram vardır. Evinize beklenmedik bir misafir gelirse biz buna "Atithi Devo Bhava" deriz. Kim olursa olsun, ne kadar uygunsuz olursanız olun o misafiri, evimize Tanrı gelmiş gibi davranırız. (Tanrı misafiri). Siddha Veda şifa silsilemizde bu, kalpten gelir."

-"Yani birisiyle karşılaştığınız zaman, Tanrı'yla karşılaştığınıza mı inanırsınız?" diye sordum.

-"Biz Hindistan'da başka insanları *Namaste* veya *Namaskar* diyerek selamlarız. Bu; 'Benim içimdeki Tanrı, senin içindeki Tanrı'yı selamlıyor ve senin ve benim "Bir" olduğumuz yeri onurlandırıyorum' anlamına gelir."

-"Bu durumda Siddha Veda bir din mi oluyor?"

-"Siddha Veda insanlara ruhsal/spiritüel, fiziksel, zihinsel ve duygusal olarak yardımcı olabilir, ama bir din değildir. Herkesin yararlanabileceği bir düşünce okuludur. Bu kadim şifa sırları dinin, politikanın, ırkın, sınıfın veya mezhebin ötesindedir. Herkes için, evrensel olarak çalışırlar. Bu tıpkı, bir arabanın sizi; din, ırk veya cinsel tercihinizi aramaksızın istediğiniz yere götürmesi gibidir. Benim silsilemdeki, kadim sırlar konusundaki büyük uzmanlar/ süper uzmanlar ağrı çeken, bedeninde, zihninde veya duygularında rahatsızlık olan herkese yardım ederler. Biri bizden yardım isterse, onların içindeki Tanrı'yı görürüz. Onlara zorunlu olduğumuz için yardım etmeyiz, onların bize hediye olduklarını düşünürüz. Bize geldikleri için onur duyarız. Ustam bana görevimin, Tanrı'yı içinde bulunduğu tapınakta mutlu etmek için orayı (bedenlerimizi) temiz tutmamız gerektiğini öğretti.

Çok ağır depresyonda olanların durumunu bir düşünün, intihar etmeyi bile düşünürler. Bu aşırı üzüntü, korku veya öfke duygusu değildir. Onların sıkıntısı bu değildir. Zihinleri ve bedenleri öyle bir durumdadır ki, bunu farkedemezler bile! Bu duygular içindedirler, ama onlardan nasıl kurtulacaklarını bilemezler. Problemlerinin, kaçamayacakları kadar çok büyük olduğu korkusu içindedirler. Öyle bir hal içerisindeyken kendiniz için mutlu bir gelecek düşünemezsiniz. O halde üzgün, öfkeli veya korku dolu kişilere nasıl yardımcı olabiliriz? Onların beden, zihin ve duygu tapınaklarını nasıl temizleriz ki, içerideki Tanrı mutlu olsun? İşte ustam bana bunları öğretti."

Dr.Naram'ın bu sözlerle ne demek istediğini anlamamıştım, ama zaten onun açıklamasına zaman kalmadan röportaj süresi bitmişti. Şimdi, karşılaştığımız zamankinden çok daha fazla soracağım sorum vardı.

Kadim bir Teknoloji

Kameramı toparlarken, Dr. Naram sordu; "Clint, sizin göreviniz nedir, hayatınızı nasıl kazanıyorsunuz?"

"Dünya Sağlığı Bilgeliği" adlı proje için gönüllü çalışıyorum, çünkü inanıyorum, ama Finlandiya'da Joensuu Üniversitesi'nde doktora sonrası araştırmacısı olarak

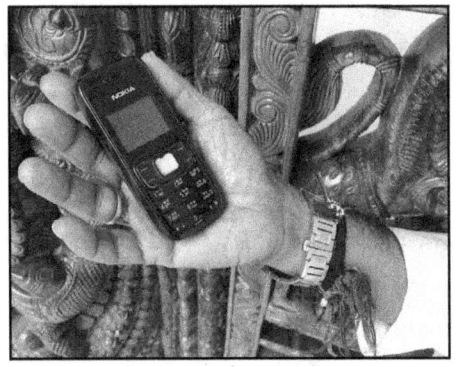

Dr.Naram'ın Nokia telefonu.

"Bu dünyada yaşayan insanların yüzde doksan beşi ne istediğini bilmiyor."
-Dr.Naram

görev yapıyorum." Görevimi açıkladım; "Bilgisayarlar, kültür, teknoloji ve innovasyon/yenilikleri öğretiyorum. Kişisel ilgi alanım, teknolojideki yeniliklerin fakirliği azaltıp, barış oluşturmak üzere kullanılmasını sağlamak" dedim.

Dr.Naram'ın çok ilgisini çekmişti. "Eğer barış konusuyla ilgileniyorsanız sizi bazı kişilerle tanıştırmam gerek".

Elini cebine soktu ve küçük LCD ekranı olan eski bir Nokia telefon çıkardı. "Bilgisayarları biliyorsanız, o zaman bunun nasıl çalıştığını bana gösterebilir misiniz?" diye sordu. "İnsanlar, Blackberry ve Apple'larından söz ediyorlar, neden bu böğürtlen ve elma gibi yiyeceklerden bahsettiklerini anlamıyordum. Meğer telefonlarıymış! Diyorlar ki bu benimki "akıllı telefon" değilmiş. Yani bu aptal bir telefon mu?"

Gülümsedim. Sorusu o kadar safiyane ve espriliydi ki. Yeni telefon numaralarını kaydetmek, mesaj okuyup göndermek istiyordu. Ona adım adım ne yapacağını anlatırken bir çocuk gibi merak ve şaşkınlıkla dinledi. Benim numaramı telefonuna kaydetmeyi başarınca zafer kazanmış gibi, "Ahha! Başardım! Bu, ne kadar ilginç bir makine yahu!" dedi.

Onun daha önce söylemiş olduğu birşeyi hatırladım. "Ustanızın size teknoloji veya gereçler sağladığını söylemiştiniz. Ne için teknoloji ve gereçler? Ne demek istediniz?"

"Güzel bir soru. İster inanın, ister inanmayın, ustam bana milyar dolarlık sırlar öğretti. Bu dünyadaki insanların yüzde doksan beşinin ne istediklerini bilmediklerini söyledi. İnsanlar ne istediklerini bilmiyorlar, dolayısıyla da hayatlarını alışveriş yaparak, vitrinlere bakarak geçiriyorlar. Onu bunu deniyor, o işe bu işe girip çıkıyor, bir evlilik, sonra ikinci evlilik derken hiçbir zaman istedikleri bir şeyi gerçekleştiremiyorlar."

"Ustam bana dedi ki, 'Bu dünyadaki insanların yüzde üçü de ne istediklerini biliyor, ama başaramıyorlar. Çünkü ellerindeki doğru gereçler değil. İnsanların yüzde biri ise ne istediğini biliyor ve başarıyor, ama onlar da başarmanın keyfini çıkaramıyorlar. Bunu başarma sürecinde yüksek tansiyon, yüksek kolesterol, sırt ağrıları, aile problemleri, ilişki problemleri ve bir sürü dert ediniyorlar. İnsanların yüzde doksan dokuzu bu üç kategoriye giriyorlar. Geriye kalan sadece yüzde birlik grup ne istediğini biliyor, başarıyor ve keyfini çıkarabiliyor.' "

Bu sayıları duyunca merak ettim. *"Acaba ben de yüzde 95'lik ne istediğini bilmeyen gruptan mıyım? Şükrettiğim çok şey var, peki o zaman neden çoğu zaman ruhsal tatmin duyamıyorum? Acaba hayatım doğru yönde mi yol alıyor"* diye düşündüm.

Dr.Naram devam etti; "Hindistan'daki üniversitelerde "Hayat Bilimi" anlamı içeren *Ayurveda* kadim şifa sistemi var. *Siddha Veda* veya *Siddha-Raharshayam* silsilem onun bir adım ötesinde. Derin şifa için gerekli sırları, Siddha Veda içeriyor! Benim silsilemin kadim sırları doğrudan doğruya ustadan öğrenciye geçiriliyor. Derin şifa tekniğinin teknolojisi, süper uzmanlık içeriyor. Siddha Veda'nın şifa sırları veya teknolojisi insanların ne istediklerini *keşfetmelerini* ve *istediklerini başarmalarını* sağlıyor, yani bir bakıma başarmış oldukları neyse onun keyfini çıkarabiliyorlar."

Bir an durdu ve bana; "Anlamadığım bir teknoloji var, şu *Internetler* dedikleri şey!"

'Internet'i çoğul olarak kullanınca gülümsemeden edemedim.

"Bana söyleyebilir misiniz, Internet, benim daha çok kişiye ulaşmamı sağlayabilir mi? Fiziksel olarak şimdi olduğundan daha fazla insanla görüşmem mümkün değil. Avrupa'ya, A.B.D.'ne ve Avustralya'ya gidince günde yüz kişiye baktığım oluyor, bu sayı Hindistan'da olduğu zamanlar 300'e çıkıyor." Bense bunun olabileceğine bile inanmakta zorlanıyordum.

Doğru olarak öğrenmesi için kelimeyi vurgulayarak *"Internet* yoluyla çok daha fazla sayıda insana ulaşabileceğinizi biliyorum, ama dürüst olmak gerekirse sizin tam olarak ne yaptığınızı anlayamadım."

Onunla birlikte olmak hoşuma gitmişti, kendimi iyi hissediyordum. Saf bir dinçlik içindeydi, bu içindeki şefkat duygusu ile birleşince de karşısındakine huzur veriyordu. Ancak ona nasıl yardımcı olabileceğimi bilemiyordum, özellikle de anlattıklarının çoğunu anlayamamıştım.

Dr.Naram hiç beklemediğim bir şey söyledi; "Neden Hindistan'a gelip kendiniz görmüyorsunuz? Sizi tanıştırmak istediğim birileri var."

Ani davet karşısında çok şaşırmıştım, cevap bile veremedim.

"Clint, başlangıçta beyniniz bazı şeyleri kabul etmeyebilir, çünkü hayata farklı bir mercekle bakan bir yerden geliyorsunuz. Ne yaptığımı anlayamayabilirsiniz, ama çevremde olursanız, zamanla içinizde bir umut molekülü hissetmeye başlar ve mutlu olursunuz. İlk önce nedenini anlayamazsınız, ama yavaş yavaş herşey netlik kazanmaya başlar."

Davet nedeniyle duygulansam da ciddiye almakta zorlandım, ama zaten yakın zamanda Hindistan'a gitmek gibi niyetim yoktu. Dolayısıyla, ilgimi çeken başka bir soruyla konuyu değiştirdim.

-"Birini, nabzına dokunarak nasıl anlayabiliyorsunuz?"

-"Denemek ister miydiniz?" diye sorunca başımı salladım. Elimi uzatmamı istedi. Üç parmağını bileğimin üzerine koydu ve konuşmaya başlamadan önce gözlerini kapattı.

-"Bazen başağrısı oluyor mu? Bazen mide problemleri? *Pitta* dengesizliği ve biraz da *aam*, yani toksin var. Ama genel durumunuz iyi".

Başağrılarım ve midemle ilgili ilgili olarak söyledikleri doğruydu, son derece şaşırmıştım.

-"Anlayamadım, *Pitta* nedir?"

-"Ateş ya da vücudunuzdaki ateş elementi. Biraz dengesi bozulmuş, ama endişe etmeyin, yardımcı olabiliriz." Sonra bir kağıda bana hiç aşina gelmeyen çeşitli bitkilerin adlarını yazmaya başladı.

Bunun, insanlara anlamadıkları kavramlar kullanarak sözü edilen problemi çözmek için almaları gereken bir ürünü dayattıklarını düşünmeden edemedim.

Kendimi, bir problem yaratıp "Oh, durum çok kötü, şurada çok kötü bir dengesizlik var, ama endişe etmeyin, şansınız varmış, çünkü 100 dolar gibi düşük bir fiyata temin edebileceğiniz tablet formunda bir ilacımız var" diyen biriyle konuşur gibi hissettim.

Dr.Naram bana pitta dengesizliği var dediği zaman aynen böyle hissetmiştim. Röportaj için ona teşekkür edip "iyi geceler" diledim.

O çok sıkıntılı an

Odadan çıktıktan sonra, üzerinde bitkisel reçetelerin yazılı olduğu kağıdı, Dr.Naram'ı ilk gördüğümde onunla birlikte salona açılan koridorda görmüş olduğum Marianjii'ye verdim. Yararlı bitkiler hakkında biraz daha bilgi verdi ve bir diyet önerdi. *"Dosha"*ları anlattı; bedenin bazı bölümlerinin dengesini kaybedince problemlerin oluştuğunu, *Pitta*'nın ateş doshas'sı, *Vata*'nın rüzgar dosha'sı, *Kapha*'nın da su/toprak dosha'sı olduğunu belirtti. Dosha'lardaki dengesizliğin problemlere neden olduğunu, ama çözülebildiklerini söyledi. Dr.Naram ve onun gibi usta şifacılar, bir insanın nabzını hissederek, o insanın vücudundaki dengesizlikleri ve blokajları saptıyorlardı. Marianjii bana, "Ne tarz yemek yiyorsunuz?" diye sordu.

Ona bekar bir 'doktora sonrası araştırmacısı' için en kolay hazır yiyecekler olan ve mikrodalga fırında ısıtılabilecek burrito/dürüm, pizza yediğimi söyledim. Beni kınadı ve kendime daha iyi bakmamı tavsiye etti. Dr.Naram'ın önermiş olduğu 4 bitki takviyesini tarif etti, böylece bunlar vücudumu yeniden dengeleyecek ve *aam*/ toksinleri atmamı sağlayacaktı.

Artık iyice gerginleşmeye başlamıştım, çünkü artık beklediğim an geliyordu, o çok sıkıntılı an, bitkileri almamı isteyecek ve ben de "hayır" diyecektim. Ama o an hiç gelmedi.

"Yapmakta olduğunuz işin onuruna, bunları size iki aylık kullanım için ücretsiz veriyoruz" dedi. Şaşırmış bir halde teşekkür ettim ve hayatımda yer almış olan en tuhaf karşılamalardan biri hakkında hiçbir fikir edinmemiş olarak oradan ayrıldım.

Bir hafta sonra bitkiler evime gönderildi. Sırf merakımdan birkaç gün denedim. Bir tarafım, "acaba birdenbire mucizevi bir sonuç alır mıyım?" diye düşünüyordu, ama tersine hafif bir mide ağrım oldu. *Ya iyileştirecek yerde bana zarar verirse?* Tabii bilemezdim, kime soracağımı da bilmiyordum, bunun üzerine Dr.Naram'ın bana vermiş olduğu yüzüğü de, bitkileri de çok nadir kullandığım bir çekmeceye koydum ve günlük hayatıma dönünce, Dr.Naram zihnimden silinip gitti.

Bir Kadının Gücü

Dr.Naram ile onun "sihirli" bitkileri bir daha hiç aklıma gelmezdi, ama sonra birşeyler değişti.

Birkaç hafta sonra California'ya tekrar gittim. Bu sefer, gideceğimiz yer San Diego'ydu. Üzerinde çalıştığımız proje ile ilgili olarak arkadaşım Joey ile birlikteydik. Bir gün sahilde bir Cafe'de otururken beni Alicia adlı bir kadınla tanıştırdı.

Kitabın son bölümünde bütün bunların etkilemek istediğim bir kız sayesinde olduğunu yazmıştım. İşte o kız Alicia'ydı.

Parıltılı gözleri ve gür kumral saçları ile çok hoştu. San Diego'daki sahile uygun, renkli hafif bir elbise giymişti. Sesi ve davranışları samimi bir hava veriyordu. Sohbetin başından itibaren onun içsel spiritüelliğini hissetmiş ve ona doğru çekilmiştim.

Onu biraz daha iyi tanımak için, kendimi sıkıntılı hissettiğim zamanlarda yaptığım şeyi yaptım ve soru sordum. Alicia bana *Ayurveda** konusundaki merakından söz etti. Ayurveda'nın bir Doğu Usulü Şifa Sistemi olup, Batı Tıbbı'na oranla, insana daha bütünsel olarak baktığını anlattı. Ve "Ayurveda, 'Hayat Bilimi' olarak tercüme edilebilir" dedi.

"*Hayat Bilimi* mi? *Bu da ne demek acaba?*" diye düşündüm. Dr.Naram bana bu deyimden bahsetmişti ve tuhafıma gitmişti, ama şimdi Alicia anlattığı için çok daha fazla ilgimi çekmişti.

Bütün konu hakkında kuşku duymama rağmen, "bilim" kısmı ilgimi çekmişti, üstelik Alicia'ya *çok* ilgi duymuştum.

---

*Siddha Veda, Ayurveda ve modern tıp arasındaki benzerlik ve farklılıkları görmek için kitabın sonunda "Ek"teki şemaya bknz.

"Biliyor musun,"dedim, "Geçenlerde, *Siddha-Veda** adı verilen, Himalaya kaynaklı kadim bilgiler silsilesinden gelen bir "usta şifacı" ile yeni görüştüm. Rahibe Teresa'nın, Dalai Lama'nın, Nelson Mandela'nın ve binlerce 11 Eylül mağduru itfaiyecinin doktoruydu.

Sohbetin devamını sağlamak için onun ilgisini çekebilecek ne varsa bulmak için sürekli olarak hafızamı zorluyordum. Biraz da ünlü isimlerden bahsedip kendime pay çıkardım doğrusu, ne de olsa amaç ilgi çekmekti.

Kadınlar konusunda çok başarlı olduğum söylenemez. Bir zamanlar çıktığım bir kız benim dikkatimi çekmek için dua ettiğini söylemişti. Gerçekten. Açıkçası bir bilgisayarın arkasında olmak veya akademik bir araştırma yazısı yazmak bana kadınların kafasındakini çözmeye çalışmaktan daha kolay geliyordu. Ama ne yalan söyleyeyim, Alicia ile yaptığımız bu sohbet fena gitmiyordu. Anlattıklarım onu çok heyecandırmıştı. Onunla bağlantıyı koparmamak için beceriksizce bir hamle daha yaptım ve onu Dr.Naram'la tanıştırabileceğimi söyledim.

"Gerçekten mi? Bu benim için gerçekleşecek bir rüya olur!" demez mi!

İnanılır gibi değildi, ama bu çok hoş kadın, bana nefis bir şekilde gülümseyerek telefon numarasını verdi ve aramamı söyledi!

Ani mutluluğum, ani bir endişeye dönüşmüştü, çünkü acaba ona önerdiğim şeyi gerçekten sağlayabilecek miydim?

Üzerimde bir baskı hissederek Dr.Naram'ın Hindistan Mumbai'deki ofisini arayıp bana yapmış olduğu davetin geçerli olup olmadığını sordum.

Oysa o anda, California sahillerindeki bir sahil Cafe'sinde karşılaşmış olduğum güzel bir kadını etkilemek için yapmış olduğum hamlenin, birkaç ay sonra beni onunla birlikte Hindistan'da Dr.Naram'ın kliniğine götüreceğine dair en ufak bir fikrim bile yoktu.

---

*Siddha-Veda, Ayurveda ve Modern Tıp arasındaki farkları gösteren tablo kitabın sonundaki ekler bölümündedir.

GÜNLÜK NOTLARINIZ

Bu kitabı okurken yararlandığınız konuları derinleştirmek için birkaç dakika düşünüp kendinize aşağıdaki önemli soruları sorunuz:

1-10 (1 çok düşük, 10 çok yüksek) Şu anda ne kadar mutlusunuz? Ve neyin sizi mutlu edeceğini düşünüyorsunuz?

_____

_____

_____

_____

Dr.Naram'ın Usta'sı "Her bir terslik, her bir zor durum ya da kalp kırıklığının altında eşit, ya da daha fazla hayır vardır" demiş. Karşılaşmış olduğunuz bir zorluğun ardında gizlenmiş, sizin için çok hayırlı olmuş olan bir deneyiminiz oldu mu?

_____

_____

_____

_____

Kitabın bu bölümünü okurken, ne tür anlayış, sorular veya farkındalıklar hissettiniz?

_____

_____

_____

_____

BÖLÜM 3

Mistik Hindistan, Kadim Bilim ve Usta Bir Şifacının Sırları

Hergün mucizeler olur. Bir mucizenin ne olduğu konusundaki algılamanızı değiştirin. O zaman her an mucizeler yaşamakta olduğunuzu farkedersiniz.

-Jon Bon Jovi

Mumbai, Hindistan

Hindistan'a ilk gidişim son derece aydınlatıcı olmuştu. Görüntüleri, sesleri, kokuları ve tatları hiç unutamadım.

Gökdelenler ve binalar, içinde çok sayıda insan barındıran son derece mütevazi el yapımı yapılarla çevrelenmişti. Sokaktan gelen çeşitli kokular, taşıtların egzosundan gelen kokuya karışmıştı.

Batılı kıyafetler giymiş kişiler, güzel Sari'li kadınlar ve aşina bol turuncu kıyafet ve sandaletleriyle sakallı veya saçsız erkeklerin arasına karışmışlardı.

Mumbai'nin telaşlı sokakları insanlarla ve çeşitli şekil, boyut ve renkteki araçlarla doluydu. Ben çok farklı bir dünyadan gelmiştim. Minnesota eyaletinin Eden Prairie şehrinde büyümüştüm, alabildiğine uzanan kırlık araziler ve tenha sokaklar vardı. A.B.D.'nin çoğu şehrinde çok nadir kornaya basılır. Eğer basan olursa da ya çok öfkelidir, ya da çok korkmuştur. O zamanlar yaşadığım

Finlandiya'da ise neredeyse hiç kornaya basılmaz. Hindistanda ise tam tersine, sinirli olmasalar da sürücülerin eli hep kornadadır. Kibarca, ama ısrarla "Hey, ben buradayım ve ilerlemeye çalışıyorum!" derler.

Hindistan'da kutsal sayılan ineklerin kaldırımlarda, kavşaklarda, hatta en yoğun trafiği olan caddelerde trafiği tıkasalar bile kraliçe edasıyla salına salına gezdiklerini gördüm. Çoğunlukla kutsal pisliklerini de kaldırımlara yapıyorlardı, ama hiç kimse aldırış etmiyordu.

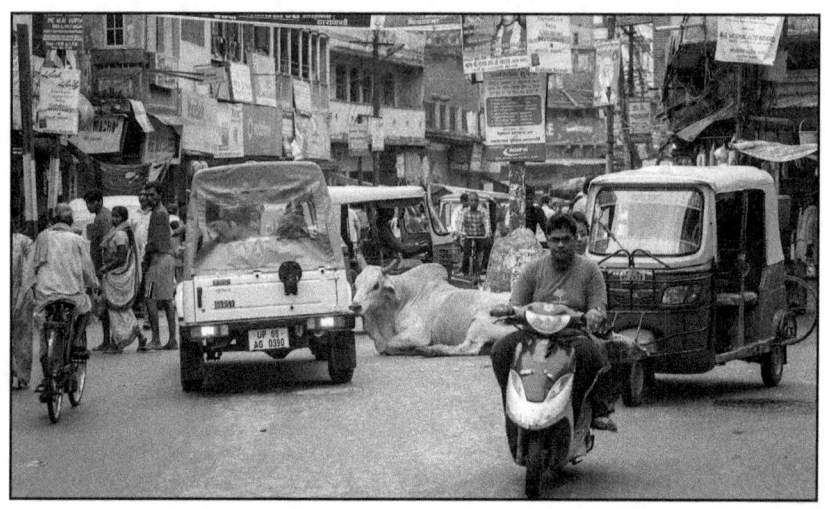

Hindistan sokaklarında inekler özgürce dolaşır, ya da yatıp dinlenirler. Fotoğraf Alamy'den sağlanmıştır.

Son derece şaşırtıcı olan bir şey vardı. Eğer bir inek yolu kesmişse veya bir gecikmeye sebep olmuşsa bile insanlar hiç öfkelenmiyor, geçip gidiyorlardı. Oysa Amerika'da kavga çıkardı! Rengarenk süslenmiş triporter ya da çekçeklerin arkasında nazara karşı korunma amaçlı limonlar, biberler asılmıştı. Acaba bu bizdeki tavşan ayağına mı tekabül ediyordu? Çoğu kamyonun arkasında el ile yazılmış, *"Kornaya okey"* yazılarını okumak çok komikti. Sanırım bu, küçük taşıtları kamyon sürücülerinin kendilerini geçmek istediklerini bildikleri doğrultusunda teşvik edici nitelikte birşeydi.

Her yöne giden insan ve taşıt dolu Mumbai sokaklarında insanların o karmaşada nasıl kazaya uğramadıklarına çok şaşırmıştım. *Belki de bu sebeple hepsi 3. gözlerini geliştirme konusuna bu kadar ilgi duyuyorlardı.*

Dünyanın, süregelen en eski medeniyetlerinden biri olan, yazılı yazının kaynaklandığı, Gandhi'nin doğmuş olduğu Hindistan'ın ilginç bir spiritüel ekosistemi var ve içsel gelişim, bizim Batı'da olduğu şeklinden çok farklı. Amerika'da üniversite ve laboratuvarlarda, bilim ve mühendislikte büyük gelişmeler katediyoruz. Elle tutulur dış dünya üzerinde uzmanlaşmaya odaklıyız. Oysa Hindistan'da sayısız Rishi, Yogi ve spiritüel ustalar bilinç, uyanmışlık, *(üçüncü göz)*, farkındalık ve metafiziksel deneyimler yoluyla gelişim yaratmaya çalışıyorlar, bunun için meditasyon, yoga, kadim şifa yöntemleri ve *Prana*/yaşam gücünü kullanıyorlar. Hinduizm'in çeşitli tarikatları, Hare Krishna, Jainism, Sikhism, İslamiyet, Budizm, Hristiyanlık, Yahudilik çok çeşitli inanışlar ve biz batılıların hiç duymamış olduğu gurular ve tanrılar var. Osho, Sai Baba, Yogananda, Gurumayi ve Swaminarayan gibi hocaların ve yöntemlerin takipçilerini gördüm. Hepsi de kendilerini, zihnimizin çok ötesindeki soyut doğaüstü varlığı keşfetmeye adamışlardı. Bir sokak satıcısının yanından geçerken hiç duymadığım halde insiyaki olarak bir kitap aldım. Daha sonra öğrendim ki, çok bilinen *Bir Yogi'nin Otobiyografisi* imiş. Beni inanılmaz bir şekilde içine çeken yeni bir dünyaya girmiştim.

Hindistan'a geldiğim zaman Amerika'da çizdiğimiz net hatlar hep soldu. Biz, sakallı ve beyazlar içinde yaşlı ve bilge bir Tanrı bilirdik, Hindistan'da ise yüzlerce tanrıya adanmış binlerce tapınak vardı. Bunlardan sadece birkaç tanesinden birinin vücudu insan, başı fil, birinin derisi mavi, biri maymun yüzlü, biri kaplanın üzerine binmiş sekiz elli bir tanrıçaydı. Bunda bir mantık bulmaya çalışırken bir arkadaş Hintlilerin aslında tek bir Tanrı'ya inandıklarını, ama bunun, onun sonsuz olması nedeniyle tek bir imajının olmayacağı inancından kaynaklandığını söyledi. Tanrı'nın bir çok imajının olması, insanları mantık ve zihnin ötesindeki spiritüel aleme taşır. Her yerde, tapınaklar, camiler ve çeşitli tanrılara ibadet yerleri vardı. Bunlar son derece kalabalık sokaklarda da yer alabiliyordu, geniş bir arazi parçasının ortasında muhteşem güzellikteki bir yerde de... Biz sessiz kiliselerde saygıyla selam verirdik, Hindu tapınaklarında ise ibadetler; zillerle, ateşle, hatta bağırarak bile yapılıyordu. Bir umut, heyecan ve keyif duygusu oluyordu. Holi bayramında olduğu gibi herkes gökkuşağının renkleriyle tepeden tırnağa boyanıncaya kadar çeşitli renklerde tebeşir tozu atılıyordu. Müthiş eğlenceli bir şeydi!

Alicia ile birlikte Hindistan'a ulaştığımızda takvim Ocak 2010'u gösteriyordu, ama hava son derece yumuşak ve ılıktı. Hindistan'a yaptığımız geziden çok şey alacağımız düşüncesi içinde, trafik keşmekeşinden kurtulup Dr.Naram'ın huzur dolu, yeşillikler içindeki kliniğine gelmek çok hoş gelmişti. Cafe'deki yemek, varlığından haberimin bile olmadığı tatların birer birleşimi olarak harikaydı!

Personel son derece nazikti. Garsonumuza, Hintlilerle konuşurken başlarını sallamalarının ne anlama geldiğini sorduğumda bunun "Hint usulu kafa sallama" olduğunu söyledi. Hem, "Evet, anlaştık", hem de "Hayır, anlaşmadık" anlamına geliyordu. "Peki farkı nasıl anlayacağım?" diye sordum, "Bilmiyorum" deyince hepimiz gülmeye başladık. Anladım ki, en basit şekilde anlamı, "Ağzınızdan çıkan sözleri duyuyorum" demek oluyordu.

Hindistan'a bir dürtüyle ve oldukça masraflı bir şekilde gelmiştim. Yolculuk için hazırlanırken üzerinde çalıştığım bütün projeleri programlamış, Alicia'nın bana katılabilmesi için onun biletini almak üzere bütün mil puanlarımı kullanmıştım. Onunla birlikte vakit geçireceğim için çok heyecanlıydım.

Sanırım, yabancı bir ülkeye tanımadığı biriyle gitmek onun açısından da riskli bir durumdu. Hindistan'da, her zamankinden daha keyifliydi, ama onun yanında kendimi huzursuz hissediyordum. Onu etkilemek istiyordum, ama genel sosyal anksiyetem yüzünden, bütün yaptığım bir sürü soru sormak, çok cevap vermekten ibaret olmuştu. İkimizin arasında bir şey olmasa bile, en azından onun hayalindeki yolculuğu gerçekleştirmesine yardımcı olmuş olmakla teselli buluyordum.

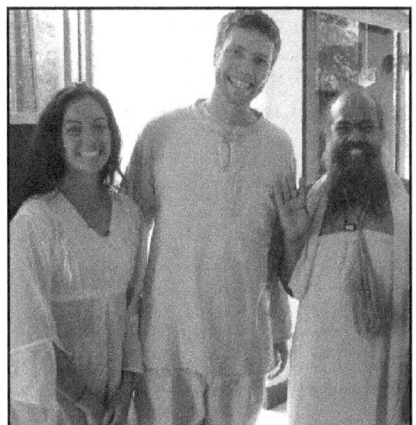 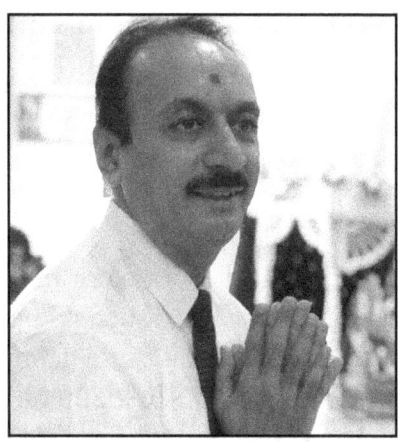

Solda: Alicia, ben ve klinikte tanışmış olduğumuz Swami Omkar.
Sağda: Vinay Soni, Dr.Naram'ın nazik yönetici asistanı.

Dr.Naram geldiğinde birden bir heyecan dalgası oluştu. Yanında, üzerinde krem rengi bir gömlek, cebinin üzerinde de bir yaka kartı olan uzun boylu bir adamla yürüyordu. Alnın ortasında, etrafında sarı benekler olan kırmızı bir nokta vardı. Onun Dr.Naram'ın yönetici asistanı olan Vinay olduğunu öğrendim. Ziyaretimizi ayarlamak üzere telefonda onunla görüşmüştüm. Mütevazi ve samimi sesi görüntüsüne de uyuyordu.

Dr.Naram'ı karşılayan insanların çoğu uzaklardan ve son derece zor koşullarda gelmişlerdi. Bazıları onunla ilk defa karşılaşırken, bazıları onu onlarca yıldır tanıyorlardı. Kalabalığın arasından yürürken göz göze geldik. Durdu ve ellerinin kalbinin üzerinde birleştirerek *"Namaste"* poziyonu aldı. Ben de aynı şekilde karşılık verdim, çünkü aylarca önce yapmış olduğumuz görüşmede o selamlamanın ne anlama geldiğini hatırlıyordum. Hissettiğim huzursuzluk bu samimi selamlamanın gölgesinde kalmıştı.

"Gelmenize çok sevindim" dedi. Yüzünde büyük bir gülümseme olan Alicia ile tanıştırdım. Sonra o, hastalara bakmak üzere muayenehanesine doğru yürüdü.

Hayatınız Cehennem Gibiyse

Pat! 11 yaşındaki otistik kız çocuğu Gia, onu sakinleştirmeye çalışan birine vurdu. Dr.Naram'ın masasının önünde oturmakta olan annesi ağlamaya başlamıştı.

Alicia ile birlikte, Dr.Naram'ın kalabalık muayenehanesinde duruyorduk. Almanya, İtalya ve İngiltere, hatta Japonya'dan doktorlar vardı, hepsi ondan birşeyler öğrenmek için gelmişlerdi. Muayenehane kadrosundaki personel yardımcı olmaya çalışırken, hastalar kendi sıralarının gelmesini bekliyorlardı.

"Dr.Naram, keşke kızım hiç doğmamış olsaymış! Bunu söylemek çok kötü biliyorum, ama gerçek!" Gia'nın annesi onun gibi bir çocuğu büyütmenin hayatını nasıl etkilediğini anlatmaya çalışıyordu. O konuşurken Dr.Naram sessizce parmaklarını Gia'nın bileğine koydu, ama Gia elini hızla çekince, masanın üzerindeki bir kutu nane şekeri yere döküldü. Sonra sandalyeden fırlayıp odanın bir ucundan diğer ucuna koşturup durmaya başladı.

Annesi, "Hayatım cehenneme döndü. Hiçbir sosyal yaşantımız kalmadı. Her dakika kendisine, bize, ya da başkalarına zarar vermemesi için alarmdayız. Onu insanların arasına çıkaramıyoruz, sürekli olarak ona odaklanmaktan içim çekildi, hiç gücüm kalmadı. Sadece et ya da abur cubur yiyor, ona vermek istediğimiz herşeyi, ya üzerimize, ya da yere atıyor. Eşimle aram açıldı, artık bizi terketmekten bahsediyor. Diğer iki çocuğumla ilgilenemiyorum, kendilerini ihmal edilmiş hissediyor sonra da agresifleşiyorlar, bu da işleri daha da kötüleştiriyor. Kendimi kötü bir eş ve başarısız bir anne olarak görüyorum." diye anlatıyordu.

Yorgunluk ve umutsuzluktan büzülmüş ağlıyordu. Dr.Naram kolunu tuttu, "Ben Tanrı değilim," dedi sakin bir sesle, "ama bunun gibi binlerce çocuğa yardım ettim. Önemli olan şu soru: 'Ne istiyorsun?'"

"*Hah*", dedim kendi kendime. "*İşte yine aynı soru!*"

"Onun normal bir hayatı olan, normal bir çocuk gibi olmasını istiyorum!"

Annesi konuşurken Dr.Naram, Gia'nın nabzında okuduklarını yazıyordu. Basılı kağıtta, çeşitli bitkisel formüllerin önündeki kutulara işaret koyuyordu. Parlak gözlerini anneye çevirdi ve kesin bir dille "Şimdi, Gia'nın hayatında ve senin hayatında bir dönüşüm sağlarsak ne olur?" diye sordu.

Gia'nın annesi birden ağlamayı kesti, ama sanki nefesi de kesilmiş gibiydi. Daha o cevap veremeden Dr.Naram masasının arkasından çıktı ve odanın ortasına bir sandalye çekti. Sandalyenin oturma yerine vurarak, "Gia!" diye seslendi. Gia'nın dışında herkes ona baktı. Gia hiç umursamamıştı.

Ona doğru yürüdü ve konuşmaya başladı. Gia deli gibi fırlayıp kaçarken bir sürü kişiye çarptı. Bu birkaç kez daha oldu. Durum umutsuz görünüyordu ve ben hiçbir işe yarayamayacak olan bir konuda Dr.Naram'ın neden ısrar ettiğini anlayamıyordum. Bu kız çok vahşiydi ve daha Dr.Naram'ın görmesi gereken birçok hasta vardı.

Dr.Naram yine ona doğru gitti ve kızın başındaki belirli *"marmaa"* noktalarını aktive etmek için ellerini başına koymaya çalıştı. "Görünmeyen enerji noktaları ile çalışmak blokajların giderilmesini ve vücudun yeniden dengelenmesini sağlar" dedi.

Tam kızın başındaki belirli noktalara dokunmaya başlamıştı ki Gia güçlü küçük elleriyle onun yüzünü tutup, sivri tırnaklarıyla tırmalayınca sol yanağını yırttı. Dr.Naram'ın esmer cildinden birkaç damla kan akınca şaşkınlıkla sarsıldı.

Annesi şaşkınlıkla "Gia!" diye bağırıp odada koşmaya çalışan kızını sıkıca yakaladı. Dr.Naram'ın yüzündeki kanı bir kağıt mendille silmesini izlerken çok gerilmiştim. Ama bu olay, Dr.Naram'ı sadece kısa bir süre durdurdu. Yeniden Gia'ya seslendi.

Küçük kız cevap vermeyince annesi seslenip zorla oturmasını sağlamaya çalıştı. "Hayır!" dedi Dr.Naram, "Anlamıyor musunuz, size bir şey öğretmeye çalışıyorum!"

Şaşkın durumdaki anne çocuğu bırakırken odadaki gerilim artmıştı. Gia annesinin azar işittiğini izledi ve odanın diğer ucuna koştu. Yere düşmüş olan nane şekeri kutusunu aldı ve büyük bir merakla incelemeye başladı.

Dr.Naram ona katıldı; "Çok ilginç, değil mi?" Gia kutuya vurunca Dr.Naram da vurdu.

Annesi kutuyu elinden almaya çalışınca Dr.Naram yine "Hayır! Bak, sana bir şey öğretmeye çalışıyorum, beni anlamıyor musun?" dedi. Gia, Dr.Naram'a baktı, sonra yine kutuyu incelemeye başladı. Dr.Naram gülümseyerek, "Merak etti" dedi. Sonra Gia'ya hitaben, "Seni çok sevdim Gia, merak etmen çok hoşuma gitti" dedi.

Birlikte kutuyu incelediler. Dr.Naram kutuyu açtı, içinden bir tane nane şekeri kendi aldı, bir tane de ona verdi. Bu kısa alışverişten sonra, ellerini onun başına koyup ilk marmaa noktasına bastırdı. Sağ avucu Gia'nın alnında, sol avucu Gia'nın başının üzerinde, parmaklar karşı karşıya gelecek şekildeyken 6 kere parmaklarıyla kızın tepe noktasına bastırıp kaldırdı. Sonra kızın sağ elini aldı, işaret parmağının ucuna 6 kere bastırıp kaldırdı. Gia merakla Dr.Naram'ın ne yaptığına bakıyordu, ama hiç direnmedi.

Bense çok şaşırmıştım. *Yani şimdi yaptığı bu iş bir değişiklik sağlayabilecek miydi? Kızın kafasına ve bası noktalarına bastırmak nasıl bir işe yarayabilirdi ki?*

Dr.Naram üçüncü marmaa noktası olan burun altı/dudak üstü noktalarına bastırınca Gia yine onun ellerini itip odanın köşesine kaçınca Dr.Naram büyük bir sabırla yine onun yanına gidip yeniden başladı, birinci, ikinci ve üçüncü marmaaları yaparken, sakinleştirici bir şekilde konuşuyordu: "Sen çok iyi bir kızsın, Gia".

Gia onu izlerken Dr.Naram boş sandalyeye doğru gitti, eliyle 6 kere vurdu ve Gia'yı çağırdı. Gia başını başka yöne çevirdi, sonra elindeki kutuya bakmaya başladı. Dr.Naram yeniden yanına gitti ve üç marmaayı düzenli olarak birkaç kere daha yaptı. Yumuşak ve şefkatli bir ses tonuyla konuşuyordu.

"Şimdi Gia, sen bu sandalyeye oturduğun zaman bu odadaki herkes görecek ve seni çok alkışlayacaklar." Nazikçe elinden tuttu, "Haydi, benimle gel!" dedi.

Gia onu izledi ve sandalyeye oturdu. Dr.Naram sağ eliyle onun kalbinin üzerine açık avucuyla tap tap diye vurdu ve "Aferin sana Gia!" dedi.

Sonra başka bir sandalyenin oturma yerine vurarak yanına çağırdı, ama Gia kıpırdamadı ve elindeki kutu ile ilgilenmeye devam etti.

Dr.Naram marmaa noktalarına basmayı tekrarladı, "Gia, buraya gelir misin?" dedi. Gia diğer sandalyeye gidip oturunca herkes yine alkışladı ve Gia gülümsedi. Dr.Naram yeniden kızın kalbinin üzerine açık avucuyla tap tap diye vururken cesaretlendirici sözler söylüyordu: "Aferin sana Gia, şimdi gel ve Dr.Giovanni ile tanış, sonra geri gelip sandalyene otur, olur mu?"

Dr.Naram konuşurken, Gia'ya Dr.Giovanni'nin yanına gidip onunla nasıl tokalaşacağını gösterdi. Dr.Naram konuşurken Gia, Dr.Giovanni'nin yanına gidip elini sıktı ve geri dönüp sandalyeye oturdu. Gia şaşırmış görünüyordu. Dr.Naram kızın başındaki 3 marmaa noktasına yeniden bastırdı, Dr.Giovanni'ye doğru gidip dönmeyi yeniden gösterdi ve marmalara yeniden bastırıp kaldırdı.

Bu kez, kızın elini tutup Dr.Giovanni'ye götürdü, kız Dr.Giovanni'nin elini sıktı ve adeta bir zafer kazanmış gibi sandalyeye oturduğunda yine bir alkış koptu! Aynı şeyi yapmak üzere bu kez klinikteki hastalardan biri olan Paul Suri adındaki, New Jersey'den gelmiş olan birinin yanına gidip elini sıktılar. Paul, Gia'ya sempatik gelmiş olmalıydı. Ancak Dr.Naram beni son derece şaşırtarak; "Gia, şimdi gel ve Dr.Clint ile tanış" dedi. Aynı şekilde gelip benim elimi nasıl sıkacağını gösterdi. Artık bir kere göstermek yetmişti. Gia doğrudan bana doğru gelip elimi sıktığında içimde birşeylerin eridiğini hissettim. Gia bana o kadar güzel gülümsedi ki karşılık vermemek mümkün değildi. Alicia'ya baktım, müthiş mutlu olmuştu. Gia'nın annesi hariç, herkes gülümseyerek alkışlıyordu. Kadıncağız gözyaşları içindeydi: "Anlayamıyorum, nasıl olur?"

Dr.Naram, "Gia'nın sizin anlayışınıza ihtiyacı var, gözyaşlarınıza değil. Marmaa dönüşüm sağlayan bir teknoloji. Bu marmaalar yoluyla *kendisinin anlaşıldığını hissetmesi* için bilinçaltına doğrudan mesaj yollamış oluyorsunuz. Bunları belirli bir diyetle, bitkisel ev reçeteleriyle destekleyeceksiniz. İnanılmaz şeyler olacaktır. Otuz yıldır bunun işe yaradığını binlerce çocuk üzerinde çalışarak gördüm. Sizi dinleyecek, itaat edecek, mutlu ve sağlıklı olacaktır."

Dr.Naram, Dr.Giovanni'ye Gia ve annesini alıp anneye marmaa noktalarını öğretmek üzere diğer odaya geçmelerini önerdi.

Diyet hakkında bilgi verecek, kadının bitkisel reçeteler hakkında sorusu varsa onları cevaplayacaktı. Dr.Giovanni kapıyı açtığı anda Dr.Naram bekleme salonunda bekleyen bir aileyi gördü. Elindeki her şeyi bırakıp onları odaya aldı, genç babayı sıkı sıkı kucakladı ve "Bu adamı ne zaman görsem, Nobel Ödülü kazanmış kadar mutlu olurum." dedi.

Gia'nın annesine bakarak, "Onbeş yıl kadar önce bu genç adamla ilk karşılaştığımda, durumu sizin kızınızdan daha kötüydü. Annesi bütün umudunu yitirimişti." Odaya girmiş olan yaşlıca bir hanımı selamladı ve elini genç adamın omuzuna koydu.

"Kendisi giyinemiyor ve birkaç kelimeden fazla bir şey söyleyemiyor, saçma sapan sözler tekrarlıyordu. Annesinin tek istediği onun normal bir çocuk olmasıydı.Yıllarca çalıştık ve işte gördüğünüz gibi artık bir genç adam oldu!"

Yaşlı kadın, "Ama hala yüzde yüz değil!" deyince Dr.Naram; "Evet, ama şimdi bakın, bütün derin şifa sırlarını izleyerek beyni gelişti. Ve ister inanın, ister inanmayın, eskiden kendi adını bile söyleyemeyen bu çocuk şimdi evli ve bir işi bile var. Karısı ile birlikte evlerini geçindiriyorlar ve tatlı kızlarını büyütüyorlar. Üstelik kızı okulda o kadar başarılı ki, sınıf birincisi!"

"Bakın" dedi Dr.Naram yaşlı kadına. "Oğlunuzun mutlu bir evliliği *ve* muhteşem bir kızı var, şimdi bir de Dr.Giovanni'ye bakın, onu bir türlü evlendiremiyoruz!" Dr.Giovanni de dahil olmak üzere hepimiz güldük.

Dr.Naram, Gia'nın annesine baktı ve "Lütfen bu aileyle bir görüşün. Derin kadim şifa için izlenecek programı izlerseniz nelerin mümkün olacağını görürsünüz. Zaman alır, sabır, azim ve çok çaba ister, ama inanılmaz sonuçlar almak mümkün."

Sonra bana döndü, "Clint, hikayenin tamamını öğrenmek için onlarla konuşmalısın" dedi. Dr.Giovanni ile birlikte diğer odaya giderlerken onları takip ettim. Bu genç baba ve muhteşem ailesinin hikayesini kaydetmek için kendimi zorlanmış gibi hissettim.

Daha sonra internette araştırmalar yaparken Amerikan Hastalık Önleme ve Kontrol Merkezi'nin kayıtlarına göre son 20 yılda Otizm vakalarının yüzde 600 artmış olduğunu gördüm. Buna, ADD/

ADHD ve gelişim ve sosyal bozukluk tanısı konmuş olan milyonlarca çocuk dahil değildi! Gia'yı daha birkaç dakika süresince görmüştüm, oysa bu aileler için hayat nasıldı bir düşündüm. Onlar için bulunabileceğini düşündüğüm çözümler arasında Dr.Naram'ın kullandığı kadim şifa yöntemleri yoktu. Öğrendiğim tek şey, bu çocukların çoğuna zararlı yan etkileri olan ilaçların veriliyor olmasıydı. Çekmiş olduğum videolar ve aldığım notlara yeniden bakarken, acaba Dr.Naram'ın kullandığı bu kadim şifa yöntemlerinden kaç kişi yararlanabiliyor diye düşündüm. *

Küresel Bir Çekim

Alicia ile birlikte klinikte mümkün olduğu kadar fazla zaman geçirdik. Hergün yüzlerce insan geliyordu ve Dr.Naram genellikle gece yarısına kadar orada oluyordu. Kafeteryada otururken veya koridorlarda gezerken yabancı doktorlara ve hastalara deneyimleriyle ilgili sorular sordum. Doktorların neden buraya geldiklerini anlamaya çalışıyordum. Dr.Naram'la sadece 5-10 dakika geçirebilmek için hastalar çok uzak yerlerden geliyorlardı. Tek bir hafta, 85 farklı ülkeden gelmiş olan hastaları saydım!

Haftanın ortasına doğru, video çekerek yapmış olduğum görüşmelerin çoğunu belgeledim. Hastalarla röportajlar yapıp izin verdikleri tıbbi raporlarının resimlerini çektim. Duydukça ve gördükçe daha çok şaşırıyordum. Benim yakalamış olduğum bu hikayelerden kimsenin haberi yoktu. Bu kayıtları, kendisine katılmamıza izin vermiş olduğu için Dr.Naram'a hediye ederek teşekkür etmiş olacaktım. Bu sayede, Alicia'nın benden hoşlanmaya başladığı hissi uyanmıştı.

Dr.Naram'ın yardımcı olduğu iyileşmelerin oranı çok yüksekti. Bu oran, eklem ağrısından kısırlığa, deri hastalıklarından hormonal

---

Bonus: Dr.Naram'ın ADD/ADHD veya Otizm ile ilgili yöntemleri hakkında daha fazla bilgi için MyAncientSecrets.com websitemize bknz. Ancak lütfen tıbbi sorumluluk almadığımızı unutmayınız.

dengesizliklere, kalp hastalıklarından beyinde su toplanmasına, zihinsel bozukluklardan kansere kadar uzanıyordu. Duymuş olduğum bu tek soru beni dürtüp duruyordu. *A.B.D.'ndeki doktorlar, genellikle ihtisas konularına odaklanıyor, bu liste; kalp uzmanı, üroloji uzmanı diye uzayıp gidiyordu. Hala merak ediyordum, acaba bunların hepsi plasebo etkisi olabilir miydi?*

Koşullar büyük çapta değişiklik gösterse de, hepsi için bulunan çözümler, alışkanlıkları değiştirme, diyete başlama olup, hastalar sonuca ulaşmadan hayli zaman alıyordu. Çoğu kişi Dr.Naram'a gelmeden önce çabuk çözümler aramış olduklarını itiraf ediyorlardı. Ancak tabii, bu hızlı çözümler yanlarında uzun süreli yan tesirleri de getiriyordu. Bana, Dr.Naram'ın kadim şifa yöntemlerinin daha uzun zaman aldığını söylemişlerdi, ama uzun süreli ve derin şifa sonuçlarının hiçbir yan etkisi olmuyordu.

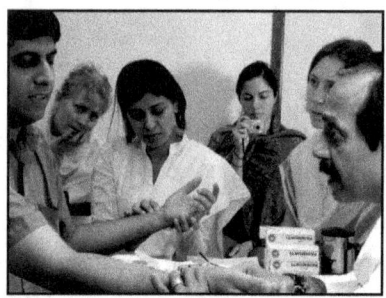

Dr.Naram'ın muayenehanesinde faaliyetler yer alırken Alicia fotoğraf çekiyordu.

Üçüncü gün, genç bir çift, o zamana dek konuşmamış olan 10 yaşındaki kızlarını getirdiler. Dr.Naram onlarla 10 dakika kadar, çocuğun vücudunun belirli noktalarına baskı yaparak çalıştı. Odadaki herkes gergin bir halde umutla izliyordu. Birden küçük kızın ağzından, "Anne!" sözü çıkıverdi. Yüzündeki ve gözlerindeki mutluluğu da görünce odada bir alkış koptu. Çocuk yeniden "Anne" dediği zaman annesine baktım, sevinç gözyaşları içindeydi.

Bazı kişiler Dr.Naram'ı 35 yılı aşkın bir süredir tanıdıklarını söylediler. O kadar ki, adeta ailelerinin bir parçası olmuştu. Diğerleri onu yeni tanımış, onunla ancak 5 dakika geçirmişlerdi, ama takip eden aylarda onun şifalı bitki formülleri, ev reçeteleri ve verdiği diyetleri uygulayarak çok derin sonuçlar almışlardı. Çok çeşitli spiritüel geleneklerden hocalar, Dr.Naram'dan yardım almak için kendi takipçilerini ve öğrencilerini gönderiyorlardı. Kimi fiziksel rahatsızlıklar için, kimi ise vücudunu toksinlerden

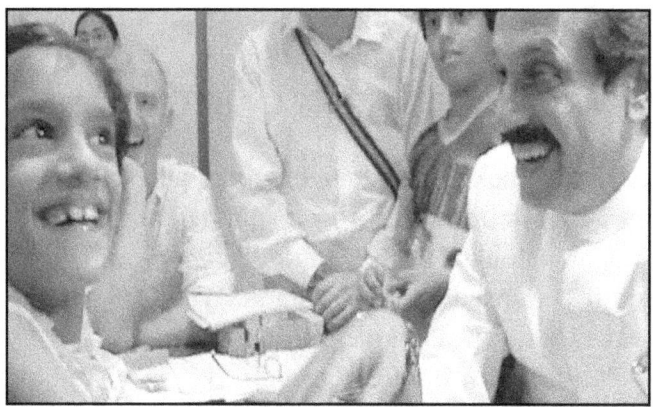

Videodan alınmış bir ekran karesi küçük kızın ilk defa "Anne!" dediği an.

arındırıp meditasyon uygulaması yapmak ve spiritüel deneyimini daha derinleştirmek üzere zihnini hazırlamak için geliyordu.

Çok etkilenmiştim, ama bu bilgilerle ne yapacağımı bilmiyordum. Tanık olduğum inanılmaz vakalara rağmen kendimi gittikçe daha huzursuz hissetmeye başlamıştım. Acı verici olsa da Alicia ile aramızdaki durum, arkadaşlıktan öteye gidemiyordu. Bu deneyimi yaşamış olduğu için bana karşı minnet duyuyor olsa da bana ilgi duymuyordu. Üzüntü, şaşkınlık ve bırakma duygularının birleşimi içinde kalmıştım.

Beklenmedik Çare

Klinikteki son günümüzde Dr.Naram hastaları gördükten sonra benimle konuşmak istediğini söyledi. Onunla konuşacağım için heyecanlanmıştım. Buluşacağımız saat yaklaştığında gece 01:30 olmuştu ve başağrım odaklanmamı engellemeye başlamıştı.

Sonunda oturduğumuzda "Size bir soru sorabilir miyim?" dedim, "Bu baş ağrısından nasıl kurtulabilirim? Sağlıklı yiyecekler yiyorum, spor yapıyorum, hatta masaj bile yaptırıyorum, ama bunun nereden geldiğini bile anlayamıyorum."

Dr.Naram'ın meraklı kara gözleri üzerime odaklandı: "Neresi ağrıyor?"

Ağrının kaynak noktasına odaklanarak ensemi gösterdim. "Ah, orası Vata baş ağrısı" dedi. Farklı baş ağrılarının olduğunu hiç bilmiyordum. Demek neresi ağrıyorsa ona göre değişiyordu. "O tür bir baş ağrısı için sizin ilacınız soğan halkaları" dedi.

"Ne? Soğan halkaları mı?" *Onu doğru mu duymuştum?*

Dr.Naram gülümsedi. "Benim Siddha Veda silsilemin orijinal ustası Jivaka, herşeyin tamamen kullanıma bağlı olarak, ilaç ya da zehir olabileceğini öğretti. Örneğin; su 92 konuda ilaç için kullanılır, ama 26 konuda zehirdir. Yaptığınız şeyler bile, işiniz gibi, ilaç ya da zehir olabilir. Bu, hayatınızın amacına uygun olup olmamasına bağlıdır." Sabırla ve yoğun bir heyecanla açıkladı. O gün 300'den fazla hasta görmüş olan biri olarak bu durumda olmasını beklemiyordum.

Üç ana tip baş ağrısı ve alt türleri vardır. Soğan halkaları her tipteki baş ağrısı için uygun değildir. Ayrıca, sürekli olarak soğan yerseniz vücudunuzda toksin etkisi yaratır. Uzun vadede derin şifa için size ne yapmanız gerektiğini söyleyebilirim. Ancak şimdi baş ağrınız için soğan halkaları yemek geçici bir ilaç olur. Bunu kendiniz deneyip görün.

Dr.Naram hala orada olan aşçıya "Taze Soğan Pakodası" yapmasını söyledi. Bu, bizim soğan halkalarına benzer bir Hint yemeğiydi. Kafam zonkluyordu. Nefis şekilde pişirilmiş soğan halkalarını ağzıma alırken neler olacağını merak ediyordum. Benim şaşkınlığım ve şoke olmam karşısında gün boyunca gittikçe artmış olan ağrı, birden vücudumdan atılmaya başladı ve 5 dakika içinde kaybolup gitti.

"Ama bu inanılmaz bir şey!" dedim Dr.Naram'a. Baş ağrım kaybolmuştu ve merakla sordum: "Bu nasıl oldu?"

"Biliyor musun Clint, gençken ben de senin gibiydim. Bana gençliğimi hatırlatıyorsun."

"Sahi mi? Nasıl yani?" Nasıl benziyor olabilirdik, merak etmiştim.

"Ben de çok şaşırmıştım ve kafam çok karışmıştı."

Yüzüm ifadesizdi. Dr.Naram gülümsedi ve elini omuzuma koydu. Usta'sının hayatında netlik kazanmasına nasıl yardımcı olduğunu anlattı. Dönüşüm ve derin şifa sağlamak için ona kayıp kadim sırları öğretmişti.

"Kullanımınıza bağlı olarak herşey ilaç da olabilir, zehir de"

-Jivaka (Buda'nın kadim hekimi)

"Soğan doğada olan birçok güçlü ilaçtan biri. Sana öğreteceğim bunun gibi daha birçok sır var. Önce seni şoke edebilir, ama hayatını ebediyen değiştirebilir. Hatta onları bir kere öğrenirsen, bu dünyada başkalarına yardım etmek için güçlü bir insan haline de gelirsin!"

Hindistan'a yapmış olduğum bu ziyaret sadece bir kerelikti. Üniversitedeki teknolojik araştırmalarıma geri dönecektim, bunları bana neden anlattığını anlamıyordum. *"Bu konuşmada benim yerime Alicia olmalıydı"* diye düşündüm. Odadan çıktığımda Alicia'nın Dr.Giovanni'den nabız okuma konusunda biraz daha bir şeyler öğrenme çabasında olduğunu gördüm.Vakit geç olmuştu, ama Dr.Naram, Hindistan'dan ayrılmadan önce benimle bir kere daha konuşmak istediğini belirterek bizi akşam yemeğine davet etti.

Yatak odama gittiğimde baş ağrısı ile birlikte, günün yorgunluğunun da geçmiş olduğunu farkettim. O gece yoğun bir merak duygusu içinde kalmıştım. Olanları değerlendirirken düşüncelerim Alicia'dan Dr.Naram'a gidip geliyordu. Onun üzerimde, yetersizliklerimi ve kendi sınırlamalarımı unutmama yardımcı olan bir etkisi olmuştu. Beni yeni olasılıklara açılan bir dünyaya sokmuş, baş ağrısını iyileştirecek mükemmel bir ilaç öğretmişti!

Ertesi gün, Dr.Naram'ın usta silsilesini araştırmaya karar verdim. İngilizce olarak Usta Jivaka hakkında pek bilgi yoktu, ama iyi bir şekilde belgelenmiş olan bir hikaye buldum.

Buda (Siddhartha Gautama) bütün şifacı ve hekimleri toplayıp, onları bir sınava almış. Ormana gitmelerini ve "insanlara şifa sağlamayan" ne kadar bitki varsa toplayıp getirmelerini söylemiş. Bazıları kocaman bir çuvala doldurmuş oldukları bu belirli bitkilerin hiçbir işe yaramadığını söylemişler. Bazılarının çuvalı ise daha küçükmüş. Sadece birinin elinde hiçbir şey yokmuş. Buda sorguya çekince Jivaka, insanların sağlığı açısından işe yaramayan tek bir bitkinin bile olmadığını söylemiş ve böylece Buda ondan özel hekimi olmasını istemiş!

Buda ne zaman seyahat edecek olsa, Jivaka da hep onunla gitmiş. Onunla birlikte gelenlere ve aydınlanma arayışı içinde olan

---

GÜNLÜK NOTLARIM
VATA Türü Başağrısı İçin Kadim Şifa Sırrı *

1) Hangi tür baş ağrınız olduğunu belirlemeye çalışın; eğer ağrı başınızın önünde, sinüs bölgesindeyse, bu büyük bir olasılıkla Kapha türü baş ağrısıdır. Eğer ağrı keskin bir şekilde başınızın tepesinde veya yana doğruysa Pitta türü baş ağrısıdır. Eğer ağrı başınızın arkasında ensede ise Vata türü baş ağrısıdır.

2) Eğer Vata türü baş ağrınız varsa aşağıdaki kadim ev reçetesini deyeyebilirsiniz.

   a) Birkaç tane soğan halkası yiyin. Varsa bir Hint yemeği olan kızartılmış soğan Pakoda tüketebilirsiniz.

   b) Marmaa Shakti: Kulak bitiminde aşağıya 4 parmak ölçün ve 6 kere sağ işaret parmağınızla bastırıp kaldırın.

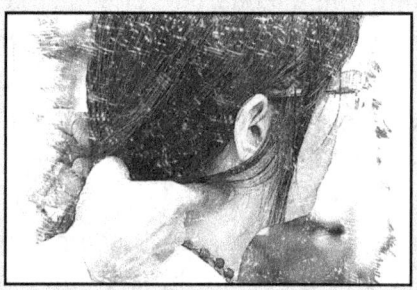

* Önemli: Dr.Naram yukarıdaki şifayı sadece Vata tipi baş ağrısı için önerdi. Ve kesinlikle baş ağrısını önlemek için insanlara her gün soğan halkası yemeyi önermedi, çünkü toksik etki yapabilir.

* Bonus: Dr.Naram'ın çeşitli baş ağrıları için şifa çözümlerini için MyAncientSecrets.com internet sitesine bknz.

herkese yardımcı olmuş. Jivaka bütün seyahatlerinde yeni bitkiler ve yeni yararlar keşfetmiş. Ve en önemlisi, bulduklarını yüzyıllarca korunacak el yazmaları şeklinde kaydetmiş.

Hikayesini okuyunca gülümsedim, anlaşılan Dr.Naram derslerini kalbine yazmıştı, çünkü şifa için her bitkinin iyi geldiğini çok iyi öğrenmişti, buna soğan halkaları da dahildi.

Yatakta yatarken, acaba Dr.Naram'ın benim reddedilme ve kalp ağrısı derdimi iyileştirmeye yarayan kadim bir sırrı da var mıdır, diye düşünüyordum.

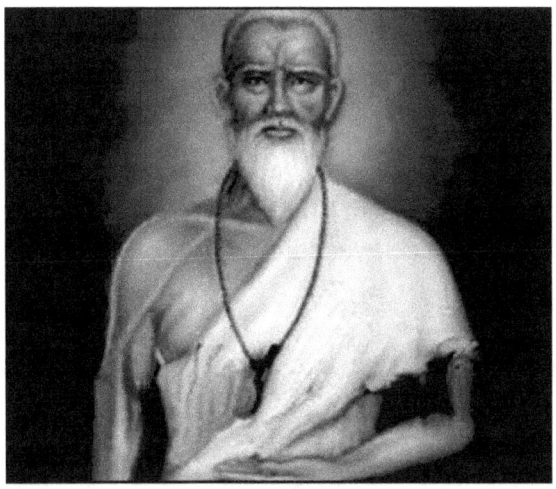

Usta Jivaka'nın temsili resmi. Google Images'den alınmıştır.

Günlük Notlarınız

Bu kitabı okudukça sizin sağlığınızla ilgili yararları derinleştirmek ve çoğaltmak için birkaç dakikanızı verin ve aşağıdaki soruları cevaplandırın:

Hayatınızda, hayat enerjinizi sömüren, sizi zehirleyen ne tür düşünce, sohbet, yiyecek ve faaliyet var?

_____

_____

_____

_____

Hayatınızda, hayat enerjinizi yükselten, ilaç gibi gelen ne tür düşünce, sohbet, yiyecek ve faaliyet var?

_____

_____

_____

_____

Kitabın bu bölümünü okurken, nasıl bir anlayış, sorular veya farkındalık hissettiniz?

_____

_____

_____

_____

BÖLÜM 4

En Önemli Şey Nedir?

*Herhangi bir kişiye, "Nasılsın?" diye sormak yerine ,
"Sıkıntınız nedir?" diye sorabilirsiniz.*

-Henry B.Eyring

Kitabın giriş bölümünde bir gün babamın beni telefonla aramış olduğundan söz etmiştim, hatırladınız mı? İşte olanlar, ertesi gün olmuştu. Babamın sesindeki bastırılmış, ama belirgin sıkıntıyı çok iyi hissetmiştim. "Oğlum, eve gelebilir misin? Seninle konuşmam lazım."

Neler olduğunu sorduğumda söylemedi, sadece benimle özel olarak görüşmek istediğini belirtti. "Utah'a ne kadar zamanda gelebilirsin?"

Babam aradığında, ertesi akşam Alicia ile Hindistan'dan ayrılacaktık. O California'ya dönüyordu, ben de New York'a, sonra da Utah'a anne ve babamın evine gidecektim. Günün geriye kalan kısmındaki bütün düşüncelerim babama yönelmişti.

Bizi daha iyi anlamanız için size biraz ailem hakkında bilgi vereyim. Annem ve babam bir ev dolusu çocuk büyütmüşlerdi. Sekiz çocuktuk. Ben altıncı çocuktum, ama oldukça favoriydim. Okulda bir gün bir çocuk bana şöyle sormuştu: "Neden sizin ailede bu kadar çok çocuk var, anne babanın evinde TV yok mu?"

Genel olarak kız ve erkek kardeşlerimi severdim. Tabii ki birçok

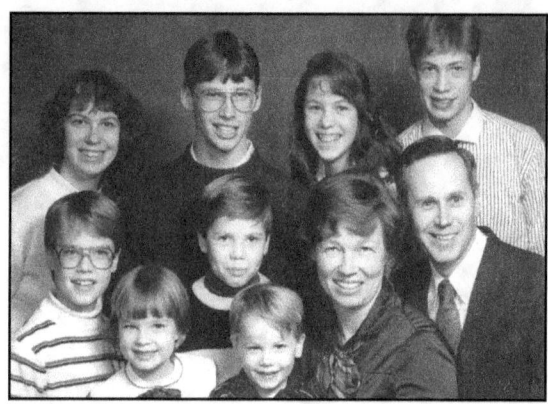

Ben 6 yaşındayken aile fotoğrafımız: Ben annemin yanında, ablam Denise sol üst köşede.

aptalca şey yüzünden kavga etmişliğimiz olmuştur, ama birçok şeye de birlikte güler ve çok eğlenirdik. Ne oynayacağımız, neler yaratacağımızı iyi bilirdik. Bir keresinde ağabeylerimden biri eve bir video kamera getirmişti ve hepimiz komik videolar çekmek için seferber olmuştuk. Ablam Denise intihar edince onu kaybetmek, geride kalan bizleri birbirimize daha çok yakınlaştırmıştı. Beceremediğimiz tek şey hislerimizi belli etmekti, ama söylemesek de birbirimize oldukça düşkündük.

Annemiz ve babamız, hayatın zorluklarına rağmen 40 yılı aşkın süredir evliydiler. Babam, anneme evlenme teklif ettiği zaman; "Benim hakkımda bildiklerin doğrultusunda, çocuklarımın annesi olur musun?" demişti. Hep bunun komik bir evlilik teklifi olduğunu düşünmüşümdür.

Hiçbir zaman çok paraları olmamış, kıt kanaat geçinmişlerdi. Kiliseye bir komşu ya da başka bir aile tarafından bağışlanmış olan ikinci el giysileri giymeyi çok severdim. İnsanların mağazalara gidip, giysiler için bir sürü para harcadıklarını görünce hayli şaşırmış olduğumu hatırlıyorum. Bu bana çok garip gelmişti. Anne ve babamız bize tutumluluk, çok çalışma, dua etme, dürüstlük ve sorumluluk duyguları aşılamıştı.

Annemle babam çok farklıydılar. Annemin iş yaparken herkesi çalıştırmak gibi bir yeteneği vardı. Onun bunu nasıl becerdiğine, her gün bütün işleri nasıl bitirdiğine şaşırırdım. Herhalde, sekiz tane çocuk büyütmek için bu tür becerileri geliştirmek şart oluyordu. Diğer tarafta babam açısından ise, çocukların ne yaptıklarından ziyade nasıl hissettikleri önemliydi.

Babamın bütün tutkusu, öğretmenlere ve ebeveynlere "Eğitimdeki Eksik Parça" dediği kavramı anlamaları için yardımcı olmaktı. Ona göre eksik parça, çocuklara okulda *neyi* düşünmeyi öğretmek olmalıydı, *nasıl* düşünmeyi değil. Sloganı, "Basit bir fikir, bir çocuğun hayatını değiştirebilir" idi. Benjamin Franklin'den esinlenmiş, ahlakı eğitim ile bütünleştiriyordu. Herhangi bir konuyu kendi kendilerine daha iyi öğrenebilmeleri için çocuklara karakterlerini geliştirmeyi öğretiyordu. 30 yılı aşkın sürelik çalışma hayatını *"Eğitimdeki Eksik Parça"* dediği kitapla sentezleyip torunlarına miras olarak bırakmak istiyordu. Bunun için babamın masasında hep bir yığın kağıt durur, bunlar çocukların nasıl düşüneceklerine ve nasıl doğru seçimler yapacaklarına rehberlik eden sorular, faaliyetler ve hikayeler olurdu. En dürüst olduğum anlarda hep, bu konuda daha becerikli olmayı dilemişimdir.

Babamın komik, alçak gönüllü bir espri anlayışı vardı. Küçükken ayakkabılarımın bağını bağlamayı öğrenirken "Baba, ayakkabılarımı giyelim mi" diye yardım istediğimde, gülümseyerek "Tabii, denerim, ama bana uyar mı, tam emin değilim" derdi. Birimiz arkasında durup ona omuz masajı yaptığımızda "Bunu sonlandırmanız için size tam olarak iki saat veriyorum!" deyip bizi güldürürdü.

Bir gece, aile duası okurken uyuya kalmış, biz ise şaşırıp öylece beklemiştik. En güzeli de, bazen hikayeyi anlatırken önce kendisi kahkahalarla kendine gülmeye başlar, o kadar çok gülerdi ki, biz onun gülüşüne gülerdik. Gülmenin, bir kişi, ya da bir aile için en iyi ilaç olduğunu öğretti. Gülmeyi bu kadar sevmesine rağmen başkasına hiç gülmez, biz güldüğümüz zaman sustururdu. Bana, örnekler vererek, kendimize ve hatalarımıza gülebilirsek, onları aşmanın daha kolay olacağını öğretmişti.

İnsanlar onunla birlikte olmaktan çok hoşlanırlardı. Henüz yirmili yaşlarıma

"Basit bir fikir, bir çocuğun hayatını değiştirebilir".
-George L. Rogers

> *"Bir kişi, ya da aile için en iyi ilaç gülmektir."*
> -George L. Rogers

gelmeden önce arkadaşlarım onun kendileriyle bu kadar ilgilenmesinden duygulandıklarını söylemişlerdi. 16 yaşımdayken bir arkadaşım babam hakkında; "Babanla birlikte olmak ne hoş, gözlerine bakınca sevildiğimi hissediyorum" demişti.

Çok nazik, ama güçlüydü. İnandığı bir ilke varsa ondan asla vazgeçmezdi. 12 yaşındaydım, anneme ve anneanneme Noel hediyesi olarak yasa dışı sayılan müzik ve video kopyalamıştım. Bu, para harcamamak için bana akıllıca bir fikir gibi gelmişti, ama babam öğrenince bundan hiç hoşlanmadığını gördüm. "Sonradan utanç duyacağın bir şey yapma" demişti. Sonra yeterli paramın olmadığını anlayınca beni çarşıya götürdü ve eksik gelen kısmını ekleyerek kopyalamak istediğim müziği ve videoyu almamı sağladı. Bana doğru olanı göstermişti, ama bunu bana, kendimi kötü hissettirmeden yapmıştı!

Annemi anlamak ve takdir etmek daha zor ve karmaşıktı, çünkü ben çok hassas bir çocuktum ve onu üzen, yüzeyde görünenden başka şeyler olduğunu farkediyordum. Bunların ne olduğunu veya benim yüzümden bir şey olup olmadığını bilmiyordum, çünkü hiç söylemezdi, en azından bana. Bunun yerine kendini hiç durmadan yapılması gerekenler listesindeki işlerine verir, böylece kendini kontrol altına alıp işini yapar, ama bir şekilde sekiz çocuklu aileyi idare ederdi.

Aşırı hassas olmanın yanı sıra çok da çekingen ve alıngandım. Dokuz yaşındayken, bir gün annemin telefonda bir arkadaşına, benimle ilgili, mahçup olacağım bir olayı anlattığını duydum. Bu, başka çocukların da benimle dalga geçebilecekleri bir şeydi. Kendimi son derece incinmiş ve ihlal edilmiş hissetmiştim. *Onun başkalarıyla bir olup bana güleceği yerde, beni sevmesi lazımdı!*

> *"Duyulduğunda utanç duyacağın bir şeyi asla yapma."*
> -George L.Rogers

Hissettiğim acı yüzünden ben de onu incitmek istemiştim. Bunu itiraf ederken utanıyorum, ama doğruydu. İlk önce kaçıp gitmek istedim, ama evde kalıp pasif direniş yapmaya karar verdim. Bir, bir buçuk gün kadar sürdü, ertesi akşam odama geldi; -"Clint, neler oluyor? Ne olduğunu bilmezsem yardımcı olamam ki!" dedi.

Önce hiç konuşmayarak elimden geleni yaptım, ama sonunda ağlamaya başladım. Beni kucaklayıp sırtımı okşadı ve o kadar şefkat gösterdi ki, artık onu aklımda bir canavar olarak tutamadım. Neden incinmiş olduğumu söyledim. Derhal özür diledi ve bana sıkı sıkı sarıldı.

Yanlış anlamayın, babamla da bir kere aram açılmıştı. Kız kardeşime vurduğum zaman babam yaptığım yanlışı yüzüme vurduğunda çok üzülmüştüm. Kız kardeşim ağlarken, beni hızla çekip merdivene oturtmuş ve "Niçin kardeşine vurdun?" diye kızmıştı. Bense kendimi savunmak için, "Çünkü beni sinirlendirdi" demiştim.

Bir an durmuş ve öyle bir şey söylemişti ki, hayatımı değiştirdi: *"Oğlum, seni hiç kimse sinirlendirmemeli, ya da bir şey hissettirmemeli.* Tepki, hep kendi içimizden gelir. Eğer izin verirsen duygularını başka insanlar kontrol eder."

"Hiç kimse seni sinirlendiremez. Tepkin, hep kendi içinden gelir."

-George L. Rogers

Kız kardeşime vurmuş olduğum için cezalandırmış da olsa, bilgeliğindeki gerçek beni çok etkilemişti. Öfkemin eriyip gitmesini sağlayan "İşte bu!" dediğim anım o olmuştu. Çok haklıydı; hiç kimse beni sinirlendiremezdi. Kendi duygularımdan ben sorumluydum. Bu çok müthiş bir keşifti...

Paha Biçilmez Nezaket

Hindistan'dayken, babamın araması, buna benzer bir sürü anıyı çağrıştırmıştı. O gün daha sonra, Dr.Naram'ın yönetici asistanı olan Vinay ile karşılaştım. Yüzümdeki ifadeyi görünce sordu; "İyi misin?"

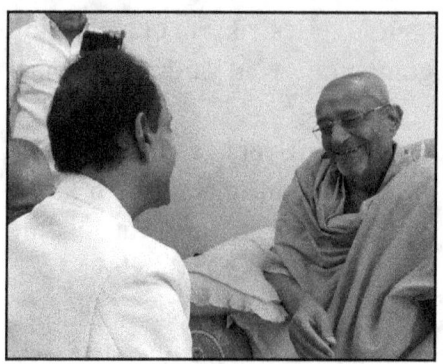

Dr.Naram, Atmiyata kavramını yayan ve milyonlarca takipçisi olan bir spiritüel lider olan Hariprasad Swamijii'nin nabzını okuduktan sonra konuşurlarken, Vinay onlara büyük bir sevgi ve adanmışlıkla bakıyor.

"Pek değilim, babam için endişeliyim" dedim ve ona telefon görüşmemizi anlattım, sonra da babamla ilgili hikayeleri paylaştım. Vinay; "Çok şaşırdım, senin baban, benim spiritüel ustam Hariprasad Swamijii'den öğrendiğim *Atmiyata*'nın bir ilkesini izliyormuş demek ki." dedi.

-"O nedir?" diye sordum.

" Atmiyata, esasen insanlar size nasıl davranırlarsa davransınlar, sizin onlara sevgi ve saygıyla davranmanızdır. Babanız gibi kişilerin de böyle bir ilkeyi izliyor olmasına çok memnun oldum. Bu, TV'de ve filmlerde Amerikan kültürü hakkında gördüklerimizden çok farklı." dedi.

Babamın güçlü ve tertemiz bir vicdanının olduğunu ve onu çok takdir ettiğimi düşündüm. Hep, daha yaşayacağım çok şey olduğunu, ama aynı anda bunu beceremediğimi hissediyordum.

Vinay'a söylememiştim, ama genellikle yapmış olduğum yanlış seçimler yüzünden utanç duyardım. Bunların çoğundan hiç anneme babama bahsetmemiştim. Bilmelerini de hiç istemezdim doğrusu. Onları hayal kırıklığına uğratmak istemiyordum.

Anne babamın ve ailemin benimle gurur duymasını sağlamak için birçok iş başarmıştım. Liseden dereceyle mezun olmuş, mezuniyet töreninde konuşma yapmış, önemli bir üniversitenin bursunu kazanmıştım. Afrika'da ve dünyanın çeşitli yerlerinde hizmet yapmış, bu misyon için üniversiteye iki yıl ara vermiştim. Ve ailemde doktora teziyle ödül almış olan tek kişi ben olmuş, genç bir araştırmacı olarak çeşitli ödüller kazanmıştım. Hatta dünyanın dört bir yanından gençler arasından seçilerek Brüksel'deki dünya problemlerinin potansiyel çözümünü tartışan genç dahiler toplantısına katılmıştım. O zaman Finlandiya'da Avrupa Birliği'nin finanse ettiği bir projenin koordinatörlüğünü yapıyordum. Kültürler arası iletişim, uluslararası gelişme ve barış çabaları için yeni medya ve teknolojinin nasıl kullanılacağına dair öncü kurslar veriyordum.

"Biri size nasıl davranırsa davransın, ona sevgi ve saygıyla karşılık vermek."
-Hariprasad Swamijii

Bütün bunlara rağmen, yapmış olduğumu düşündüğüm hatalar, zihnimde başarılarımı gölgeliyordu.

O sabah, babam arayıp da beni görmek istediğini söyleyince, bir an yanlış yapmış olduğum bir şey mi keşfetti acaba diye düşündüm. Beni desteklemelerinin yanı sıra bütün anne ve babalar gibi onların da benim için endişe ettiklerini biliyordum. Benim için dua da ediyorlardı. Birçok ülkeye gidip geliyordum, ama evliliğe hiç yakın bir yerde değildim. Kendi kendime, spiritüellik ve bilimle olan ilişkilerimi keşfetmeye çalışıyor, evden ve aşina olduğum her şeyden uzak çok zaman geçiriyordum. Bir keresinde güvenip babama üzgün ve yalnız hissettiğime dair sırrımı açmıştım. Bu nedenle hep nasıl olduğumu, her şeyin yolunda gidip gitmediğini sorardı. Kız kardeşime olanlardan dolayı, fazladan ilgi gösterirdi. Anne ve babamla zaten hep yakın temasta olmak için çaba gösteriyordum, ama babamın beni görmek istemesi çok ani olmuştu.

Benimle buluşmak istemesi son derece olağan dışı bir durumdu. Ben onun oğluydum ve beni istediği her an çağırabilirdi, ama... Bütün gün zaten şaşkın bir haldeyken, bir de annem sesinde hiç alışık olmadığım bir tonla arayınca iyice endişelendim.

"Lütfen babanla buluşmayı unutma olur mu? Ne hakkında olduğunu bilmiyorum, ama önemli olduğunu düşünüyorum." demişti.

Bu gizem biraz daha bekleyebilirdi. Mumbai'de geçireceğim bir günüm daha vardı. Babamın ne istediğini öğrenmeden önce New York'a uğramam gerekiyordu.

Ve Hindistan'dan ayrılmadan önce Dr.Naram bir kere daha buluşmamızı talep etti, çünkü hayatımı değiştirecek bir şey paylaşmak istiyordu.

Günlük Notlarınız

Bu kitabı okuyarak deneyimleyeceğiniz yararları daha derinleştirmek ve geliştirmek için birkaç dakika ara verin ve aşağıdaki önemli sorulara cevap verin:

_____

_____

_____

Sevdikleriniz şu anda ne gibi gizli mücadeleler içindeler? Onlara yardımcı olmak için ne yapabilirsiniz?

_____

_____

_____

Anne babanızdan veya başkalarından size yardımcı olan nasıl bir bilgelik öğrendiniz?

_____

_____

_____

Atmiyata sanatı şifasını hayatınızın hangi alanında uyguladınız?

_____

_____

_____

Kitabın bu bölümünü okurken, başka anlayış, soru veya farkındalıklar oluştu mu?

_____

_____

_____

BÖLÜM 5

İstediğiniz Her Şeyde Başarılı Olabileceğiniz Büyük Bir Sır

Artık ne yapacağımızı bilemediğimiz zaman, gerçek işimize ulaşmışız demektir ve asıl yolculuğumuz artık hangi yöne gideceğimizi bilmiyorsak başlamış demektir.

-Wendell Berry

Ertesi akşam, Alicia ile A.B.D.'ne dönmeden önce Dr.Naram bize bir veda yemeği verdi. Yemek çok lezzetliydi, ama ben onunla biraz daha fazla konuşabilmek için hızlı yedim. Sonunda, "Çalışma odama gelir misin, sana çok özel bir şey göstereceğim" dedi.

Biraz sonra çalışma odasının kapısını arkamdan kapatır kapatmaz, Dr.Naram turuncu bir kumaşa sarılı bir deste getirdi. Bağlarını çözdüğü zaman içinde eski, yıpranmış, benim tanımadığım harflerle el yazması sayfalar gördüm. Dr.Naram adeta fısıldar gibi; "Bunlar, ustamın bana vermiş olduğu kadim metinlerden bazı sayfalar" dedi. Her sayfayı elinde dikkatle tutuyor, bu belgelerin kendisi için ne kadar değerli olduğunu hissettiriyordu. Bu belgeler ona, insanlara yardım etmek için kadim ilkelere, formüllere ve yöntemlere ulaşmak üzere rehberlik etmişlerdi.

Her metnin başında İngilizce yazılmış sarı bir not kağıdında içerik hakkında kısa bir tarif vardı, ama başka dillerde de yazılmıştı;

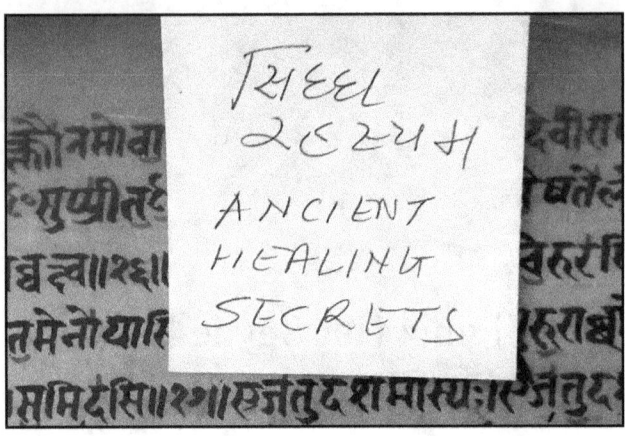

Kadim şifa sırlarını içeren kadim belgeler.

Sanskrit, Tibet, Nerali, Nepali ve Ardhamagadhi veya Magadi Prakrit. Diabet ve farklı kanser türleri, saç ve deri problemleri için bitkisel formüller ve ev reçeteleri, mutluluk, huzur ve bereket için de kadim mantralar ve marmaalar vardı. Hatta Amrapali adlı bir kadın tarafından kullanılmış olan gençlik formülleri bile yer alıyordu. Dr.Naram, Amrapali'nin altmış yaşında olduğunu, ama en az otuz yaş daha genç göründüğünü açıkladı. O kadar çekiciydi ki, 35 yaşındaki bir kral, genç ve güzel bir eşi de olmasına rağmen ona aşık olmuştu! Bu kadim belgelere dokunmak için çok büyük bir istek duydum, ama yırtılır diye riske atmak istemedim.

Dr.Naram, "Bütün hayatım ustamın talimatlarını izlemekle geçti. Böylece ilkeleri bu kadim sayfalardan çözüp modern dünyanın fiziksel realitesine taşıyabilir, insanların hayatında değişiklikler sağlar, hatta hayatlarını bile kurtarabilirdim" diye anlatmayı sürdürüyordu ki, birden uzun bir sessizlik oldu ve içimden gelen soruyu sordum: "Bütün bunlar nasıl başladı?"

Bu kadim bilgiler içeren sayfaları özenle turuncu kumaşa sardı ve bana hikayesini anlattı:

"Otuz yıl önce, üniversiteden bir doktor olarak mezun oldum."

"Ne? Şifacı olmadan önce tıp eğitimi mi aldınız?"

"Evet, 1978'de Bombay Üniversitesi'nden mezun oldum, 1982 ve 1984'te ileri Ayurvedik tıp derecesi aldım, ama hala hiçbir yere

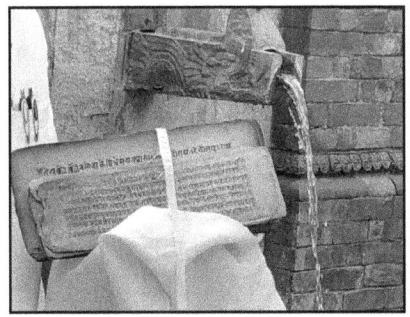 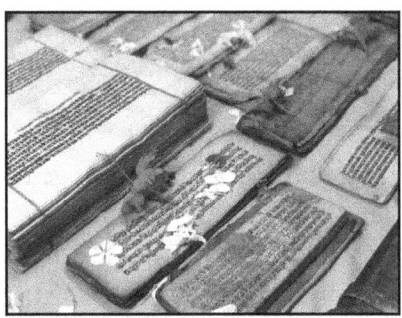

Solda: Dr.Naram, derin şifa için kendi usta-öğrenci silsilesinin sırlarını içeren kadim belgeleri tutuyor. Sağda: Diğer kadim belgeler ise masanın üzerinde.

ulaşamayan bir doktordum. Dünyayı değiştirmek için büyük bir rüyam vardı. İnsanlara sağlık, huzurlu bir zihin ve sınırsız enerji sağlamak istiyordum, ama ne enerjim, ne sağlığım yerindeydi ve hiç de kendimle barışık değildim. Hatta, bütün eğitimime rağmen, sadece "belki" teorisi ile çalışıyordum. Bunun ne olduğunu biliyor musun?

"Hayır" anlamında başımı salladım.

"Diyelim ki bir hasta geldi ve midesiyle ilgili bir problem olduğunu söyledi. Ben de, belki gaz, belki asit, belki bir tümör, belki de karısıyla ilgili bir sorununun olabileceğini söyledim ve ona bu "belki" olasılıkları dahilinde geniş bir yelpazeye yayılı ilaçlar önerdim. Hasta bir ay sonra aynı problemle geri gelince bu sefer, "Belki psikosomatik" dedim ve hastamla aylarca sonuç alamadan saatler geçirdim. Bu bende büyük üzüntü, depresyon, sinirlilik ve anksiyete yarattı. Kendimi başarısız görüyordum. Kilom 100'e yaklaşmıştı ve kullandığım bu ilaçların işe yarayıp yaramadığını sorgulamaya başladım. Belki de problem bendeydi, belki insanların gerçekten yaşadıkları zorlukları, endişeleri, korkuları ve anksiyeteyi anlayamıyordum. Belki de bu, bana uygun bir iş değildi.

Dr.Naram mutsuzluktan söz edince, kendi mutsuzluğum aklıma gelmişti. Her zaman olmamakla birlikte hayatımdaki birçok konuyu sorgulamama sebep olacak kadar sık düşünür olmuştum. Bu, bazen depresyon, bazen sabırsızlık veya kendim ve başkalarından rahatsızlık duymak şeklinde baş gösteriyordu.

Dr.Naram devam etti; "Hem yeterli para kazanamıyordum, hem de mesleki bir tatminsizlik içindeydim. Shanker adlı bir hastam vardı. Her hafta gelirdi. Her seferinde oturur, iki saat problemini tartışır, yeni çözüm ve çareler denerdik, ama hiçbiri işe yaramazdı. İki yıl boyunca bana gidip geldikten sonra Shanker birdenbire bana yaptığı haftalık ziyaretleri kesince, "Sonunda bir hastayı iyileştirmeyi başardım herhalde" diye düşündüm. Aradan aylar geçti, bir gün onunla sokakta karşılaştığımda gayet sağlıklı ve mutlu görünüyordu. Acaba onu ben mi iyileştirmiştim? Ama aldığım cevap beni iliklerime kadar sarstı."

"Hayır, Dr.Naram, sizin tedavilerle iyileşmedim. Bana çok zaman ayırdınız, ama beni hiç anlamadınız. Sadece beni gittikçe daha çok şaşırttınız" deyince, "Biliyorum, benim problemim insanları anlayamamak, peki sen nasıl iyileştin?" diye sordum.

Shanker 115 yaşında olan büyük bir şifa ustasına gittiğini anlattı. Adam onun nabzına dokunmuş ve sadece iki dakikada vücudunda, zihninde ve duygularında tam olarak neler olduğunu anlatmış ve ona iyileşmesi için neler yapması gerektiğini söylemişti.

Dr.Naram böyle bir şeyin mümkün olmayacağını düşünmüştü, ama Shanker'in çok daha iyi göründüğü de inkar edilemez bir gerçekti. Tıbbi raporları diabet, artirit, tansiyon, osteoporosis ve böbrek fonksiyonlarında inanılmaz bir gelişme olduğunu gösteriyordu. Bunun üzerine Dr.Naram Shanker'e, "Bu ustaya kendim için gitmek isterim, acaba nasıl ulaşırım?" diye sorunca Shanker yeri hemen tarif etmişti.

Dr.Naram anlatmayı sürdürdü; "Gitmeden önce, bütün problemlerimle ilgili bir liste yaptım: Depresyon, anksiyete, sinirlilik, diabet, saç dökülmesi ve obezite. Sonra yola çıktım ve ustanın bulunduğu yerde sıram gelinceye kadar epeyce bekledim. O sırada bu 115 yaşındaki adamın günde 90 hastaya nasıl baktığını düşünüyordum. Sonunda sıra bana geldiğinde elini nabzıma koydu ve okumaya başladı "Kan şekerin yüksek, kilo kaybetmen lazım, saçın çıksın istiyorsun ve işini değiştirme arzusundasın. Ayrıca depresifsin, sinirlisin ve geleceğin konusunda da kafan çok karışık" dedi.

"Beni anlamıştı ve tahmin edemezsin bu kadar derinliğine

Bir Şeyi Başarmak İçin En Büyük Sır 71

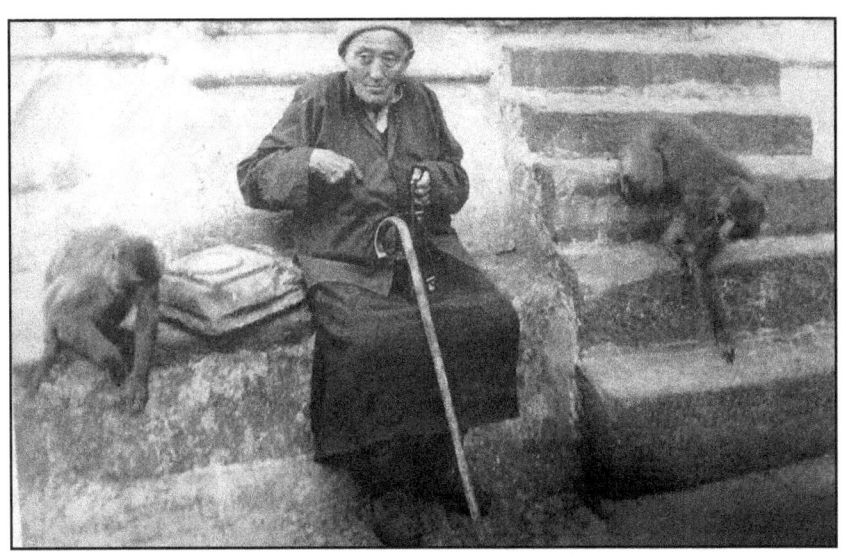

Dr.Naram'ın Ustası, 115 yaşındaki Baba Ramdas.

anlaşılmak ne kadar güzel bir duygu. Daha sonra ustam bana; "İnsanlık tarihinin son 6000 yılında insanların en çok ihtiyaç duyduğu şey sevgi değil, anlaşılmak!' demişti."

Dr.Naram hikayesini anlatırken ben de düşünüyordum; *İnsanlara tansiyon, diabet, artirit ve benzerleri için yardım ederken, acaba o ustanın, üzüntüyü mutluluğa çevirecek kadim sırları da var mıydı?*

Dr.Naram sözlerini şöyle sürdürdü: "Baba Ramdas beni anlamıştı ve o tek karşılaşma hayatımı değiştirdi. Bazı bitkisel ilaçlar almam ve yemek alışkanlıklarımda değişiklik yapmam gerekiyordu. Ustam, bunun için hızlı bir çare olmadığını söyledi. Eğer istersem başka bir yere gitmem gerekiyordu. Bana önerdiği, ısrarla ve sabırla, daha derin şifaya kavuşmaktı. Zaman aldı, ama sabrım ve merakım işe yaradı. Reçete sihirli bir etki yapmıştı. Kilo verip 57 kiloya düştüm. Kan şekerim normale düştü, şimdi oruç tuttuğumda 96-105 arasında oluyor. Saçlarım çıktı. Başladığımda zamanım çoktu, ama saçım yoktu, şimdi ise saçım çok, zamanım yok."

İkimiz de gülümsedik: "Vay! Bu nasıl bir armağan böyle!" dedim. "Evet" dedi, "Biliyor musun, verdiği en büyük hediye de ne

"İnsanlık tarihinde, son 6000 yıldır insanların en çok ihtiyaç duyduğu şey sevgi değil, anlaşılmak!"

-Baba Ramdas
(Dr.Naram'ın Ustası)

oldu?" "Ne oldu?" diye sordum.

"Öyle bir şekilde öğretti ki, unutmam mümkün değil, kendimizi ve başkalarını anlamanın sırrını verdi. Ve herhangi bir konuda başarıya ulaşmanın sırrını öğretti.

Başkalarını Anlayabilmek İçin Kendimizi Anlamak

Dr.Naram bu ustayla karşılaşmanın, kadim şifa sırlarıyla ilgili herşeyi öğrenmek için içinde müthiş bir istek uyandırdığını söyledi. Bunları öğrenmenin, babasına ve arkadaşlarına, başarısız bir insan olmadığını kanıtlamak için bir fırsat sağlayacağını düşünmüştü. Onlara, hayatını boşa harcamadığını ve herşeye değer bir şey yaptığını gösterecekti.

"Böylece bu büyük ustaya gittim ve bu gizli sanatı ve nabız okumanın ilmini öğrenmek istediğimi söyledim. Baba Ramdas, 'Çok iyi, bugün git, yarın gel' dedi. Ertesi gün yine gittim, yine aynı isteğimi belirttim, yine 'bugün git, yarın gel' dedi. Her gidişimde ertesi gün öğreteceğini söyledi ve böylece aradan 100 gün geçti. Bütün bunlar son derece garipti, ama artık yüzüncü gün sabrım taştı ve kendi kendime, *artık bugün de öğretmezse, önünde taş gibi durup, ölsem de yerimden kıpırdamayacağım*, diye karar verdim."

Gerçekten de, Dr.Naram o gün Baba Ramdas'ın önünde dikilip ve 'buraya öğrenmeye geldim ve siz öğretmeyi kabul edinceye kadar gitmeyeceğim!' demiş.

Baba Ramdas "Buna kim karar verecek?" diye sormuş, "Ben!" demiş Dr.Naram. "O sizin probleminiz!" demiş Baba Ramdas.

Dr.Naram 115 yaşındaki ustanın karşısında saatlerce bir taş gibi durmuş. "Hastalara bakarken bir yandan da beni izliyordu" diye anlatıyordu. "Orada dururken hastaların nabzına dokunduğunu ve onları kitap gibi okuduğunu görüyordum. Biri gidiyor, biri geliyordu. Sonunda tabii fena halde tuvalete gitme ihtiyacım doğdu. İdrarımı kaçırmamak için kıpır kıpır edip bacaklarımı sıktığımı görünce, 'Dr.Naram, galiba tuvalete gitmeniz gerekiyor' dedi. 'Evet' dedim. 'O halde tuvalete gidin!' 'Ama ben sizden öğrenmek istiyorum' dedim. Yine 'O zaman yarın gel' dedi.

Dr.Naram'ın hikayeyi anlatış şekli, jestleri, mimikleri o kadar komikti ki, çok güldüm. Bana bakıp, "Sen şimdi gülebilirsin, ama ben o anda ağlamaya başlayınca ustaya dokunmuş olmalı ki, 'Pekala, ağlamayı bırak!' dedi. 'Peki ne yapmalıyım?', 'Tabii ki tuvalete gideceksin!' Gidip döndüm ve hemen sordum; "'Pekala eğitimim için nasıl başlayacağım?' Bana şöyle bir baktı ve sordu; "Bugün tuvaleti yaklaşık kaç kişi kullandı?', "'Otuz kırk kişi sanırım', ' Çok iyi, şimdi gidip tuvaleti temizle!' dedi.

Dr.Naram buna çok şaşırmıştı, çünkü o bir doktordu ve bu da son derece küçük düşürücü bir işti.

Baba Ramdas'a, 'Efendim, galiba yanlış anladınız, ben nabız okumayı öğrenmek istiyorum, tuvalet temizlemeyi değil' dedim. Baba Ramdas hemen cevap verdi; "Demek nabız okumayı öğrenmek istiyorsunuz, pekala sorun değil, yarın gelin!'

Böylece genç doktor Naram hemen tuvaleti temizlemeye girişmişti: "Çok sonra Baba Ramdas'ın önce egomu kırması gerektiğini, sonra da korkularımla yüzleşmemin gerektiğini anladım. Bana verebileceği en büyük armağan buydu. Bu da sırlardan biri. Hayattaki en büyük engellerimizden ikisi, kendimizi ve başkalarını net bir şekilde görebilmemiz için ego ve korkudan arınmak. Eğer egomuz büyük ve korkularımız çoksa, bir hastanın bedeninde, zihninde ve duygularında neler oluyor anlayamayız. Ego ve korku birbirimizi net bir şekilde görmemizi engeller, dolayısıyla bize gelen hastaların içinde neler olduğunu anlayamayız? Onların hissettiklerini hissedemez, deneyimlemekte olduklarını bilemeyiz. Kendi ego ve korkularımızla yüzleşmezsek, gerçekten kendimizi de anlayamayız, başkalarını da. O zaman görüşümüz bulutlu ve sisli olur. Baba Ramdas bana 'Şifacı, önce kendini iyileştirir' demişti. Böylece içimdeki şifa, önce tuvaletleri temizlemekle başladı.

Onun hikayesini duyunca, kendimi sorgulamaya başladım:

Egom beni nasıl etkiliyor?

Korkularım hayatımı nasıl etkiliyor?

Bu ikisi, kendimi ve başkalarını açık bir şekilde göremeyecek kadar beni nasıl kör ediyor?

Bunlar, ailemle ilişkiler, iş ilişkileri veya spiritüel hayatla ilişkilerimde beni nasıl etkiliyorlar?

Hindistan seyahatimden birkaç ay önce başıma gelmiş olan bir deneyimi hatırladım. Çalıştığım üniversitede bir Avrupa Birliği projesi yürütüyordum ve bununla da gurur duyuyordum. Oradaki tek Amerikalı bendim ve Brüksel'deki toplantılara katılan en genç araştırmacıydım. Ancak benim bu pozisyonumdan herkes mutlu değildi. Hollanda'dan bir "master" öğrencisi bana yazmış olduğu son derece sert e-mail'inde benim işimi yapma biçimimden hiç hoşlanmadığını belirtiyordu.

Yanlış anlaşılmış ve çok öfkelenmiştim. *Herkes beni överken bu çocuğa da ne oluyordu?* Onun görüşünü anlayabilmek için daha fazla soru soracağım yerde ona saldırdım ve argümanında belirtmiş olduğu noktaların son derece sığ olduğunu yazarak onun görüşünü geçersizleştirmeye çalıştım. Ona, projedeki bazı kişilerin onun katkılarından memnun kalmamış olduklarını ve yapılan ödemeleri hak etmediğini söylediklerini aktardım.

Bu şekilde, sadece kendimle ilgili bir şeyi öğrenme ve projeyi daha fazla geliştirme fırsatını kaçırmış olmakla kalmamış, bir de üstelik onu yanlış değerlendirmiştim. Çok sonraları, onun depresyonda olduğunu ve kişisel yaşantısının iyi olmadığını öğrendim. Onun hayatına çözüm sağlamaya çalışmak yerine, problemi daha da büyütmüştüm.

Dr.Naram'ı dinlerken, hayatımda kimbilir kaç kere, egom ve korkularım yüzünden bazı şeyleri görememiş olduğumu düşündüm. Geriye baktığım zaman, olduğumdan daha fazla başarılı görünmek için genellikle ne kadar güvensiz ve şaşkın bir durumda kalmış olduğumu farkettim. Birinin benimle ilgili algılamasını etkilemek için aptalca şeyler için yalan bile söylemiş veya yaptığım hatayı gizlemiştim. Bütün bunlar, daha derin konuların, yani ego ve korkunun getirdiği sonuçlardı. Kendime sordum:

Eğer ego ve korkudan etkilenmezsem acaba hayatım nasıl olurdu?

"Kendimizi ve başkalarını daha açık görebilme açısından hayattaki en büyük iki engelimiz ego ve korkudur."

-Dr.Naram

İyiye doğru nasıl değişebilirdim?

Dr.Naram'a, "Dünyada pek çok insan sizi çok takdir ediyor" dedim. Dr.Naram, "Bu kadar çok övgünün arasında egonun yargılarını gölgelememesini nasıl başarırsın? Ve saygınlığının tehlikeye girdiği zamanlarda, korkmamayı nasıl başarırsın? Bazen ego ve korkunun gidip geldiği zamanlar olmadı dersem yalan olur. O ağır Otizm'i olan küçük kız Gia yanağımı yırtıp kanattığı zaman herkes izliyordu. Doğrusu bir an öfkelendim. Üstelik kadim şifa sırlarımın işe yarayacağından emin değildim, ama o insanların önünde de kendimi kanıtlamam gerekiyordu."

"Kanıtladınız ama!" dedim. Dürüstlüğünden çok etkilenmiştim.

"Evet, ama sadece bir an sürdü. Sonra ustamın bana öğretmiş olduğu iki şeyi yaptım ve o sayede oldu."

"Ne demek istiyorsunuz, ne yaptınız?"

"Önce ustam bana zihnimi; sessizlik, dinginlik ve tek başına olmaya taşımayı öğretti. İşte bu, beni aslıma döndürüyor ve oradan hareket ettiğim zaman sonuç çok daha iyi oluyor. Orada hiçbir şeyden korkmuyorum veya bir şey kanıtlamaya çalışmıyorum. Ve bunun aslında benimle hiçbir ilgisinin olmadığını görüyorum. Hepsi önümdeki kişinin içindeki Tanrı'ya hizmet etme meselesi. Ne zaman zihinsel dengemi kaybetsem ve ne yapacağımı bilemesem, aslıma dönerim; sessizlik, dinginlik ve tek başınalık."

Söylediklerinden hiçbir şey anlamamıştım, sanki benimle bilmediğim bir yabancı dilde konuşuyor gibiydi. Ne demek istediğini anlamam için, kendi deneyimimde yıllar geçti. Oysa bana bunları anlattığı o an, benimle paylaşacağı sonraki konuyu daha kolay anlayabileceğimi ummuştum.

"Peki ustanızın size öğrettiği ikinci şey ne oldu?" diye sordum.

Herhangi Bir Konuda Başarıya Ulaşmanın Sırrı

Dr.Naram anlatmaya devam etti: "Nabız okumayı bir an önce öğrenmek için tuvaleti aceleyle temizledim. Bitirdiğimi söylediğimde Baba Ramdas, çabukluğum karşısında hayretle bana baktı ve "Bir kontrol edeyim" dedi. "Neyi kontrol edeceksiniz?"diye sordum."Yaptığın işi kontrol etmek istiyorum" dedi.

"Aslınıza dönmenin sırrı nedir: Sessizlik, dinginlik ve tek başına olmak."

-Dr.Naram

Dr.Naram, ustası tuvaleti teftiş ederken kendinden emin bir şekilde bekliyordu, ama Baba Ramdas, "Çok kötü iş çıkarmışsınız, Dr.Naram! Tuvaleti doğru dürüst temizlemeyi öğrenmezseniz, insanların zihinlerindeki, duygularındaki ve ruhlarındaki toksinleri, blokajları nasıl temizleyeceksiniz?"

Dr.Naram, bir an durdu, bana baktı ve ; "Bu deneyimden ustam, bana şu büyük sırrı öğretmiş oldu: Hayatınızda ne yaparsanız yapın, bu tuvaleti temizlemek de olsa, yemek pişirmek de olsa, hastaya bakmak da olsa onu yüzde yüz doğru yapmanız gerekir!"

"Peki, ama yüzde yüz doğru yapıp yine de başarılı olamayan kişiler yok mu?" diye sordum.

"Bu doğru olabilir, ama çoğu kişi kendini işine yüzde yüz vermez, çünkü ya tembeldir, ya da başaramayacağından korkar. Yaptığın her işi yüzde yüz iyi yapmaya başlarsan, hayatına farklı bir zevk kalitesi katılır, korku azalır ve çok farklı sonuçlar görmeye başlarsın".

Dr.Naram konuşurken, zihnim yine merak etmeye başlamıştı:

Eğer kendime karşı dürüst isem, yaptığım her işin yüzde yüz hakkını vermiş miydim?

Ya da herhangi bir işin yüzde yüz hakkını vermiş miydim?

Kim izliyor olursa olsun veya ne kadar önemli görünürse görünsün, bütün gayreti göstermiş miydim?

Ne yazık ki, birçok örnekte cevap "Hayır" olmuştu, ya yeterince değer vermemiştim, ya da birçok şeyi bir arada yapmam gerekmişti. Çoğunlukla, ya bilgisayarın, ya telefonun arkasına saklanır, benimle aynı odada olan kişilerle birlikte olmakla hiç ilgilenmezdim.

Dr.Naram konuşmasını şöyle sürdürdü: "Ustama göre, başka kişilerin seçimlerini denetleyemeyiz, hatta kendi seçimlerimizi bile! Yapabileceğimiz tek şey bu seçimleri ortaya çıkarmaktır."

Onun düşüncesini tamamlamaya çalışarak "Ama seçimlerimizi denetleyebilir ve yaptığımız her işin hakkını yüzde yüz verebiliriz" dedim.

Benim, kadim öğretilerin ilk sırrını anlamış olduğumu görünce büyük bir memnuniyetle "Bak işte anladın, gördün mü?" dedi.

Dr.Naram bana hitap ederken, sanki binlerce kişiyle dolu bir salonda konuşurken yaptığı gibi aynı heves ve duygu yoğunluğu içindeydi. Hikayesini benimle paylaşırken yüzde yüz hakkını veriyor, bu da beni daha çok etkiliyordu.

"Peki, ama dikkatim bu kadar çok konuya dağılmışken bunu nasıl başaracağım?" diye sordum.

Başarının Sırrı No:1 : "Hayatta ne iş yaparsanız yapın, bu, tuvalet temizlemek de olsa, yüzde yüz işin hakkını verin!"

-Dr.Naram

"Daha huzurlu, şimdide olmak ve daha kolay odaklanmak için kullanacağın bir marmaa noktası var, göstermemi ister misin?" diye sordu. "Tabii, lütfen" dedim.

Daha sakin ve şimdide hissetmek için parmağıyla bastırdığı noktayı gösterdi; böylece her dakika herkese yüzde yüz hakkını verebilecektim.

Dr.Naram; "Başladığımızda, derin şifa sırlarını nasıl öğrendiğimi sormuştun. Cevabı çok basit, otuz yılı aşkın bir zamandır ustamın sözlerini takip ettim. Ustam bana yaptığım her işin yüzde yüz hakkını vermem gerektiğini söylediği zaman derhal geri gidip tuvaleti yüzde yüz hakkını vererek temizledim. Çıktığım zaman, 'Pekala, şimdi artık öğrenmeye başlamak istiyorum' dediğimde 'Eğitimin zaten başladı' dedi."

Her Yaşta Genç Kalmak

Dr.Naram ustasıyla binlerce yıllık Siddha-Veda sanat ve bilimini çalıştı. Dünyanın kaybolmuş, ama kesintisiz ustalar silsilesi ile canlı tutulmuş olan sırlarını öğrendi ve hayatının geri kalan kısmını şu 3 konuya,

1) Nabız okuma ile teşhis ve derin şifanın 6 anahtarına
2) Sağlıklı bir şekilde, yüzyıldan fazla yaşamanın sırlarına
3) İnsanların başarmaları ve en çok istedikleri şeyin keyfini çıkarmaları için kadim, "başarı kazanma sistemine" adadı.

GÜNLÜK NOTLARIM
Daha huzurlu, şimdide olmak ve odaklanmak için
Marmaa Shakti Sırrı*

Gün boyunca, sağ elinizin işaret parmağı ile iki kaşınızın arasına 6 kere bastırıp kaldırın.

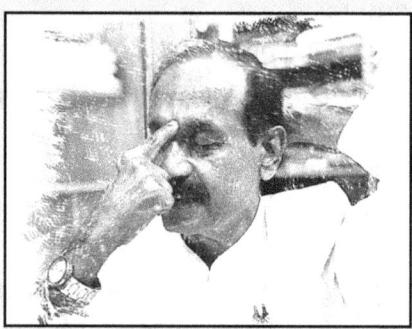

Dr.Naram, Baba Ramdas'ın bu kadar genç kalabilmesinin nasıl mümkün olabildiğini anlamak istiyordu. "İster inan, ister inanma, benim ülkemde 55-60 yaşına gelince hemen emekliliği düşünmeye başlarsın. 60 yaşındayken emekli olursun, yaşama sevincini kaybedersin. 65 yaşına gelince ölümü bekleme kuyruğuna girersin."

Sözlerini sürdürdü; "Bu adam çok farklı biriydi. 115 yaşındaydı ve daha önce hiç görmediğim kadar hayat doluydu."

Dr.Naram'ın *insanların ölüm kuyruğuna girmeleri* benzetmesi çok komikti. Ancak bu ifade bazı şeyleri hatırlatmıştı. Tanıdığım birçok kişi, ellili, altmışlı ve yetmişli yaşlarında ciddi sağlık problemleri yaşıyorlardı. Bunun hayatın cilvesi olduğunu düşünüyordum; yaşlanınca vücudun çöker, sonra da ölürsün...

Dr.Naram, "İnsanlar ustama kaç yaşında olduğunu sorduklarında, '115 yaşında bir gencim, önümde uzun yıllar var' derdi, ama gerçekten son derece sağlıklı, farkındalık içindeydi ve çok çalışıyordu."

Dr.Naram'a ustasının 115 yaşında kendini genç görmesi hakkında nasıl bir beklenti içinde olduğunu sordum. "Sana milyon dolarlık bir sır vereyim mi?" diye sordu.

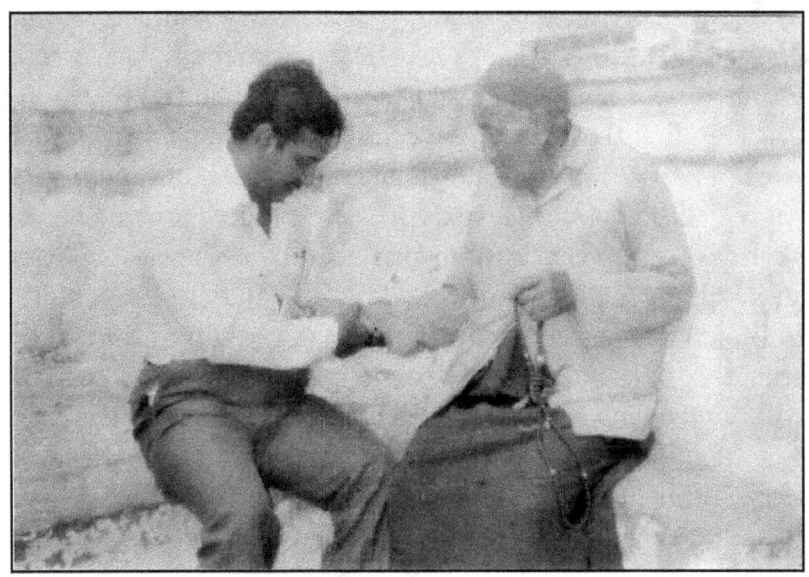

Genç Dr.Naram, sevgili ustası Baba Ramdas ile nabız okuma sınavında.

> *Başarının sırrı No:2 : "İşinizi dua eder gibi yapın. Sevdiğiniz işi yapmak hangi yaşta olursanız olun, sizi genç tutar."*
> -Dr.Naram

"Tabii ki!" dedim.

"Birçok ülkede insanlar emekli olmak ister ve işten ayrılırlar, oysa bizim silsiledekiler çalışmayı çok severiz. Bizim için çalışmak dua etmek gibidir. Kaç yaşında olursanız olun, sevdiğiniz işi yapıyor olmak sizi genç kılar.

"Peki ustanız bunu nasıl yapmış, her yaşta genç kalmasının sırrı nedir?" diye sordum.

"Şimdi milyon dolarlık bir soru sordun. Hazırlıklı ol, sana bunu öğretirsem, tamamen hayatını değiştirir."

"Pekala" dedim, ama bu arada iyice alarma geçip defterimde yeni bir sayfa açmıştım.

"Bu sırrın, dünyanın dört bir yanından 108 ülkeden kişilerle sadece bir bölümünü paylaşmak bile, *mucize* dedikleri sonuçları getirdi. Hiçbir işe yaramamış olan birçok şeyi denedikten sonra insanlar bu sırrın sadece bir bölümünü paylaşmayı denediklerinde bile, hep daha derin şifayı deneyimlemiş oldular. Diabet azaldı veya kayboldu. Artirit ağrıları söndü, yeniden yürüyebildiler. *Donmuş omuz* ları düzeldi, ADD veya ADHD tanısı konmuş olan çocuklar gelişim gösterdiler, kel kalmışlarsa saçları yeniden çıktı, uykuları düzene girdi, fazla kilolarını kaybettiler, depresyonları azaldı, alerji ve astım kayboldu, derileri düzeldi, enerjileri ve dayanıklılıkları arttı ve daha birçok şey gerçekleşti. Mesele sadece ustamın bu yaşa kadar nasıl yaşamış olmasının sırrı değildi, ayrıca nasıl bu kadar esnek, zihin gücüne sahip, hayat dolu ve sağlıklı olabiliyordu?"

"Bunun için ne yapıyordu, benimle paylaşabilir misiniz?" diye sordum.

Bir an tereddüt etti, sonra bana doğru eğilerek enerjik bir sesle şöyle dedi: "Siddha-Veda'nın derin şifa için 6 anahtarı vardır. Herhangi bir insanın bedenini, zihnini ve duygularını değiştirebilir. Bu 6 anahtarla imkansız vakaların bile düzelmesi mümkün olmuştur."

Dışarıdan korna sesleri geliyordu. Durup pencereden dışarı

baktı. Dışarıda beni ve Alicia'yı hava alanına götürecek olan taksi bekliyordu.

"Peki bu derin şifanın 6 anahtarı neler? Bunları nasıl öğrenebilirim?"

Gözünü kırparak; "Bugün git, yarın gel!" dedi.

"Ama nasıl gelirim, New York'a gidiyorum, sonra da Utah'a!"

> *"Siddha-Veda'da, herkesin bedenini, zihnini ve duygularını iyiye dönüştüreceği derin şifanın 6 anahtarı vardır."*
> -Dr.Naram

Güldü, bir an sessizlik oldu ve yavaşça; "Bir şekilde Tanrı seni bana getirdi, beni de sana, öyle değil mi?" dedi.

Başımı sallayarak onayladım. Sonra devam etti; "Bir dahaki sefere karşılaştığımızda, eğer karşılasırsak, ustamın öğretmiş olduğu bu 6 anahtarı seninle paylaşabilirim, yani hangi yaşta olursan ol, genç kalmanın kadim sırrını!"

Evin dışına çıktık, Alicia taksinin yanında bekliyordu. Arabanın kapısını açarken bana; "New York'ta Marianjii ile görüşürsen iyi olur" dedi.

GÜNLÜK NOTLARINIZ

Bu kitabı okuyarak deneyimleyeceğiniz yararları daha derinleştirmek ve geliştirmek için birkaç dakika ara verin ve aşağıdaki önemli sorulara cevap verin:

Ego ve korkuların hayatınızı nasıl etkilediğini hissediyorsunuz?

_____

_____

_____

_____

Eğer ego ve korkulardan daha az etkilenirseniz, hayatınız iyiye doğru nasıl değişir?

_____

_____

_____

_____

Kitabın bu bölümünü okurken, başka nasıl anlayış, soru ya da farkındalık hissettiniz?

_____

_____

_____

_____

BÖLÜM 6

İnek Sütünden Tıbbi Tereyağı ve Vücudunuzdaki Gizli Noktalar, Dakikalar İçinde Tansiyonunuzu Normale Dönüştürebilir mi?

"Sevginin ifadesinde mantığın gücü kalmaz. Göreviniz sevgiyi aramak değildir, içinizde, onun karşısına inşa etmiş olduğunuz engelleri arayıp bulmaktır."

-Rumi

New York

Mumbai havaalanında Alicia'dan ayrılmak hem acı, hem tatlı oldu. Sevgili olamadığımız için hayal kırıklığı içinde olsam da, Hindistan'da yaşamış olduğu deneyimler açısından onun adına mutlu olmuştum, çünkü bu sayede, hayatına nasıl yön vereceği konusunda net bir vizyon edinmişti.

Babam nedeniyle bir tedirginlik içindeydim, bu nedenle New York'ta on sekiz saat geçirmek zorunda oluşum iyi gelmişti. Bu süre içinde bir yerleri görebilir, Los Angeles'ta Dr.Naram ile ilk karşılaştığımda onun yanında görmüş olduğum Dr.Marianjii ile de görüşebilirdim. Bazı sorularıma cevap bulmama belki o yardımcı olabilirdi.

New York'u sadece TV show'ları ve filmlerde görmüş olduğum için hayatımda ilk kez, JFK Havaalanı'na inmeden önce havadan gördüm. Hava, Mumbai'nin tersine hem temiz, hem serindi. İyi ki palto ve eldiven getirmiş olduğumu düşündüm. Times Meydanı'na gitmek üzere metroya bindim. Hep televizyondan görmüş olduğumuz gibi Noel arifesindeki süslemeler muhteşemdi, devasa ışıklı reklam panolarında çeşitli reklamlar ve Broadway Show'larından görüntüler veriliyordu. Caddelerdeki kimbilir kaç çeşit dil konuşan binlerce insanın yanından geçtim, hepsi panoları izliyor, mağaza vitrinlerine bakıyorlardı.

Sokaklarda yürürken gökdelenlerin oluşturmuş olduğu, sonsuz gibi görünen o bina duvarının dibinde kendimi karınca gibi hissettim. Bütün sokaklar çeşitli insan, görüntü, ses ve koku doluydu. Central Park'a ulaştığımda gökdelenler yerlerini yeşilliğe bıraktılar. New York aksanına bayıldığım bir sokak satıcısından biraz kavrulmuş kuruyemiş aldım.

Çocukluğumda TV'deki Şükran Günü geçit törenini izlerken hatırımda kalmış olan ünlü Macy mağazasına girdim. Ailece, "34. Caddedeki Mucize" filmini kaç kere izlemiştik. Borders kitapevinin içinden Madison Square Garden'a geçiliyordu, orada sıcak bir içecek alıp yüzlerce kitabın bulunduğu rafların ve masaların arasında dolandım. Birden gözlerim, daha önce hiç duymamış olduğum bir başlığı olan bir kitaba takıldı. Simyacı. Nedenini bilmeden onu satın aldım.

Öğleden sonra Empire State Binası, Chrysler Binası, Rockefeller Merkezi, Brooklyn Köprüsü, Birleşmiş Milletler Binası, Metropolitan Sanat Müzesi ve telaşlı Wall Street'i gördüm. New York'ta bir günde ne kadar çok yer gördüğümü düşünerek şaşırdım, ama bir o kadar da görülecek başka yerler vardı.

Bir ara dinlenmek için durdum. Eskiden Dünya Ticaret Merkezi olup 11 Eylül 2001'de bir terör saldırısı sonucunda yok olmuş olan İkiz Kuleler'in olduğu yere yaklaşmıştım. İçimi bir ürperti sarmıştı. Parmaklıkların arasından bakınca bir zamanlar iki binanın durduğu yerde şimdi boşluk olduğunu gördüm. Molozlar temizlenmiş, alan bir anıt haline getirilmiş de olsa sanki felaketin yankılarını duyar gibiydim. Tanıdığım ve olaya tanık olmuş bir çok kişi binalara çarpan uçakları hiç unutmamıştı. Haberlerde kuleler alevler içinde parçalanırken, aşağıdaki insanlar toza bulanmış bir halde kaçışıyorlardı. O sırada en küçük kızkardeşimin evindeydim: "Duydun mu?" diyordu, "New York saldırı altındaymış!" Birinci kuleden dumanlar yükselirken ikinci binaya da bir uçak çarpmıştı. Dehşet içinde, bize kimin ve neden saldırmış olduğunu düşünüyordum. Kendimizi ve ailelerimizi nasıl koruyacaktık?

Sadece o gün, 115 farklı ülkeden 2977 kişi ölmüştü ve aralarında acil çağrıya koşan 441 acil durum çalışanı, itfaiyeciler, sağlık ekipleri, polis memurları ve acil medikal teknisyenler vardı. Saldırının sonrasında maruz kaldıkları toksinler nedeniyle daha da çok sayıda kişinin öldüğünü duyunca şoke olmuştum.

Bu çok üzücü anıtın olduğu yeri geride bırakıp Battery Park'a doğru yürüdüm. Orada fazlasıyla aşina görünen bir şey vardı. Karşımda, daha önce hiç yakından görmemiş olduğum Hürriyet Heykeli duruyordu. Elinde kitabı ve meşalesiyle A.B.D.'nin, dünya insanları açısından temsil ettiği birçok şeyi düşündüm. Acaba bunlar, Avrupa'daki dostlarım, Hindistan'da yeni tanışmış olduğum

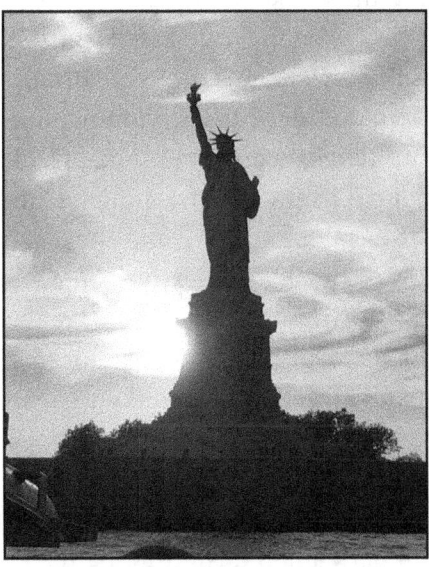

New York'ta Hürriyet Adası üzerinde yer alan Hürriyet Heykeli.

insanlar, göçmenler gelmeden çok önce buralarda yaşamış olan Kızılderililer ve İkiz Kuleleri yok eden teröristler için ne ifade ediyordu?

Derin düşüncelere dalmış ve çok duygulanmış bir vaziyette yürürken Grand Central İstasyonu'na ulaştım ve Westchester County trenine bindim. Tren bir istasyondan diğerine geçerken, New York'un filmlerde çok az tasvir edilmiş olan kısımlarını gördüm. Gökdelenleri geride bıraktıktan sonraki manzarayı, nefis göl ve nehirleri çevreleyen adeta sonsuz yeşilliğe bürünmüş küçük kasaba ve şehirlerin serpiştirilmiş görüntüsü oluşturuyordu. Sonunda, bir huzur ve tek başınalık anında zihnim Marianjii ile randevuma döndü.

O, Benim Hayatımı Kurtardı

Marianjii, Rus bir baba ile İranlı bir anneden, İran'da doğmuştu. New York'ta yaşıyor ve yıllardır Dr.Naram'a yardım ediyordu. Onun evine gidiyor olduğum için kendimi çok da rahat hissetmiyordum. Güçlü bir kişiliği vardı ve daha önce karşılaşmış olmamıza rağmen sanki benden hoşlanmayacakmış gibi geliyordu.

Sanki benim içimden geçenleri okumuş gibi, nereden aklına gelmişse, evine gittikten kısa bir süre sonra, insanların kendisinden hoşlanıp hoşlanmamalarının onu pek ilgilendirmediğini söyleyerek şöyle ifade etti: "Eğer sadece benim hoşlandığım ve benden hoşlanan kişilere yardım ediyor olsaydım, bu benim çok küçük bir insan olduğumu gösterirdi."

Rahatsızlığımı hafifletmek için sorular sormaya başladım. Moong bean/Maş fasulyesi çorbası yerken bana hayatını anlattı, çeşitli zamanlarda Dr.Naram'ın, onun hayatını kurtarmış olduğunu söyledi. Bir keresinde deniz aşırı bir seyahate gittiklerinde Dr.Naram; "Senin tansiyonun mu yüksek?" diye sormuş, o da "Yoo, benim tansiyonum her zaman düşüktür" demişti.

"Çocukken, annem çok ağır bir felç geçirdi. Tamamen felç

olmuştu ve uyumak için gözlerini bile kapatamazdı, dolayısıyla dinlenmesi için gözlerinin üzerine koyu renk bir örtü örterlerdi. Çocukken onun yenilmez olduğunu düşünürdüm, oysa ne haldeydi ve onu bu kadar aciz durumda gördükçe kendimi çok küçük ve çaresiz hissederdim."

Marianjii konuşurken ben de kendi annemi düşündüm.

> *"Eğer sadece benim hoşlandığım ve benden hoşlanan kişilere yardım ediyor olsaydım, bu benim çok küçük bir insan olduğumu gösterirdi."*
>
> -Marianjii

Yaşadığımız bütün zorluklara rağmen o her zaman çok güçlü, durdurulamaz, engellenemez gibi görünürdü. *Birgün benim annem de öyle aciz bir duruma düşse acaba ne yapardım?* Marianjii konuşmasını sürdürünce o düşünceyi kafamdan uzaklaştırmak iyi gelmişti.

"İnsanların beni ağlarken görmesini istemiyordum, bu yüzden hep perdelerin arkasına saklanırdım. Şaşkınlıktan perdeleri döndürüp durduğum için saçlarım arasına sıkışır, o felce uğramışlık duygumu saçımın çekilerek acıması ile üzerimden atardım. Annem 39 yaşındaydı, sağ tarafı tamamen felç olmuştu ve iyileşme umudu da yoktu. O zamandan beri annemi o hale düşüren şeyin yüksek tansiyon olduğunu hiç unutmam.

Yüksek tansiyon annesinin felç geçirmesine sebep olduğu için Marianjii hep hiper tansiyondan korkar, çok sık tansiyonunu ölçtürürmüş.

Dr.Naram ile bir seyahatten eve dönüşüne 4 saat kala Dr.Naram yine ona tansiyonunun yüksek olup olmadığını sormuş. Marianjii tansiyonunun iyi olduğunu, ama onu rahatlatmak için isterse ölçebileceklerini söylemiş. Ölçtüklerinde tansiyonunun 220/118 olduğunu görünce şoke olmuş. O haldeyken 17 saatlik bir uçuşa gitmenin mümkün olmayacağını düşünmüş.

"Dr.Naram ciddi bir şekilde bana baktı ve yardım etmesine izin verip vermeyeceğimi öğrenmek istedi. Aklıma annemle ilgili anılarım dolmuştu ve korku içindeydim. O kadar paniklemiştim ki, katiyen sakileşemiyordum."

Dr.Naram yatmasını söylemiş ve başının altına bir yastık

koymuş. Bir parmak ghee (tıbbi tereyağı)'yi başının tepesine sürmüş ve yağın kafatasının derisinden içeri nüfuz etmesi için hafifçe başına parmaklarıyla tap tap diye vurmuş. Sonra aynı miktardaki ghee'yi şakaklarına sürüp saat yelkovanı yönünde ovalamış. İkinci olarak aynı miktarda ghee'yi karnına, sonra da ayak tabanının kemer gibi olan oyuk bölgesine sürmüş ve bütün işlemi iki kere tekrarlamış. Tansiyonu yeniden ölçmüşler, yaklaşık 40 birim düşmüş, 182/104 olmuş. Dr.Naram işlemi tekrarlamış, bu kez 168/94'e düşmüş. Dr.Naram hala sonuçtan tatmin olmamış, çünkü Marianjii New York'a uzun bir yolculuk yapacakmış. İşlemi bir kez daha yaptıktan sonra ölçtüklerinde Marianjii'nin normal kan basıncı olan 120/75 geri dönüş olmuş.

Günlük Notlarım

Normal tansiyonu muhafaza etmek için Kadim Şifa Sırları*

1. Marmaa Shakti – Bir kaşık ghee/tıbbi tereyağı başınızın tepesine, karına ve ayaklarınızın altına sürün. Ayrıca ghee'yi şakaklarınıza sürüp dairesel hareketlerle ovalayın. Son hareket olarak, parmaklarınızı aşağıya çizgi çizer gibi çekin.

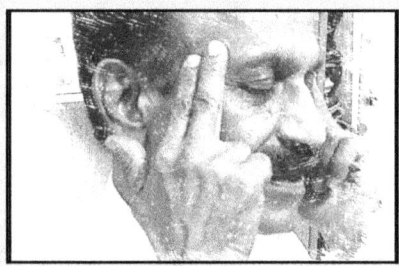

2. Bitkisel reçete: Sağlıklı tansiyonu destekleme amacıyla bitkisel formülde Arjuna kabuğu ve Hint saksı güzeli bitkisi var. Zihini sakinleştirmek için diğer bitkisel formül ise su çördük otu, ebegümeci familyasından gotu kola, meyan kökü ve hint jinsengi/kış kirazı. *

*Bonus: Bitkisel formüllerin bu kitapta sözü edilen ana içerikleri kitabın sonundaki ektedir. Bu marmaa'nın gösterilişini görmek için lütfen internet sitemize bknz.

"Bu inanılmaz bir şey!" dedim.

"Biliyorum, bu son derece basit, hatta ilkel bir şey gibi görünüyor, ama kadim şifa son derece etkili olabilir. Ve sadece acil durumlar için de değil. Siddha-Veda'nın diğer anahtar durumunda olan yöntemi Marmaa'lar ile de düzenli yapıldığı takdirde uzun vadede de olsa mükemmel sonuçlar alınıyor. Bu sırlar sayesinde, hiçbir ilaç almadan yedi yıldır tansiyonum normal ölçülerde seyrediyor. "

"Siddha-Veda'nın nereden geldiği konusunda bana biraz daha bilgi verebilir misiniz?"

"Kadim Siddha-Veda Şifa Sanatı ve Bilimi, tıp türlerinin kaydedilmiş en karmaşık şeklidir. Şifa tekniklerini ve bilgileri içeren kadim metinler, usta şifacılardan neslin seçilmiş öğrencilerine aktarılmış. Ustanın göçebe oluşu bilginin toparlanmasında önemli rol oynamış. Seyahat eden doktorlar, çeşitli çevreler, hastalıklar ve kültürler görürler. Üstelik yerel halktan insanların şifa yöntemleri ve bölgesel tıbbi bitkileri hakkında da bilgiler edinirler.

Kadim el yazmaları Dr.Naram'a, o zamanlar silsilenin başı olan ustası, Baba Ramdas tarafından verilmiş. 125 yıl yaşamış. Diğer aleme göçmeden önce de silsilenin başına Dr.Naram'ı geçirmiş. Bu el yazmaları ile birlikte Dr.Naram'a bir unvan verilmiş; '*Siddha Veda Vaidya*', anlamı 'Nabız Okuma Ustası'.

Dr.Naram'ın, benim yüksek tansiyonumu bir saatten kısa bir zamanda ilaç vermeden düşürmeyi başarması modern tıp doktorlarının anlamadıkları bir şey, ama bu metodu öğrenmek isteyen herkes öğrenebilir ve yararlanabilir."

Hizmet Edenlere Hizmet

Benim gittiğim aynı gün Marianjii'nin evine iki ziyaretçi daha geldi. İtfaiye Şefi Stackman ile José Mestre, Rosemary Nulty ve Nechemiah Bar-Yehuda ile birlikte kâr amacı gütmeyen bir organizasyon olan "Hizmet Edenlere Hizmet" adlı kuruluşun kurucularından idiler. Birlikte itfaiyecilere, polis memurlarına ve 11 Eylül'den den etkilenen diğer acil yardım görevlilerine yardımcı olmak için çalışıyorlardı. Bu gerçekten, tam da, biraz daha uzun sürmesini dilediğim bir toplantı olmuştu.

Şef Stackman, "Tozlar yatıştıktan sonra çoğu kişi hayatlarına geri döndüler, ama bu ilk grup acil yardım görevlilerinden 30.000 kişi, toksik dumanı soludular veya derileri yoluyla absorbe ettiler. Bu da akciğerlerini, sindirim sistemlerini, uykularını ve zihinlerini olumsuz etkileyip hayatlarını zorlaştırdı" diye anlatmaya başaldı.

José ise; "Diğer yöntemler yetersiz kaldığı için, Dr.Naram ile olan bağlantım nedeniyle belki kadim şifa sırları işe yarar diye düşündüm. Daha önce Dr.Naram'ın bir seminerine katılmıştım. O zaman hayatımda ne yapmak istediğime dair net düşünmemi sağlamıştı. Bu itfaiyecilere ve acil yardım görevlilerine yardım etmek istiyordum" diye düşüncelerini aktardı. Bu cesur insanlar; depresyon, akciğer hastalıkları, PTSD/Travma Sonrası Stres Bozukluğu, akciğerlerde kara lekeler, hafıza kaybı gibi çeşitli rahatsızlıklardan muzdarip olmuşlardı. Şef Stackman ve José, Dr.Naram tarafından ücretsiz olarak sağlanmış, bitkisel destekten yararlanmış olan itfaiyecilerin ve diğerlerinin yazılı beyanlarını gururla bana gösterdiler.

Virginia Brown adlı bir kadından söz ettiler. 8 ay boyunca İkiz Kulelerin yıkıldığı yerde molozlar temizlenirken görev yapmış olan NYPD/New York Polis Departmanı'ndan bir polis memuruydu. Bir travma biriminde destek güvenliği sağlıyordu. Çoğunlukla maske takmış olmasına rağmen, inatçı bir öksürüğe yakalanmıştı. Akciğerlerinin kapasitesi düşmüş, toksinler kemiklerini, eklemlerini etkilemişti ve iyi uyuyamıyordu. Medikal görevlilerden biri ona "Hizmet Edenlere Hizmet" programından söz ettiğinde ise hiç tereddüt etmeden, derhal müracaat etmişti. 2 yıl boyunca bitkisel reçeteleri kullandıktan sonra yapılan kontrolde doktor çok şaşırmıştı.

Bana Virginia'nın yazmış olduğu mektubu gösterdiler: "Ground Zero/İkiz Kulelerin yıkıldığı yerde görev yapmış olan birçok polis memuru ve diğer görevlilerde de aynı problemler oluşmuş, durumları kötüleşmişti. Çoğu öldüler. Tanıdığım bazılarındaki kanser, cilt altı amfizemi ve çeşitli akciğer problemleri iyileşmedi. Oysa benim akciğer kapasitem gittikçe artıyordu. Doktor şaşırmıştı. Kemiklerim de kötüleyeceği yerde iyileşiyordu. Bunun, Dr.Naram'ın bitkisel formülleriyle bağlantılı olduğuna inanıyorum, çünkü onları almayanların durumu kötüleşti. Emekli olduktan sonra hala bu bitkisel formülleri kullanıyorum ve sağlığıma olumlu etki yaptıklarını düşünüyorum. Uykularım düzeldi, bütün vücudum daha iyi durumda. Herşey için çok teşekkür ediyorum."

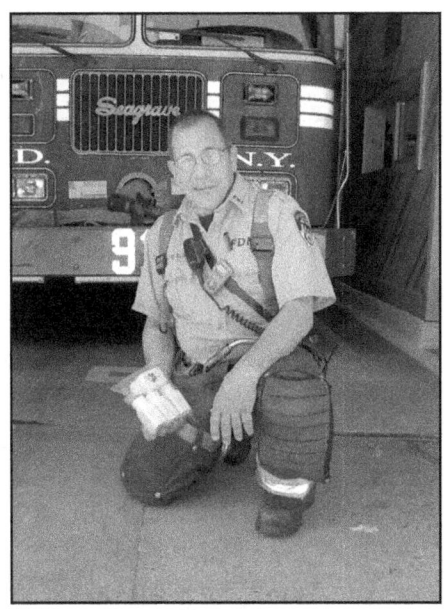

FDNY/Fire Department New York, New York İtfaiyesinden, bitkisel formüllerden yararlanmış olan bir itfaiyeci.

Dinlerken hikayenin çok güzel olduğunu düşünüyordum, ama bir yanım da bunların hepsinin doğru olduğuna inanmakta zorlanıyordu. Bu hikayelerin gerçek olmayabilecekleri de aklıma geldiği için daha çok kanıt gerektiğine inanıyordum.

"Peki ona bu bitkisel formüllerin yaradığına dair elle tutulur kanıt var mı?" diye sordum. Devlet mutlaka 11 Eylül'den kahramanlarına en iyi tıbbi imkanları sağlamış olmalıydı. Acaba aslında onun iyileşmesine yardımcı olmuş olan başka bir şey olabilir miydi?

José; "Bu insanlara yardım için devlet, en küçük bir şeyi bile eksik etmedi, destek sağlamak için her yerden doktorlar geldi. Çok çabaladılar, ama insanlar hala çok sıkıntı çekiyorlardı. Başka yöntemler onlara yardımcı olamazken Dr.Naram'ın birkisel fomülleri harikalar yarattı." diye anlattı.

Stackman, "Bize inanmak zorunda değilsiniz, ama bu da var" diyerek elime bir dergi verdi. *Sağlıkta ve Tıpta Alternatif Tedaviler* adlı bu dergide meslektaş incelemesinden geçerek basılmış olan bir makale vardı. 11 Eylül'de ilk yardıma koşan acil durum görevlileri, Hizmet Edenlere Hizmet Kurumu'nun sponsorluğundaki bir pilot programa katılmışlardı. Makalede anlatıldığı üzere çalışma çok saygın iki doktor tarafından gerçekleştirilmişti. Dr.Naram'ın bitkisel formüllerini kullanmış olan bu acil durum görevlileri ile itfaiyecilerin deneyimleri belgelenmiş ve bu formüllerin, konvansiyonel tıbbi tedavilerden daha etkili olduğu görülmüştü.

Araştırmacılara göre, bitkisel formülleri kullananlar 'önemli gelişmeler' deneyimlemişler, bu yüksek riskli toksine maruz kalmış olan kişilerde görülen sonuçlar itibariyle, konvansiyonel medikal tedavinin, özellikle öksürük, nefes darlığı, yorgunluk, halsizlik, uykusuzluk ve diğer semptomları iyileştirmediği rapor edilmişti. Rapora göre bitkisel reçetelerin olumsuz etkisi olmamış, sadece çok küçük bir yüzde ile başlandığı sırada hafif bir mide rahatsızlığı olmuştu. Yapılan çalışmadaki katılımcılar, daha önceki tıbbi müdahalelerle alınamamış sonuçlar almış, inhaler/astım spreyi almaya ihtiyaçları kalmamış, uyku problemleri büyük çapta çözülmüş, bağışıklıkları yükselmiş, öksürük durmuş, kistler, akciğerlerinde saptanmış olan kara lekeler kaybolmuş, hafızaları gelişmiş, depresyon ve yorgunluk duyguları yok olmuş, enerjileri artmış ve yeniden hayata sarılmışlardı.

Stackman,"Sizinle paylaşabileceğim buna benzer birçok hikaye daha var." dedi. "Bu çalışmalara katılan katılımcıların yüzde doksan sekizi, aynı belirtilerden şikayetçi olan arkadaşlarına bu bitkisel formülleri tavsiye edeceklerini söylediler. Dediklerini de yaptılar, zaten bu sebeple program daha çok genişliyor. Ve yine bu sebeple Marianjii ile konuşmaya geliyorlar. Daha çok bitkisel formülü düzenli olarak nasıl sağlayabiliriz, bunu çözmeye çalışıyoruz."

José ise daha farklı bir yaklaşım içindeydi: "Biliyorsunuz, genellikle Hindistan veya Afrika gibi gelişmekte olan ülkelerde kriz olduğunda hep A.B.D. veya Avrupa yardım eder. Bu ilk defa karşılaştığım bir örnek oldu. İlk defa, 'gelişmekte olan ülke' sayılan bir ülkeden, A.B.D.'ne yardım geliyor ve büyük bir insani yardım yapılıyor. Dr.Naram, hala A.B.D.'ndeki insanlara yardım etmeyi sürdürüyor. Çok umutsuz bir durumda olduğumuz bir zamanda da bu yardımı yaptı, hem de kendi parasıyla!"

Daha fazlasını duymak isterdim, ama dışarıda bekleyen taksinin kornası çaldı ve bir kez daha havaalanına gitmek üzere yola çıktım.

"İçimde sizin buna yöneltilmiş olduğunuza dair bir his var."

-Marianjii

Marianjii beni kapıya kadar geçirdi, doğrudan gözlerime bakarak, "İçimden bir his, sizin bir şekilde buna yönlendirilmiş olduğunuzu söylüyor. Belki siz doğmadan önce var olan bir ilişki vardı. Kimbilir, belki de biz size yönlendirildik, mutlaka hayatlarımızda yapmamız gereken bir şey var." dedi.

Ne cevap vereceğimi bilemedim, ama zamanını aldığım için ona teşekkür ettim ve taksiye bindim. Arabanın arka camından Marianjii'nin evine baktığımda, o eve gitmeden önce tam tersi duygular içinde olduğumu hatırladım. Düşünmem lazımdı. Marianjii, Stackman ve José'nin, Dr.Naram ve çalışmaları hakkındaki kanaatleri kendi kuşkuculuğumu sorgulamama sebep oldu. Onlarla karşılaşmam, hangi yiyeceklerin benim için iyi olduğu, bir insanın nasıl uzun yaşayabileceği ve şimdi neden yaşamakta olduğum konularındaki inançlarıma yansımıştı. Belki de inançlar yanlış bilgiye dayalı olduğu için sınırlıydı. Belki de bunlar beni, benim için daha iyi olabilecek bir şeyden alıkoyuyordu.

Bu yöntemlerin başka insanlar üzerinde işe yaramasını görmek çok hoştu, ama benim hala çekincelerim vardı. Hala, Dr.Naram'ın başarısının plasebo etkisi olduğunu düşünüyordum. Ya da belki bunlar, sadece Dr.Naram'a tanınan bazı hilelerden kaynaklanıyordu. Daha fazlasını öğrenmem lazımdı.

GÜNLÜK NOTLARINIZ

Bu kitabı okuyarak deneyimleyeceğiniz yararları daha derinleştirmek ve geliştirmek için birkaç dakika ara verin ve aşağıdaki önemli sorulara cevap verin:

_____
_____
_____
_____

Hiç fiziksel, zihinsel ve duygusal olarak toksik birşeye maruz kaldınız mı?

_____
_____
_____
_____

Kadim şifa konusundaki bu kitaba neden çekildiğinizi düşünüyorsunuz?

_____
_____
_____
_____

Kitabın bu bölümünü okurken, başka nasıl anlayış, soru ya da farkındalık hissettiniz?

_____
_____
_____
_____

BÖLÜM 7

Hayatımı Değiştiren An

Şimdi içinde bulunduğunuz yer, tam Tanrı'nın haritada sizin için dairenin içine alarak işaretlediği yer.

-Hafız

Utah

Utah, Midvale'de anne ve babamın evine ulaştığım zaman, babam kapıda karşıladı. Annemin az önce fırından çıkarmış olduğu ekmeğin kokusunu soludum. Yapılacaklar listesine geri dönmeden önce beni sıcacık bir ifadeyle mutfaktan selamladı. Diyebilirim ki, annem de babam da orada olduğum için biraz rahatlamışlardı. Babamın gözlerine baktığımda, gülümsemesinin ardında derin bir endişe, çalışma odasına doğru benim önümden giderken de fiziksel bir sıkıntı içinde olduğunu fark ettim.

Odanın kapısını arkamızdan kapattıktan sonra, ben masasının önündeki sandalyeye otururken, o da karşıdaki sandalyeye oturmayı tercih etti. Yere bakarken uzun uzun bir sessizlik oldu, herhalde nasıl başlayacağına karar veremiyordu.

Gözlerini yavaşça yerden kaldırdı ve bana baktı. "Annene, hatta kardeşlerine bile söylemedim." Gözlerini yine yere dikti. Alnı kırışmıştı ve yüzünde derin bir endişe vardı. Bense, endişe ve belirsizliğin verdiği huzursuzlukla gözlerimi kocaman açmıştım. Gözlerini yerden kaldırdı, birkaç saniye bana baktı, sonra gözlerini yine kaçırdı. Sağ eliyle alnını ovuşturmaya başladı. Eli yüzünün bir kısmını kapadığı için tam olarak göremesem de gözünün yaşarmış olduğunu fark etmiştim. Sonunda ne şekilde başlayacağını bilemediği sözler ağzından dökülmeye başladı; "Bu haftanın sonuna kadar bile yaşayıp yaşamayacağımı bilmiyorum!" dedi.

Ağzım açık kalmıştı, o gözlerindeki yaşları silerken ben şoke olmuş bir halde onu izliyordum. *Acaba onu doğru mu işitmiştim?* Tam savunmasız yakalanmıştım. Sanki birisi mideme yumruk atmış gibi hissediyordum. Başım dönüyordu. Bu görüşmeden önce aklımda ne varsa hepsi önemini yitirdi ve kayboldu. Kalbim çarpmaya başlamıştı. *Babamı kaybedemezdim. Buna hiç hazır değildim. Bu kadar erken? Ve bu şekilde olmamalıydı.* Daha fazla bilgi edinmem gerekiyordu.

"Neler oluyor, baba?"

"Bunu sana nasıl anlatacağımı bilemiyorum." O anlatmak için, bense dinlemek için çabalıyorduk. "Vücudumda o kadar yoğun bir ağrı var ki, sanki birisi beni kaldırıp duvara çarpmış gibi hissediyorum. Geceleri acılar içinde uyanık vaziyette öylece yatıyorum." Birden yine alnı kırıştı, yine yere bakmaya başladı.

"Ne diyecektin, baba?"

Gözleri hala yere dikiliyken başını iki yana sallayarak şöyle dedi; "Biliyorum, hiçbir evlat bunu babasından duymak istemez, ama o kadar çok ağrım var ki, ne yalan söyliyeyim, sabahı görecek kadar yaşamayı istediğimden bile emin değilim."

Bu sözler, kalbime bir kaya gibi oturmuştu. Babam her zaman çok pozitif bir insan olmuştu ve hiç yaşadığı zorluklardan söz etmezdi. Ettiği zamanlarda da büyük bir iyimserlikle her şeyin daha iyiye gittiğini, çevresindeki iyi insanların ona yardım ettiklerini söylerdi. Onun şimdiye kadar hiç bu kadar kasvetli sözler söylediğini duymamıştım. Duygularımı bir türlü kontrol altına alamıyordum.

Babam bana baktığında yanaklarımdan dökülen gözyaşlarımı silmeye çalışıyordum. Yanıma gelip sağ elini omuzuma koydu. Çocukken ablamı kaybetmiş olmak zaten yeterince bir travma yaratmıştı, ama artık babamı da kaybetmeye dayanamazdım. Her zaman onun düğünümde bulunacağını ve gelecekteki çocuklarıma masallar anlatacağını hayal ederdim. Ona hiçbir zaman sormamış olduğum sorular, yapmadığım birçok şey vardı, bunun için hep daha zamanımızın olduğunu düşünürdüm. Şimdi onunla geçirebileceğim sadece birkaç günümün kalmış olduğuna inanmak istemedim.

Kafam iyice darmadağınık olmuştu, o anda en çok neyin önemli olduğuna odaklanmaya çalışıyordum. Kendimi toparlayıp, "Sana nasıl yardımcı olabilirim, baba?" diye sordum.

"Evet, senin yardımına çok ihtiyacım var, evlat, sen hep çok sorumluluk sahibi bir insan oldun, birinin bütün kayıtlarımı, hesaplarımı ve şifrelerimi bilmesi gerekiyor. Bir sabah hiç uyanamazsam şaşkınlık yaşamayın, annenin uğraşması gereken sorunlar çıkmasın."

İtidalini koruyarak ve düşünerek konuşuyordu, ama çok yorgun ve depresyonda olduğu belliydi. İçinde şifrelerinin yazılı olduğu dosyayı almak üzere masasının çekmecesini açarken, arkasında başka bir şeyler olduğunu gördüm. Normal zamanlarda masasının üzerinde hep kağıt yığınları olurdu, oysa şimdi bunlar masaya tepilmiş, yerini içi ilaçlarla doldurulmuş bir ayakkabı kutusu almıştı.

"Oğlum, şu anda tek konuştuğum kişi sensin, çünkü diğerlerinin endişelenmesini istemiyorum, ama herşeyi yoluna koymam lazım."

Hayatının sona ereceğine dair söylediklerine inanmak istemiyordum, ama şifrelerini almamın içini rahatlatacağını biliyordum. Mümkün olduğunca iyi dinledim. Ve yeniden sorular sormaya başladım. "Sana ne tedavi verdiler? İşe yarayacak başka birşeyler de olmalı!"

"Çok saygın 4 doktora gidiyorum. Düşünebildikleri herşeyi yapmaya çalışıyorlar. Bu ay, dört uzmandan ikisi, benim için daha fazla ne yapabileceklerini bilmediklerini söylediler. Bildikleri herşeyi yaptıklarını belirttiler, ama artık başka bir şey düşünemez hale geldiler, yani artık onların da umudu kalmadı!"

Babam yıllardır sıkıntı çekiyordu, ama hiç şikayet etmediği için durumun bu kadar kötü olduğuna dair en ufak bir fikrimiz bile yoktu. Yetmiş bir yaşındaydı, ama daha 25 yaşındayken romatoid artirit tanısı konmuş ve çok güçlü ilaçlar verilmişti. Yan etkiler ciddi problemlere yol açmış, başka doktorlara gönderilmiş, daha da fazla ilaç yüklenmişti. Yüksek kolesterol, tansiyon, göğüs ağrısı, bacak ağrısı, diabet, uyku problemleri, artan depresyon ve erken bunama da dahil, hepsi için 12 ayrı ilaç alıyordu. Annesinin, yani babaannemin ağır Alzheimer'ı vardı, dolayısıyla kendisinin de olacağı endişesindeydi. Bunun üstüne kalbine iki stent takılmışken, bir de bypass ameliyatı olması gerektiğinden söz ediliyordu.

Çözüm bulamamışlık ve umutsuzluk duyguları içinde kıvranırken; "Baba, sana Hindistan seyahatim hakkında çok fazla şey anlatmamıştım, ama şimdi orada tanık olduğum vakaları seninle paylaşabilir miyim?"

Daha önce pek anlatmamıştım, çünkü kendim bile inandırıcı bulmuyordum, ama bu kez babama hatırlayabildiğim bütün hikayeleri anlattım. Bunlar, iyileşmesinin mümkün olduğuna dair belki umut sağlayabilirdi.

Derin bir nefes aldım ve "Baba, bir de Babalar Günü dolayısıyla, Dr.Naram neredeyse ona gitmek için sana uçak biletini ben alabilir miyim?"

Dr.Naram'la tanışmak belki ona umut sağlayabilirdi, ama o an gözüme daha da yorgun göründü. Vücudunda o kadar çok ağrı vardı ki, uçağa binmek düşüncesi bile kötü geldi. Ama ondan da önemlisi, birinin sadece nabzını tutarak ona yardımcı olabileceğini hayal bile edemiyordu, çünkü zaten son derece kapsamlı medikal testlerden geçmiş, en iyi doktorlara görünmüştü.

"Alternatif terapileri zaten denedim, homeopati, refleksoloji, akupunktur, Çin Tıbbı ve daha birçoğu. Hepsi çok iyi neticeler vaadediyordu, ama benim durumumda çok rahatlama sağlamadılar. Oğlum, gerçekten, sadece şifrelerimin nerede olduğunu unutma yeter".

"Baba, bu konuda bana güvenebilirsin, ama şunu en azından bir deneyelim mi?" İsteğimin yoğunluğundan dolayı oluşan stresi belliydi.

"İyi haber şu ki, artık bu noktada kaybedecek hiçbir şeyim yok!"

California
Melekler Şehrine Dönüş

Gerçek şu ki, Dr.Naram'ın babama yardımcı olabileceğini bilmiyordum, ama yöneleceğim başka bir yer de yoktu. Internet'e girip Dr.Naram'ın programına baktım, telefon ettim ve Los Angeles'ta klinik yapılan yerde babam için bir randevu aldım. Hiç vakit kaybetmedim.

Oraya ulaştığımızda çoktan beklemekte olan bir kalabalık vardı. Birçok kişi ya form dolduruyor, ya da isimlerinin anons edilmesini bekliyorlardı. Babam, vücudundaki ağrıdan çok yorulmuş, rengi solmuştu. Söylediklerine göre, bekleme süresi 3-6 saat arasında değişiyordu.

Birgün önce Dr.Naram bir yerde konuşma yapmış olduğu için, her zamankinden daha fazla kalabalık vardı. Oradakilerden Dr.Naram'ın 6 dakika süreyle alkışlandığını duyunca şaşırmıştım. Babamla beklerken, arada bir Dr.Naram ile görüşmeden çıkan birileri oluyor, yanıma geliyor; "Siz Dr.Clint misiniz?" diye soruyor, ben "Evet, ama tıp doktoru değilim, üniversite araştırmacısıyım" diye düzeltirken, "Dr.Naram hikayemi sizinle paylaşmamı istedi" diyorlardı.

İsimlerini soruyordum ve onları Dr.Naram'a hangi sebebin getirmiş olduğu konusunda konuşuyorduk. Yine, insanların sırf onu görmek için dünyanın ne kadar uzak noktalarından gelmiş olduklarına şaşırıyordum. Hepsi farklı, her ırktan, etnik kökenden, dinden ve sosyo-ekonomik statüdendi.

Babam konuşmalara katılamayacak kadar yorgun görünüyordu, dolayısıyla onlarla odanın bir kenarında veya koridorda görüşüyor, görüşmeler arasında gidip gelip bilgileri babamla paylaşıyordum.

İlk defa gelen bir hasta, Dr.Naram'la görüştükten sonra, kendisi tek bir kelime bile etmemişken onun birçok şeyin yolunda olmadığını söylemesine inanamadığını söyledi. Buna omurgasında iki yerdeki rahatsızlığı tanımlaması da dahildi. Hasta, tıbbi raporları ve tarama kayıtlarını da getirmişti ve Dr.Naram'ın nabzına bakarak vermiş olduğu bilgiler tam olarak eldeki belgelerle örtüşüyordu.

Başka bir adam, Dr.Naram'ın sadece nabıza bakarak diabet ve kalp damarında tıkanıklık olduğunu anlamasına hayret etmişti. Dr.Naram'ın doğru tespiti ile şeker seviyesinin yüksek, kalp damarının tıkalı olduğu ortaya çıkmıştı. O yörede bulunan bir otelin sahibi ise çölyak hastası olduğunu ve glutenin çok ağrılara sebep olduğunu söylemişti. Dr.Naram'ı görmeden önce, glutenli besinlerin inanılmaz ağrılar verdiğini, oysa artık piza yiyebildiğini, hatta birkaç bardak bira bile içebildiğini belirtti.

Amerikalılar dahil, bütün bu insanların, bu alternatif şifa yöntemine açık olmaları beni merak içinde bırakmıştı. Dr.Naram'ın uzun yıllar eğitim vermiş olduğu Dr.Giovanni'ye sorduğumda benim ifade ettiğim düşünceyi düzeltti ve Dr.Naram'ın yaklaşımına neden *'alternatif'* dendiğini anlayamadığını, çünkü bu yöntemlerin modern batı tıbbının binlerce yıl öncesinden de var olduğunu söyledi. Aslında Dr.Naram'ın ve diğer geleneksel şifacıların yaptıklarına orijinal, modern batı tıbbına *'alternatif'* denilmesi gerektiğini, bu yöntemlerle ilgili olarak uyuşmazlığın gereksiz olduğunu, kullanılması gereken terimin *'tamamlayıcı tıp'* olmasının yeterli olacağını belirtti.

Ben Dr.Giovanni ile konuşurken, babamın sandalyesinde belirgin bir rahatsızlık içinde kıpırdandığını gördüm. Dr.Giovanni'nin Dr.Naram'ın yöntemlerine ne kadar güvendiğini görünce beni rahatsız eden bir düşüncemi de açığa vurdum. "Çoğu hastaya, Dr.Naram'ın nabız okuma yoluyla nasıl doğru teşhis koymuş olduğunu biliyorum, ama bazıları da vardı ki, nabızlarına baktıktan sonra onun bazı noktaları kaçırmış olduğunu belirtmişlerdi."

Dr.Giovanni, "Şimdiye kadar toplam kaç kişiyle konuşmuştun?" diye sordu.

"Şimdiye kadar, Hindistan'da ve burada, belki yüz kişi falan eder."

"Ve bütün bu insanlar arasında kaç kişi, onun bazı noktaları kaçırmış olduğunu söyledi?"

"Belki, iki ya da üç olabilir."

"Önce bu avarajın bu kadar yüksek olması önemli değil mi? Sizin vermiş olduğunuz örneklere bakılırsa yüzde 97 doğruluk var. Üstelik bu çok kısa bir süreçte, çok çeşitli konularda yer almışken böyle. Biliyor musunuz, batı tıbbında biz doktorlar, çok kapsamlı testlere rağmen, problemin kaynağının ne olduğunu bazen hala tam olarak olarak tanımlayamıyoruz. Örneğin; yüksek tansiyonu ölçerek yüksek olduğunu anlıyoruz, ama bunu yapabildiğimiz zamanların yüzdesi ancak yüzde yirmi! Bu da zamanın yüzde sekseninde, en iyi tahminimizi yapıyor ve kontrol altına almak için ilaç yazıyoruz. Eğer ilaçların çok fazla yan etkisi varsa, o zaman daha iyi geleceğini düşündüğümüz başka bir ilaç veriyoruz. Burada söylediklerim tabii ki, "Dr.Naram hatasızdır veya hiç hata yapmaz" şeklinde anlaşılmasın, her ne kadar son derece yetenekli ve başarılı olsa da neticede hepimiz insanız. Gördüğüm kadarıyla, derinlerdeki kök sebebi tanımlama açısından başarılı olduğu vakaların yüzdesi son derece yüksek. Tavsiyelerine uyulduğu takdirde, insanları o sıkıntılardan kurtarma imkanı da aynı oranda hayli yüksek oluyor.

"Nasıl olur da, modern batı tıbbından binlerce yıl daha eski olduğu halde kadim şifa 'alternatif' oluyor? Denecek bir şey varsa ancak 'tamamlayıcı' ifadesi kullanılabilir. Bu yöntemler konusunda herhangi bir uyuşmazlığa düşmeye hiç gerek yok."
-Dr.Giovanni Brincivalli

Bilmeniz gereken bir şey daha var: Dr.Naram, problemleri tarif etmek için, batı tıbbından daha farklı bir kelime haznesi kullanır. Daha farklı, daha kadim bir anlayış içindedir ve hastalıkları farklı şekilde sınıflandırır. Herşeyden önce hastalık demez, sıkıntıları 'rahat-sızlık' olarak tanımlar. Yıllardır çok az kişi bana da Dr.Naram' ın nabız okuma sırasında bir şeyi nasıl gözden kaçırmış olabileceğini sormuştur. Geriye dönüp Dr.Naram'ın notlarına baktığım zaman, aslında kök sebebin ne olduğunu, batı tıp sözlüğüne göre isimlendirmese bile, kendi kadim şifa bilimine göre gayet doğru olarak tanımlamış olduğunu gördüm. Örneğin; onun usta silsilesinde, *'kanser'* diye bir problem yok! Kanseri bir problem olarak görmüyorlar. Bizim kanser dediğimizi kadim şifada onlar *'tri-doshar'* dedikleri daha derin bir dengesizlik belirtisi olarak adlandırıyorlar. Ve bu usta şifacılar, dengesizliği çözmek için, zaman içinde kendini kanıtlamış sofistike yöntemler kullanıyorlar. Kapsamlı deneylerle bu rahatsızlık da, belirtileri de yavaş yavaş kayboluyor."

Dr.Giovanni'nin dediklerini tam olarak kavrayamamıştım, bu yüzden başka sorular sordum. Ancak cevaplarından ziyade, endişemi azaltan onun Dr.Naram'a olan güveniydi. Babamı buraya getirmiş olduğum için, deli olmadığımı kanıtlamak için mümkün olduğu kadar çok delil arıyordum. Arada sırada babamın yanındaki sandalyeye her oturuşumda, sandalyesinde kıpırdanmadan önce bana gülümsemeye çalışıyordu. Bu kez ona su götürdüğümde iki eliyle tutarak minnetle içti.

Daha sonra yanıma, Hindistan'ın başka yerlerinde, Pakistan'da ve Bangladeş'te doğmuş, ama A.B.D.'nde yaşayan başka hastalar geldiler. Dr.Naram ile yaşamış oldukları deneyimlerinden başka, onların hayatları hakkında da epeyce bilgi sahibi oldum. Bir anne şöyle anlattı: "Kocamla Amerika'ya geldiğimiz zaman bunun çocuklarımız için iyi olacağını düşünmüştük. Çocuklarımız Hindistan kültürü, inanç ve geleneklerine olan ilgilerini kaybedince çok üzüldük. Telefonlarına ve bilgisayarlarına bağımlı oldular ve okuldan ziyade, arkadaşlarıyla birlikte olmaya başladılar". Kadın, çocuklarının geleneklerini iyice unutup, yaşlandıklarında zaman anne ve babalarıyla ilgilenmeyeceklerini düşünüyordu.

Şimdi California'da okuyan ve çalışan Hintli ve Pakistanlı gençler grubu vardı. Hepsindeki sıkıntılar, onları Dr.Naram'dan yardım istemeye yöneltmişti.

Genç bir adam; "Bizim gibi gençler hep kimlik bunalımı yaşarlar. Kendimizi her iki kültüre de ait hissetmeyiz." dedi. Amerika'daki en iyi üniversitelere girmiş de olsalar bazıları uyuşturucu, alkol, sekse dalmış, ailelerinin hiç onaylamadığı ilişkilere girmişler, tabii bunlar da onları ailelerinden koparmıştır. Genç adam devam etti; "Hep düşük pozisyonlarda tutulur, daha az maaşa daha çok çalışmamız beklenir ve saygı görmeyiz. Bu hep yabancı statüsünde olmamızdan kaynaklanır."

Bazen genç kadınların, ülkede kalmalarını sağlayan işi kaybetmemek için işverenleri tarafından cinsel tacizlere uğradıklarını duymak ise çok üzücüydü.

Bir kız öğrenci, okul ve ilişkiler yüzünden çok strese girmişti ve kendisi için iyi olan yemeği yiyemiyordu. Hormonal dengesizlik tanısı konmuş, çok kilo almıştı. Ardından sivilceler ve deri problemleri artmıştı. Oysa birkaç yıl önce dergilere modellik yapıyordu. Artık dışarı bile çıkmıyor, kendisinden hoşlanmıyor, o haldeyken evliliği bile düşünemiyordu. Mükemmel olması için çok baskı yapmış olan ailesine de fena halde içerliyordu.

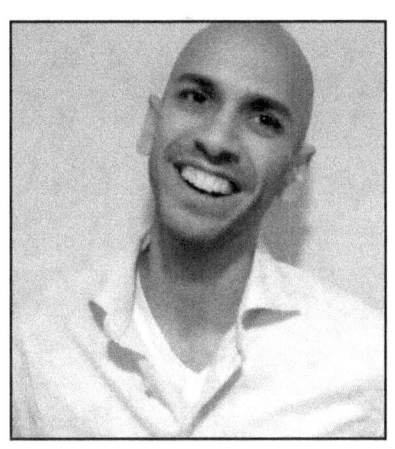

Samir, Boston'da yaşayan bir genç avukat. Bu sayede vitiligoyu yenmiş.

Oysa olmadığım halde, mükemmel olmam için bana da baskı yapılmıştı.

Sonra genç bir avukatın hikayesi beni oldukça rahatlattı. Ailesi Hintliydi. A.B.D.'ne geldiklerinde çok küçük olduğu için kendisini Hindistan'a çok bağlı hissetmiyordu. Aslında biraz da ailesinin kültürünü küçümsüyordu. Sonra hukuk fakültesindeyken vitiligo olmuş. Derisinde beyaz lekeler oluşmuş. Önce kollarına, sonra ellerine ve yüzüne yayılmış. Bu durumdaki birçok genç gibi özgüveni sarsılmış ve evlilikten kaçmaya başlamış. Batı tıbbında bu konuda kesin sonuç sağlanamamış, dolayısıyla Dr.Naram'ın da yardımcı olabileceğini uzak bir ihtimal olarak görmüş, ama yine de denemek istemiş. Dr.Naram'la tedavi sonrasında yavaş yavaş derisinin rengi yerine gelmeye başlamış, iki yıl sonra ise bütün beyaz lekeler kaybolmuş!

"Eğer bizzat dememiş olsaydım, kadim şifaya inanmazdım, ama bu kendi kültürüme, mirasıma ve köklerime saygı duymamı sağladı."

-Samir

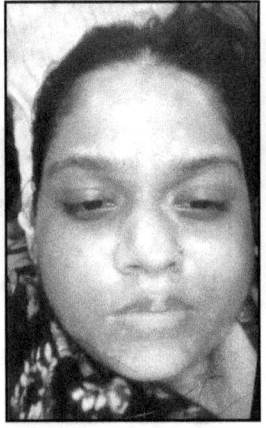 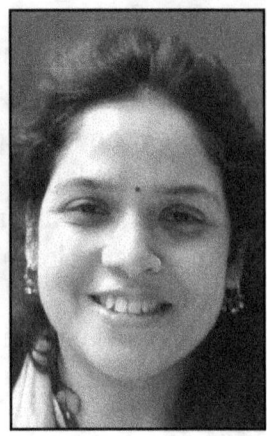

Solda: 10 yıl boyunca vitiligosu olan kadın. Sağda: Dr.Naram'ın diyeti ve bitkisel reçetelerini disiplinli bir şekilde kullanınca kadının aylar sonraki hali.

GÜNLÜK NOTLARIM
Sağlıklı bir deriye sahip olmak için 3 Kadim Şifa Sırrı*

1. Marmaa Shakti – Sağ elinizin yüzük parmağının en uç boğum kemiğini, sağ elinizin baş ve işaret parmakları arasına alıp 6 kere sıkıp bırakın. Güç içinde defalarca yapın.

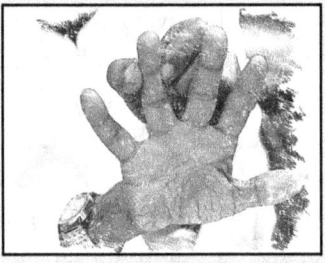

2. Bitkisel reçete – Genç avukat Samir; neem ağacından, zerdeçallı, hindistan cevizi yağlı, hint fesleğenli ve kara biberli içeriğe sahip bitkisel tabletler ve krem kullanmış.

3. Diyet sırları – Glutensiz, şekersiz ve içinde süt ürünü olmayan yiyecekler tüketin.

Bonus: Ana içerik dahil olmak üzere bitkisel formüller için bilgi, kitabın "ek" bölümündedir. Sağlıklı bir deriye sahip olmak için daha fazla sır keşfetmek isterseniz, lütfen MyAncientSecrets.com internet sitesi bknz.

"Amerika'da büyümüş ve benim gibi kendi Hint kültürüne pek saygı duymayan birçok Hintli Amerikalı var. Dr.Naram'ın yöntemi beni birçok yönden değiştirdi. Eğer bizzat denememiş olsaydım, ben de inanmazdım. Bu problemin çözümünün batı tıbbında bulunamadığını görüp de kadim şifa bilimi uygulayan bir Hintli doktordan geldiğini görünce kendi kültürüme, mirasıma ve köklerime saygı duymaya başladım."

Sonra yanıma çok hoş, genç bir Müslüman çift geldi. Erkek olan, "Ülkemizi, daha fazla huzur ve fırsat bulmak için terk edip Amerika'ya geldik, ama insanlar terörist olduğumuzu düşünüp bize çok kötü davrandılar. Arkadaş edinmek için çok gayret ettik ve gerçek İslamiyetin barış dolu olduğunu gösterdik. Amerika'da aile oluşturup çocuklarımızı büyütmek istedik, ama rüyamız paramparça oldu." Çünkü doktorlar genç adama "Azoospermia" tanısı koymuşlardı. 'Sperm sayımı sıfır' anlamına geliyordu.

"Altı yıl umutla bekledik", birçok uzmana gittik, bebek sahibi olmak için yaklaşık 80 bin dolar harcadık. Ancak batı tıbbı bize bir çözüm getiremedi. Finansal ve duygusal olarak sömürüldük. Sonra Dr.Naram ile karşılaştık. Derin şifa için bize söylediği her şeyi aynen yerine getirdik ve bir yıl içinde yeniden test yaptırdığımda sperm sayım beş milyondu. Doktorlar ilk testin doğru olup olmadığını sorgulayarak bunun bir mucize olduğunu söylediler."

Sonra bana önceki ve sonraki tıbbi raporları gösterdi. "Birkaç yıl içinde eşim hamile kaldı ve bugün Dr.Naram'a bebeğimizi gösterip teşekkür etmeye geldik." Karısının yanaklarından dökülen gözyaşlarını sildi, ona sarıldı ve sevgiyle sırtını ovaladı. Birlikte 'mucize' bebeklerine baktılar.

Bu kez yanıma türbanlı, uzun sakallı, adı Gucharan Singh olan bir Sih geldi. California, Bakersfield'de politika ile uğraştığını anlattı. Bu arada Sih'lerin Amerika'da tamamen yanlış tanınmış olan insanlar olduklarını öğrendim. Bu adamcağız, Dr.Naram'ın kendilerini çok iyi anladığını düşünüyordu. "Dr.Naram bana, aileme ve dostlarıma çok yardım etti ve yüksek kolesterol, artirit, diabet, yüksek tansiyon ve hormonal dengesizliklerimizi iyileştirdi."

Büyük bir minnettarlıkla, California, Bakersfield Belediye

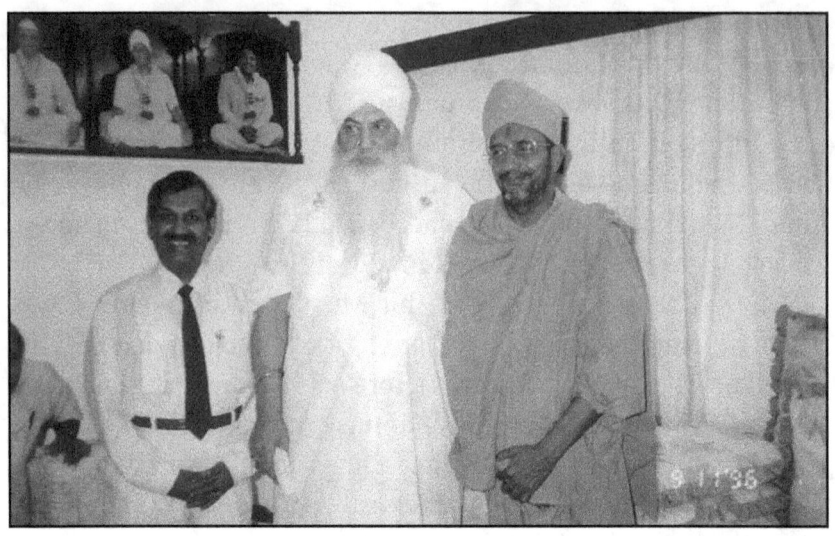

Dr.Naram, Yogi Bhajan Singh ve H.H.Hariprasad Swamijii ile birlikte.

Başkanı'nın Dr.Naram'a Sih topluluğuna vermiş olduğu destek ve katkıları için ödül vermesini sağlamıştı. Bu arada Dr.Naram'ın hastalarından birinin de, dünyadaki en tanınmış Sihi olan Yogi Bhajan Singh olduğunu öğrenmiş oldum.

Gucharan ve diğerlerinin anlattıkları çok ilgimi çekmişti, çünkü Dr.Naram'ın gerçekten babama yardımcı olup olamayacağını bilmek istiyordum. Hindistan'a ilk gittiğimde kuşkuculuğum yüzde seksen, merakım yüzde yirmi oranındaydı. Şimdi ise çoğu kişinin iyileştiğine dair kanıtlar vardı, ama sonradan değişme oranını kestiremiyordum. Ayrıca, iyileşmenin Dr.Naram'ın o hastaları iyileşmeye ikna etmiş olmasıyla sağlanmış olup olmadığını da bilmiyordum. Kimbilir, belki de öyle iyileşmişlerdi. Ancak bu noktada olağanüstü vakalar görüp duyunca, kuşkuculuğum yüzde elliye düştü. Hala gardımı indirmemiş de olsam, diğer yüzde ellilik bölüm gittikçe artan bir meraktan ve çılgın bir umuttan oluşuyordu. Dr.Naram'ın yaptığı, insanları iyileştirmeyi önceden kestirme şeklindeydi veya en azından babama yardımcı olabilirdi. Duyduğum her deneyim ile daha fazla umutlanırken, babamın vücudundaki ağrılar daha kötüleşiyordu. Sırası gelinceye kadar, bir otel bulup babamı dinlenmeye aldım.

Şifaya İhtiyacı Olan Bir Şifacı

Bekleme odasına döndüğümde bu kez yanıma gayet sağlıklı görünümlü, sakallı bir beyefendi geldi. Sıcak ve sıkı bir şekilde tokalaştı ve kendisini Haham/Yahudi din adamı Stephen Robbins olarak tanıttı. Bir Haham ve Kabalistti, yani kadim Yahudi manevi geleneğinin bir uygulayıcısı, aynı zamanda da klinik psikolog olarak görev yapıyordu. Batı kıyısındaki ilk ruhban okulu olan California, Yahudi Din Akademisi'nin kurucularındandı.

Birkaç yıl önce, Stephen, çeşitli hastalıklar nedeniyle ölüme yakın deneyimler yaşamıştı. Hastalıktan önce çok sağlıklı ve son derece atletik olup, 130 kilodan fazla ağırlık kaldırabilir durumdaydı. Ancak zamanla kasları erimeye başlayınca doktorlar yüksek dozda kortizon vermişler, bu da müthiş kemik erimesine sebep olmuştu. Bir de grip olunca akciğerleri iki kere çökmüş, iki kere öbür dünyaya gidip gelmişti. Bu sağlık krizleri beyindeki hipotalamus, hipofiz ve bütün endokrin sisteminin fonksiyonlarını bozmuş, hiç testosteron veya büyüme hormonu üretmemiş, bu olmayınca da hücreleri yenilenememişti.

"Yapabildiğim her şeyi yaptım, ama hiçbiri işe yaramadı" diye anlatıyordu. "İlaçlar ve tedavilerle ancak hayatta kalıyordum. 2005'te bir akciğer enfeksiyonu daha olunca, ciğerlerim yine çöktü".

Stephen, bağımsız olarak nefes alabilinceye kadar haftalarca hastanede yatmıştı. Tam taburcu olmaya hazırlanırken bu kez ağır zona olmuş ve bu omurgasındaki diskleri etkilemişti. Bedeninin sağ tarafındaki sinirler zonadan o kadar etkilenmişti ki korkunç ağrılar çekmeye başlamıştı. "Sinir ağrısı o kadar feciydi ki, sanki önden arkaya, arkadan öne şimşekler çakıyordu. Adeta cildime asit dökülüyor gibiydi. Diğer yandan da kas ağrıları kasılmalar, kramplar şeklinde geldiği için nefes almakta zorlanıyordum. Yedi ay boyunca morfin ve ağrı kesici alınca tam bir ebleh gibi olmuştum, hayatım boyunca bir ot gibi yaşayacağımı düşünüyordum. Doktorlar ne yapacaklarını bilemediler."

Bir arkadaşı Dr.Naram'a görünmesini tavsiye edinceye kadar işler iyice kötüleşmişti.

"Batılı zekaya göre, bir hastayı sadece birkaç dakika görüp de tanı koymak son derece alakasız gelir ya. Batıda kan testi yapılır, MR'a sokulur, çeşitli doktorlar bakar. Ancak, Dr.Naram'ın şifa tarzı hasta olmaya değil, iyi olmaya dayalı. Derin şifaya, tamamen farklı bir yaklaşımla; bedeniniz, zihniniz ve ruhunuz da katılıyor."

Gözümün içine baktı ve "On altı yaşından beri din adamı ve şifacıyım. Şimdi altmış bir yaşındayım ve Dr.Naram'la ilk kez karşılaştım. Kendimi başka ellere de teslim edebildim. Çok derinliği olan bir andı." dedi.

Bir yandan onun deneyiminin babamla nasıl bir bağlantısının olabileceğini düşünürken, diğer yandan da dikkatle dinliyordum. Stephen, Hindistan'da Dr.Naram'ın kliniğine ulaştığında tekerlekli sandalyedeymiş. Hayatta kalmak için, yanında insan büyüme hormonu HGH getirmiş ve kaldığı yerdeki ev sahibine buzdolabında saklanması gerektiğini tembih etmiş, ancak ev sahibi yanlışlıkla buzluğa koymuş olduğu için Stephen mahvolmuş. Hemen çözüm için Amerika'daki doktorlarını aramış, ama onların yapacakları hiçbir şey olmadığını anlayınca Dr.Naram'a teslim olmuş.

Dr.Naram, HGH'yi yenilemek ve testosteron seviyelerini korumak için kadim silsilenin ilkelerine dayalı özel bir bitkisel karışım hazırlamış.

Stephen "Başka hiçbir seçeneğim yoktu, dolayısıyla bütün talimatlarını aynen uyguladım" diye devam etti. "İlk haftanın sonuna doğru tekerlekli sandalyeden kalktım, hergün kendimi daha iyi hissettim. Üçüncü hafta kan testi yapıldı, işte o zaman mucizelerin mucizesini gördüm. Bütün o travmadan sonra, yeni kan sonuçları olağanüstü bir şey gösterdi. Yıllardır ilk kez vücudum kendi büyüme hormonunu üretiyordu ve seviyeler de benden çok daha genç olan kişilerin seviyelerine eşitti! Daha önce de testosteron alıyordum, ama artık vücudum kendi testosteronunu kendi üretiyordu! Tiroidim de oldukça normale dönmüştü. Çok şükür pankreasım da normal çıktı. Timüs ve immün sistemim de şifalı bitkilerle desteklendiği için artık fevkalade çalışıyor."

İyileşme sürdü, uçaktan indiğimde karım beni tanıyamadı. 13 kilodan fazla kaybetmiştim, ama daha güçlüydüm. Otuz yıl önce ilk karşılaştığımız zamanki halime benzediğimi söyledi. Saçım koyulaşmış ve yoğunlaşmıştı. İnanılmaz bir şeydi."

O zamandan beri haham jimnastiğe devam ediyor. Ne demek istediğini kanıtlamak için kolunu omuzuna kadar sıvadı ve iyice sertleşmiş pazusunu gösterdi. Gülümsemekten kendimi alamadım. Gözlerinde bir çocuk neşesi ile bana pazusunu gösteren hahamın görüntüsünü hiç unutamıyorum.

Onun bu iyileşme deneyimini babama nasıl tarif edeceğimi düşünerek Stephen'a sordum; "Peki bunu anlamayan, senin bu deneyiminin imkansız olduğunu düşünen kişilere nasıl anlatırsın?"

"Gerçeği bulmanın çeşitli yolları vardır" diye yanıtladı, kötü ilaç diye bir şey yok, ama yanlış zamanda, yanlış uygulanan ilaç vardır. Dr.Naram, bir bakıma, beden, zihin ve ruhun daha derin iyileşmesi için bir şifa desteği sağlıyor. Dr.Naram'ın formüllerinin çoğu, bu terimi kullanmayı sevmesem de 'yaşlanmaya karşı' formüller. Buna daha ziyade gençliği muhafaza etme denilebilir.

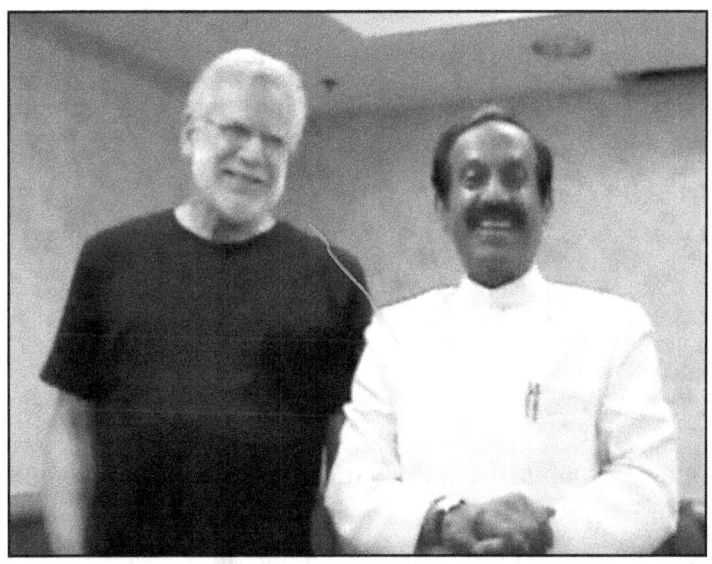

Haham Stephen Robbins, Dr.Naram ile.

> *"Siddha-Veda'nın bilgeliği çok derin. İnsan varlığının yapısı, bizim bilimsel batı terimleriyle tarif edeceğimiz şekliyle değil, kadim bilime göre anlaşılır."*
> -Haham Robbins

Benim deneyimimde şifa bitkileri, bedenin enerjiyi kendini yok edici şekilde değil, sağlıklı bir şekilde üretip yakmasını sağlıyor. Onları almanın bir sonucu olarak hissettiğim enerji ve dinçlik inanılmaz. Siddha Veda bilgeliği inanılmaz bir şey, ama bu kadim olduğu için değil. Aslında bir şeyin eski olması onun gerçek ve bilgece olduğu anlamına gelmez. Biliyorum, bazı yaşlı insanlar pek akıllı değiller ve çok yıkıcı olan belirli eski dini inançlar var. Ancak, Siddha-Veda'da çok derin bir bilgelik var ve şimdi bizim bilimsel batı terimleriyle tarif edilemeyen, ama kadim bilimin anladığı insan yapısının tamamını kavrıyor. İlkeler, derin şifa için gerçekten çok etkili ve bunlar binlerce yıllık deneyim ve uygulamaların sonuçları..."

Herkes de Çok Mutlu Sayılmazdı

Haham Robbins'e teşekkür ettikten sonra, babamın sırasına daha kaç kişi olduğuna bakmak üzere bekleme salonuna gittim. Birden bir karışıklık çıktı, bir adam bağırıp çağırıyordu.

"Ben beklemek istemiyorum! Benim kim olduğumu biliyor musunuz? Forbes Dergisi'nin bile tanıdığı bir Hintliyim! California Üniversitesi'nin Tıp Fakültesi'ne milyonlarca dolar bağış yaptım! Beni bekletemezsiniz!"

Bekleyen diğer insanlar, zengin ve gürültücü olduğu için onun önce girmesini tabii ki istemediler, ama oradaki görevliler daha fazla olay çıkmaması için Dr.Naram'ın onu bir an önce görmesi gerektiğini düşünerek içeri tarafa aldılar.

Hikayenin sonrasını Dr.Naram'dan duydum.

Nabzına bakarak adamın sağlık problemini görmüş. 'Donuk

GÜNLÜK NOTLARIM

Erkeklerde Sağlıklı Hormon Seviyelerini (HGH veya Testosteron) Destekleyen 4 Kadim Şifa Sırrı

1) **Bitkisel Reçeteler** – Stephen, hormonların sağlıklı çalışması için bazı bitkisel tabletler almış. Bu tabletlerin içeriğinde susam, tribulus, tinospora, hint jinseengi ashwaganda kökü, hint kuzu kök sapı ve kadife fasulyesi tohumu.*

2) **Marmaa Shakti** – Sol iç kolda, bilekten aşağıya, küçük parmak hizasından aşağıya yanyana 4 parmak ölçerek bulunacak noktaya günde defalarca 6 kere sağ işaret parmakla bastırıp kaldırın.

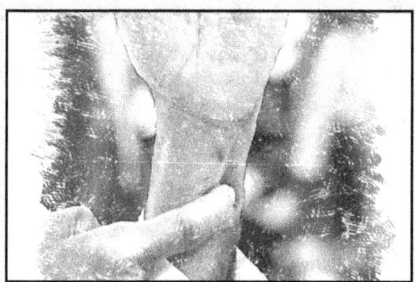

3) **Ev reçetesi** – Dr.Naram'ın Maharaja Gizli Ev Reçetesi: Sabah aç karnına

    ♦ 3 bademi akşamdan suya koyun
    ♦ 3 hurma
    ♦ 3 kakule (akşamdan suya koy, iç tohumunu çıkar)
    ♦ 3 çay kaşığı rezene
    ♦ Dörtte bir çay kaşığı Brahmi tozu
    ♦ Dörtte bir çay kaşığı Ashwaganda tozu
    ♦ Yarım çay kaşığı Kaucha tozu
    ♦ Yarım çay kaşığı Shatavri tozu
    ♦ 1 çay kaşığı tıbbi tereyeği Ghee

4) **Diyet:** Dr.Naram ekşi ve fermente olmuş gıdalardan uzak durulmasını tavsiye ediyor.

*Bonus: Bu kitapta sözü edilen bitkisel formüller için daha fazla bilgi kitabın sonundaki "Ek" bölümünde bulunmaktadır. Erkeklerde sağlık ve iktidar hakkında daha fazla sır keşfetmek için MyAncientSecrets.com websitesine bknz.

omuz' nedeniyle çok yoğun ağrısı varmış ve bütün tedavi ve ilaçlara rağmen sonuç alamamış. California'daki prestijli tıp fakültesine yardımda bulunmuş da olsa, oradaki doktorlar bile hiçbir şey yapamamış oldukları için, artık kolunu bütün işlevleriyle kullanacağına dair umutları sönmeye başlamış.

Dr.Naram bunun bir çaresinin olduğunu biliyormuş ve ona dosdoğru sormuş; "Sorum şu: Kaç para ödemeyi düşünüyorsunuz?"

Adam hiç şaşırmamış, sağlam koluyla bir çek defteri çıkarmış ve boş bir sayfaya imzasını atmış. "Bunun için zaten çok para harcadım, ama hiç sonuç alamadım. İyileştirebilirseniz ücreti siz söyleyin. Ne kadar istiyorsunuz? 10.000, 20.000, 50.000?"

Dr.Naram gülümseyip sakin sakin şöyle demiş: "Her şeyin fiyatı vardır. Bazen para öderiz, bazen zaman ve gayret olarak ödeme yaparız. Bunun için fiyatı parayla ödeyemezsiniz. Sorum şu olacak: ne kadar ödemek istiyorsunuz?"

Adam şaşırarak bakmış: "Zaten söyledim, eğer iyileştirebilirseniz fiyat ne olursa olsun öderim!"

Dr.Naram adamın gözlerinin içine bakıp, "Pekala, demek ne gerekiyorsa yapacaksınız? Peki bekler misiniz?"

"Ne demek istiyorsunuz?"

Dr.Naram açıklamış: "Bugün ödeyeceğiniz ücret bu. Her şeyi yapacağınızı söylediniz ya? Fiyat neyse ödemeyi kabul ettiniz. Şimdi de soruyorum: bekler misiniz?"

Adam bir an tereddüt etse de razı olmuş, ama biraz daha açıklama istemiş. Dr.Naram da "Bugün, beklemenizi istiyorum. 6 saat kadar, olur mu?"

"O zaman odamda uyuyup gelsem olur mu?"

"Tabii ki, gidip 6 saat bekleyin, sonra gelin, size yardım edebilecek miyim bir bakalım"

Adam Dr.Naram'ın ofisinden çıkarken şaşkın, ama oldukça sakindi.

Birkaç dakika sonra, babamın adı anons edildi, sırası gelmişti. Hemen onu getirmeye koştum.

Uzun Bir Altı Dakika

Babam otel odasından yavaş yavaş yürüdü, koridordan ve konferans salonunun yanından geçtik, Dr.Naram'ın odasınının önüne geldik. Dışarıda beklerken babam deneyimlemekte olduğu her şeyi Dr.Naram'a nasıl açıklayacağını bilemediğini söyledi. Bütün gün, insanların Dr.Naram'ın ofisine girip çıkmalarını izlemişti. Hepsi de içeride sadece beş, ya da altı dakika kalıyorlardı. Babam, bana ilaçlarının listesi olan bir kağıt verdi ve "Bu kadar kısa sürede, ben bu listenin tamamını bile okuyamam." dedi.

"Ne kadar ücret ödemeye hazırsınız?"
-Dr.Naram

Dr.Naram'a babamı kendisine getireceğime dair bir mesaj göndermiştim, ama durumu hakkında hiç bilgi vermemiştim. Galiba onu sınıyordum. Birçok inanılmaz vaka görmüş ve duymuş olmama rağmen, içimde bir his hala bütün bunların bir kandırmaca olup olmadığını sorguluyordu. *Yoksa kandırmaca mıydı?*

Babamın odaya yavaşça girişini izledim, ağrıdan kamburlaşmış bir haldeydi. Dr.Naram yüzünde büyük bir gülümsemeyle onu buyur ederken ben sabırsızlıkla dışarıda beklemeye başladım. Bana dakikalar hiç bitmeyecekmiş gibi gelmiş olsa da, tam altı dakika sonra kapı açıldı ve gördüklerime inanamadım. Babam odaya girişinden çok farklı bir şekilde çıkmıştı. Başı ve sırtı daha dik bir durumdaydı ve gözlerinde şaşkın bir merak ifadesi vardı.

Babam, "Peki, nasıl bildi? Ama müthişti!" diyordu.

"Ne oldu? Neyi nasıl bildi?" diye sordum.

"Ona hiçbir şey söylememe gerek kalmadan parmaklarını nabzıma koydu ve birkaç dakika içinde benim bile bu kadar net açıklayamayacağım, kısa ve öz bir şekilde durumumu tarif etti. Amerika'daki dört doktor da, hepimiz aynı odanın içindeyken, bulunduğum durumu Dr.Naram'ın az önce yaptığı gibi net bir şekilde ifade edememişlerdi."

Ne diyeceğimi ve ne yapacağımı bilemeden babamı dinledim.

Babam; "Mesleğimi sordu, içtenlikle ilgilendi ve önemli bir iş yaptığımı bunun için de yaşamam gerektiğini söyledi. O kadar cesaret vericiydi ki. Henüz ne yapacağımı bilmiyorum, ama göreceğiz değil mi?" Etrafına bir bakındı, sonra "Şimdi ne yapıyoruz?" diye sordu.

Tam olarak anlaşılmış olmanın babam üzerindeki pozitif etkisini görmek beni çok şaşırtmıştı. Ruh hali çok daha iyiydi, hatta iyileşebileceğine inanmaya başlamıştı! Onu bu durumda görmek nefesimi kesmişti, bunu saklamaya çalıştım, birkaç dakika içinde sinirlilikten mutluluğa atlamış, sonra kendimi yeniden sinirli hissetmiştim. İronik olan babam umutlanmaya başlamıştı, bense tereddüt ediyordum. *Acaba, babama umut vererek onu yanlış mı yönlendiriyordum? Dr.Naram gerçekten onun için şifa sağlayabilecek miydi? Acaba babam için en iyi olanı mı yapıyordum, yoksa onun son günlerini, aslında var olmayan bir şifa ile boşa mı harcatıyordum?*

Günlük Notlarınız

Bu kitabı okudukça sizin sağlığınızla ilgili yararları derinleştirmek ve çoğaltmak için birkaç dakikanızı verin ve aşağıdaki soruları cevaplandırın:

İstediğiniz şey için nasıl bir ödeme yapmak istiyorsunuz? (Zaman, enerji, çaba, para ve disiplin, v.s.)

_____
_____
_____
_____

O bedeli ödemeye değer mi?

_____
_____
_____
_____

Kitabın bu bölümünü okurken, başka nasıl anlayış, soru ya da farkındalık hissettiniz?

_____
_____
_____
_____

BÖLÜM 8

Gençlik Pınarı

"Bir gençlik pınarı var: zihniniz, yetenekleriniz, hayatınıza taşıdığınız yaratıcılık ve sevdiğiniz insanların hayatları. Bu kaynağa bağlanmayı öğrendiğiniz zaman, gerçekten yaşlanmayı durdurursunuz."

-Sophia Loren

Los Angeles, California

Babam oteldeki odada dinlenmeye gidince, Dr.Naram'ın çalışanlarından biri yanıma gelip; "Dr.Naram, sizinle görüşmek istiyor, birkaç dakikanızı rica edebilir miyiz?" dedi.

Dr.Naram beni yüzünde büyük bir gülümsemeyle karşıladı. "Nasılsın bakalım?" diye sordu. Önünde de büyükçe bir kase Maş Fasulyesi çorbası vardı.

Babamı anladığı ve ona ümit verdiği için ona teşekkür ettim. Ona endişelerimi de ifade etmek istiyordum, ama Dr.Naram buna fırsat vermeden "Babanız çok iyi, çok harika bir insan, zaten ona benzemiş olmalısın. Çocuklarla ilgili önemli bir misyon yüklü ve sanırım ona yardım edebiliriz. Hayatında tamamlaması gereken bir işi var."

Doğrudan sordum; "Onun için umut var mı, bana gerçeği söyleyin."

"Gerçek şu ki, gördüğüm kadarıyla babanızın iki seçeneği var. Yaptığı şeye devam edip ağrılar içinde birkaç ay daha yaşayabilir.

Veya daha derin şifa için Siddha-Veda'nın 6 anahtarını kullanarak gidişatı değiştirebilir. Bunu yaparak, esneklik, enerji ve zihni yerinde olarak uzun yıllar yaşayabilir."

"Tabii ki, ikinci seçenek, ama nasıl?" diye sordum, ama babamın hastalığının seyri hakkında bu kadar emin konuşmasına şaşırmıştım.

"Ustamla nasıl karşılaşmış olduğumu anlatmıştım, hatırladın mı?"

"Tabii, nasıl unuturum?"

"Ustam kaç kere 'yarın gel' demişti?"

"Yüz gün."

"Evet, 100 gün veya üç ay. O üç ay boyunca odasının dışındaydım, orada oturamıyordum. Şimdi senin yaptığın gibi hep araştırıyordum. Hastalarla, sıkıntıları hakkında konuşuyordum. Kronik diabeti, artiriti, kalp, böbrek veya karaciğer problemleri, osteoporosis, farklı tür kanserlerden muzdarip hastalarla konuştum. Baba Ramdas'ın onlara yapmasını söylemiş olduğu şeyleri yaptıktan aylar veya yıllar sonra gelmiş olan kişilerle görüştüm. Derin şifa açısından büyük dönüşümler deneyimlemişlerdi. Ustamın kaç yaşında olduğunu hatırlıyor musun?"

Daha ben cevaplayamadan "115 yaşındaydı! Başkalarından farklı olarak ne yaptığını çok merak ediyordum, dolayısıyla son 36 yılı ustamın sırlarını öğrenmekle ve insanlar için kullanmakla geçti. Ona göre gençlik pınarının sırrı neydi, öğrenmek ister misin?"

Başımı salladım, tabii, kim bilmek istemezdi ki?

Yavaşlayarak devam etti; "Bunu seninle neden paylaştığımı tam olarak bilemiyorum Clint, ama içimde, birçok başka kişiye yardım sağlamak için aracı olacaksın gibi bir his var."

Buna ne cevap vereceğimi bilemedim. Tam ona ve anlattığı herşeye inanmanın eşiğine gelmiştim, birden içimde bir endişe belirdi. Belki de onun bir sahtekar olduğunu, umutsuz insanları istismar ettiğini keşfedecektim. Ona yakınlaştıkça daha çok ilgimi çekiyordu, ama bazı açılardan da daha uyanık olmaya çalışıyordum. Eğer o bir sahtekarsa, bir anda bütün kliniğinin foyasını mı çıkaracaktım? Onun kadim şifa yöntemini yaymak yerine, acaba başka insanları ondan korumak için mi aracı olacaktım?

Genç Kalmanın Kadim Sırrı

Doğrudan gözlerimin içine bakarken, Dr.Naram'ın yüzü, derin bir iç huzuru ve özgüven yansıtıyordu. Bu sırlarla herkesin; canlı bir hayat, sınırsız enerji ve her yaşta huzurlu bir zihin deneyimleyebileceğini anlattı. "Önce gençliğin ne olduğuna dair net bir fikrinin olması lazım. Ancak o zaman genç kalmanın sırrını bilebilirsin". Sonra bana göstermek üzere bazı fotoğraflar çıkardı. "Bu sevgili Babaji, ustamın kardeşlerinden biri. Himalaya'larda yaşıyor ve 139 yaşında!"

Başka bir fotoğraf daha çıkardı. "Bu da Sadanand Gogoi, 65 yaşında Hindistan vücut geliştirme şampiyonu oldu. Şimdi yetmiş yaşında ve vücudu bu durumda."

Sanki kırk yaşındaki bir insanın vücudundaki kaslara sahip olan kişinin resmine baktım.

Dr.Naram; "Vücudunu, kaslarını ve zihnini, böbreklerine zarar vermeden geliştirmek için kadim sırları kullanıyor. Bu adamın rüyası, Hindistan şampiyonu olduktan sonra Kainat Şampiyonu olmak!"

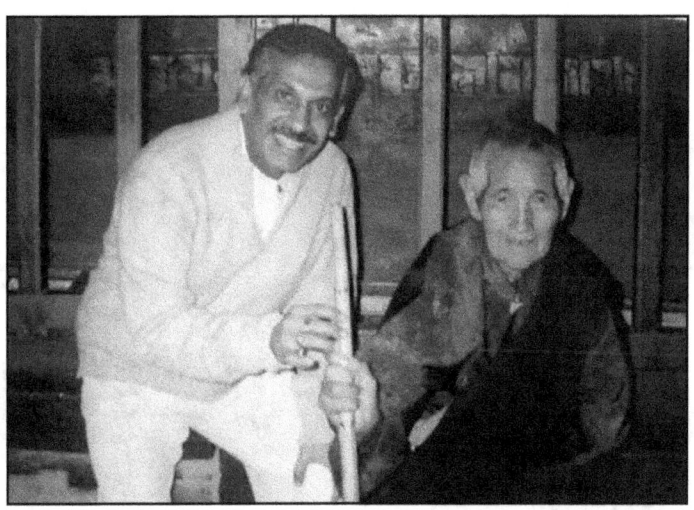

Dr.Naram, 139 yaşındaki ustasıyla Himalaya'larda.

Başka bir resme bakarken Dr.Naram, Kusum Atit'ten söz etmeye başladı. Şimdi o 86 yaşında bir 'genç' idi. Kendisinin ilk hastalarından biriydi. 56 yaşındayken yürüyemiyordu, yüksek tansiyonu, kemik erimesi ve artiriti vardı, yakın zamanda kalça protezi takılacaktı. "Gençlik sırlarını kullanmaya başladıktan sonra ne oldu dersin?" diye sordu. Bilemedim tabii. "Yürüyemeyen bu kadın Bombay Dans Yarışması'nda birincilik ödülü kazandı! Ben bile şoke oldum. İnanılmaz bir mutluluk duydum."

Sonra ustasının başka bir fotoğrafını gösterdi; "Bu, o 115 yaşındayken çekilmiş. Bedenini terketmeden önce, onunla on yıl daha birlikte olmak lütfuna eriştim. Eğitimim boyunca ondan böyle sırlar, bilgelik, önseziler ve gerçekler öğrendim. Şimdi bunları seninle paylaşayım. Gençlik senin için ne anlam ifade ediyor Clint? Bir insanın genç ya da yaşlı olduğunu nasıl anlarsın?"

"Belki nasıl göründükleri, hafıza durumları, derilerinin kalitesi veya saçları?"

Dr.Naram gülümsedi, "Ustam, 'Bir insan yirmi yaşında yaşlı, yüz yaşında da genç olabilir.' derdi."

"Nasıl?"

"Hepsi esnekliğe dayalıdır, bir insan yirmi yaşındayken dikkafalı, inatçı ve duygusal olarak katı da olabilir, yüz yaşındayken

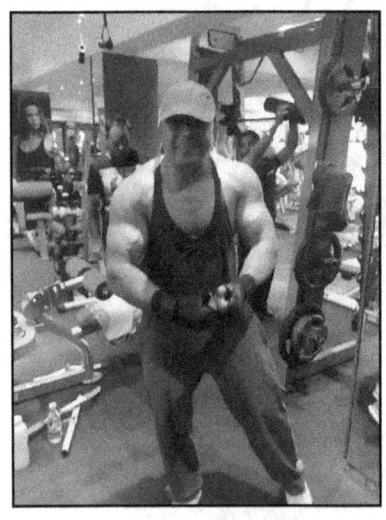 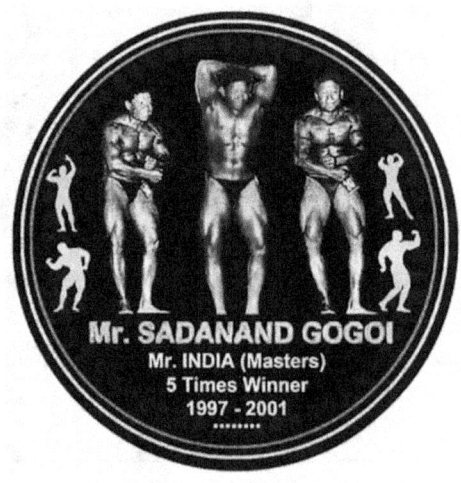

Sadanand Gogoi 75 yaşında 5 kez Hindistan şampiyonu olmuş.

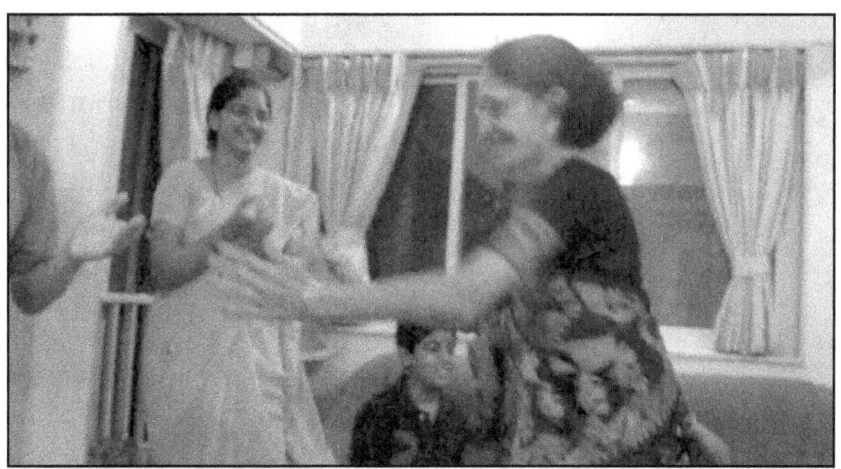

Kusum 86 yaşında, artiriti iyileştikten sonra neşeyle dansediyor.

fiziksel olarak esnek, zihinsel olarak uyanık, öğrenmeye istekli, duygusal olarak sevgi dolu da olabilir. İlginç değil mi?"

"Demek ki gençlik, zihinsel, bedensel ve duygusal olarak esneklikle ilgili."

"Evet, aynen öyle Clint, benim usta silsilem gençliği böyle anlıyor."

Biraz daha açıklamaya ihtiyacım vardı; "O zaman genç kalmanın sırrı, esnek olmayı mı öğrenmek oluyor?" diye sordum.

Başını salladı ve eğer hayat tarzı iç yapı ile uyumluysa gençliğin her yaşta mümkün olabileceğini söyledi. Genç insanlar hep umutlu olur, yaşlılar ise umutlarını kaybederlerdi. Eğer haberleri izlersen her şey korkuya, felaketlere dayalı, hep '*zor zamanlar*

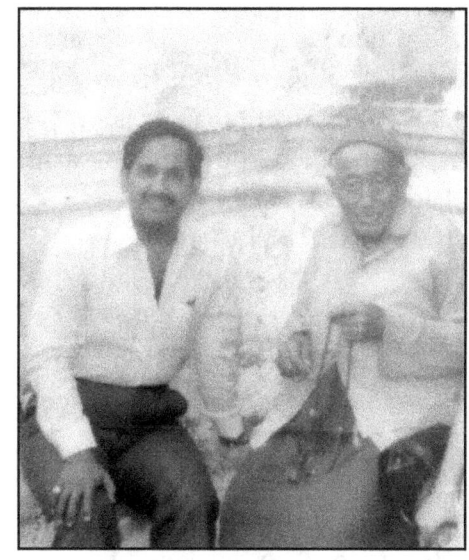

Dr.Naram, çok sevdiği ustası ve öğretmeni Baba Ramdas ile.

> *"Eğer kişi fiziksel olarak esnek, zihinsel olarak uyanık, öğrenmeye istekli ve duygusal olarak sevgi doluysa her yaşta genç olunabilir."*
>
> -Baba Ramdas
> (Dr.Naram'ın Ustası)

yaklaşıyor' mesajı veriliyor. Dolayısıyla çoğu kişi, gelecekte kötü şeyler olacak korkusunu yansıtıyor ve son derece tedirgin oluyorlar. Hayat tecrübeleri onları incinmiş, korkmuş, kalbi kırık ve içine kapanmış bırakıyor. Herhangi bir yaşta genç olmak, gelecek için, kendimiz için, insanlık için umutlu olmaktır. Ve bu şekilde 115 yaşında bile genç olabilirsin!

"Şimdi, ustamın bana öğrettiği kadim şifa sırlarının nihai amacı şu; önce insanların beden, zihin ve ruhlarında sağlık ve esneklik sağlamak için yardımcı olmak gerekiyor. Bu kadim araçlar, daha derin şifa deneyimleme fırsatı ve hangi yaşta olursa olsun kendini genç hissetme duygusu sağlıyor. İkincisi; bu dönüşüm insanlara hayatta en çok ne istediklerini keşfetme imkanı veriyor. Kendilerini içsel doğaları ve hayatlarının amacı ile uyumlamayı öğreniyorlar."

"Eğer bu sizin gençlik tarifiniz ise; hala bir insanın o yaşa kadar nasıl yaşadığını anlayabilmiş değilim."

"Çoğu kişi isterse yüz yıl yaşayabilir. Bütün yapmaları gereken, Siddha-Veda'nın derin şifası için altı anahtarı kullanmak."

"Peki, bu altı anahtar nedir?" diye sordum.

"Çalışırken bunların bazılarını gördün, bakalım kaç tanesini hatırlayacaksın?"

"Sanırım biri ev reçeteleri. Baş ağrımı soğan halkaları geçirmişti. Nasıl kullanacağımızı bilirsek her şey zehir, ya da ilaç olabilirdi. Sır buydu."

"Evet, bravo Clint! Röportajımız sırasında sana, herhangi bir yaşta sınırsız enerji için ev reçetesi sırrını vermiştim, hatırladın mı?"

"Hayır, hatırlamıyorum" deyince yeniden süper enerji içeceğini anlattı. Ustası 115 yaşında kendini genç hissetmek için içiyordu. Bu kez reçeteyi daha ciddiye aldım.

"İkinci anahtar, bitkisel formüllerdi, öyle değil mi?"

"Evet, Ustam, 'derin şifa sağlamak için bitkiler kadim işlemlere göre yetiştirilmeli, hasadı yapılmalı, hazırlanmalı ve bir araya getirilmelidir' derdi.' Ancak böyle şifalı bitki haline gelirler."

Şifalı bitkilerden bahsedince, aklıma iki gün kullandıktan sonra evdeki çekmeceye tıkmış olduğum tabletlerin tozlanmış olduğunu düşündüm. Onları daha iyi öğrenmek için zihnime yazdım.

"Siddha-Veda'da üçüncü anahtar 'marmaa'lar."

Tam olarak ne olduğunu ve nasıl çalıştığını anlamamış olsam da yazdım.

"Peki diğer üçü neydi?"

"Onları seninle daha sonra paylaşacağım. Hala beklemekte olan insanlar var, onlara bakmam lazım. Bu akşam gelirsen, nabız okuma randevularım bitince, bir marmaa seansını kendin görebilirsin."

Geri döneceğimi söyleyip babamı havaalanına götürdüm.

GÜNLÜK NOTLARIM
Dr.Naram'ın Süper Enerji için Sır Reçetesi*

Ev Reçetesi –

1) İçeriği akşamdan suya ıslayın

    3 tane çiğ badem
    3 kabuk kakule, ya da 30 kakule tohumu
    3 çay kaşığı Rezene

2) Sabah ilave edilecekler:

    3 hurma, 3 kayısı, 3 incir (kurusu)
    ¼ çay kaşığı tarçın
    ¼ çay kaşığı Brahmi tozu
    ¼ çay kaşığı Ashwaganda tozu
    1 çay kaşığı tıbbi tereyağı Ghee
    2 tutam safran

3) Bademlerin ve kakule kabuklarını soyun, tohumları alın

4) Bütün malzemeyi sıcak suda robottan geçirip için.

*Bonus: Bunun yapılışını izlemek için MyAncientSecrets.com websitesindeki videoya bknz.

Havaalanının kapısında babamı kucakladım. İkimizde gelecek hakkında umutlu, ama ihtiyatlıydık. Dr.Naram söylediği her şeyi yapmaya kararlıydı; diyet, bitkiler, her şey. Babamı biraz tedirgin etmiş olan tek bir tavsiye vardı. Dr.Naram onu, *Panchkarma* adlı derin tedavi için Hindistan'a davet etmişti.

İçeri girerken babam, "Seninle neden Los Angeles'e geldim asıl sebebini öğrenmek ister misin?"diye sorunca, "Dr.Naram'ı görmek için değil miydi?" dedim.

"Hayır" dedi," Yardımcı olabileceğini sanmıyordum. Senin kendini içine soktuğun şey için endişelenmiştim." Bana sarıldı, gözlerimin içine derin derin baktı ve "Artık bundan sonrasına bakalım... Ancak ne olursa olsun, umarım seni ne kadar çok sevdiğimi biliyorsundur."

Günlük Notlarınız

Bu kitabı okudukça sizin sağlığınızla ilgili yararları derinleştirmek ve çoğaltmak için birkaç dakikanızı verin ve aşağıdaki soruları cevaplandırın:

Gençlik sizin için ne anlam ifade eder? Her yaşta genç olmak ne demektir?

_____

_____

_____

_____

Eğer gençlik esneklikle ilgiliyse, hayatınızda sizin daha esnek olabileceğiniz alanlardan bazıları nelerdir?

_____

_____

_____

_____

Kitabın bu bölümünü okurken, başka nasıl anlayış, soru ya da farkındalık hissettiniz?

_____

_____

_____

_____

BÖLÜM 9

Kadim Bir Bilimden Modern Tıbbi Mucizeler

"Hayatınızı yaşamanın iki yolu vardır. Biri, hiçbir şey mucize değildir yaklaşımı, diğeri ise her şey mucizedir yaklaşımıdır."

-Albert Einstein

Babamı havaalanına bıraktıktan sonra Dr.Naram'ın *'Marmaa'* seansını görmek için otele geri döndüm. Dr.Giovanni'yi de orada gördüğüme çok sevinmiştim. Vakit gece yarısını geçmiş de olsa Dr.Naram odaya geldiğinde son derece dinç ve dinamik bir durumdaydı. Eğer ben de orada olup görmemiş olsaydım, yüzün üstünde sayıda hastaya bakmış olduğuna asla inanmazdım. Sanki güne yeni başlıyormuş gibiydi.

Herkesi selamladıktan sonra odanın ortasına yürüdü ve *'Marmaa'*larla ilgili olarak, "Bu kaçınızın ilk deneyimi olacak?" diye sordu. Hemen hemen herkes elini kaldırdı.

"Pekala, o zaman Marmaa nedir? Beden, zihin, duygu ve ruhun her seviyesinde derin bir şekilde iyiye dönüşüm sağlayan kadim bir yöntemdir."

Dr.Naram şifa için kullanılan yöntem konusunda, eski Hint belgeleri arasında en önemli epik Sanskrit metinleri olan Mahabharata'nın okunmasını önerdi. Kayıtlara göre, modern olanlara hiç benzemeyen çok büyük bir savaş olmuştu. Savaşın kuralları

"Bu kadim teknolojinin, dinle hiçbir alakası yoktur. Hangi dinde veya inançta olursanız olun, elektrik gibi sadece çalışır. Evrenseldir." vardı. Günün belirli zamanında başlıyor ve bitiyordu. Askerlerin görevi/hayat amacı "dharma"sı savaşmaksa; Dr.Naram'ın usta silsilesindeki şifacıların "dharma"sı da iyileştirmekti. O askerin iyi ya da kötü biri olmasının hiç önemi yoktu. Hangi tarafta savaşmış olursa olsun, kim olursa olsun insanlara yardım ediyor, şifa sağlıyorlardı.

"Usta silsilemde düşman yoktur, din ayrımı da yoktur. Bizim *'dinimiz'* istisnasız herkese yardım etmektir." diye anlatıyordu.

Bu şifa ustaları, her gün savaş bittikten sonra savaş alanına gidiyor, kim yürüyemiyor, kim okla yaralanmış, kim filin üzerinden düşmüş, kimde kırık varsa onlarla ilgileniyor, çoğunlukla da, binlerce yıllık bir yöntem olan 'Marmaa'ları kullanarak hızlı bir şifa sağlıyorlardı.

"Bugün Mahabharata'da sözü edilen savaşlar yok, ama benim görevim, hayatınızdaki göreviniz ne olursa olsun sizleri sağlıklı tutmak."

Dr.Naram, bu çok güçlü kadim yöntemi anlamak için önce din ile hiçbir ilgisinin olmadığını bilmemiz gerektiğini anlattı. "Elektrik gibi düşünün, lambaları kapatıyorsunuz ve dininiz veya inancınız ne olursa olsun onlar çalışıyor, Müslüman, Hristiyan, Hindu veya ateist olmuşsunuz, hiç sorgulamıyorlar. Benim şifa silsilemin anahtarları da evrensel. Bir şifa aracı olan 'Marmaa'lar; sırt ağrısı, tutulma, boyun ağrısı, donuk omuz, sıkışmış sinir, siyatik, bilek ağrısı, diz ağrısı gibi kronik ve akut rahatsızlığı olan, hatta yürüyemeyen kişilere bile şifa sağlayabiliyor."

"İster inanın, ister inanmayın, 'Marmaa' birkaç dakikada görünmeyen enerji noktalarına dokununca enerji blokajını açıp enerjinin akışını sağlar. Sonuçları görmeye başlar veya daha az ya da sıfır ağrı hissedersiniz. Şu anda aranızda kaç kişinin ağrısı var?"

Odadaki birçok kişi ellerini kaldırdı.

"Size, evde kendi kendinize yapacağınız bazı 'Marmaa'lar

öğreteceğim. Bazı 'Marmaa'lar var ki, onları sadece ben yaparım veya benim öğretmiş olduğum kişiler yapabilirler. Önce sihir gibi görünür, ama bir bilimdir. Bu binlerce yıllık işlemden yararlanmanın yolu, ne istediğinizi net olarak bilmenizdir. Bedeninizden, zihninizden, duygularınızdan, hayatınızdan ne istiyorsunuz? Peki, ya ne istediğinizi bilmiyorsanız?"

> *"Kadim şifa yöntemlerinden yararlanmak için, önce 'Ne istiyorsunuz?' o konuda net olmanız lazım."*
> -Dr.Naram

İzleyiciler arasından bazıları başlarını sallayınca bir an durdu.

"Pekala, eğer bilmiyorsanız, bunu keşfetmek için kullanmanız gereken 'Marmaa' şu. Gözlerinizi kapatın. Sağ gözünüzün üzerinde beyaz bir çerçeve olduğunu düşünün. Sonra sağ elinizin işaret parmağının ucuna, sol elinizin işaret parmağı ile 6 kere bastırıp kaldırın. Sonra kendiniz sorun; Ne istiyorum? Ve demin düşünmüş olduğunuz beyaz çerçevede ne belirdi, dikkat edin."

Dr.Naram işlemi gösterirken ben videoya çektim. Kuşkucu olduğum için, parmağımın ucundaki bir noktaya bastırmanın hiçbir konuda netlik sağlayabileceğine inanmıyordum, ama yine de kimseye çaktırmadan, belki yardımcı olur diye bastırdım. Parmağımı sıkıyor olmanın dışında bana neler olduğundan haberim bile yoktu.

"Çoğunuz yanlış yapıyorsunuz. 'Marmaa'lara bastırırken koltuğunuzda dik oturun, ayak tabanlarınız yeri sıkıca kavrasın ve sırtınız dik dursun."

Ben ayak ayak üstüne atmış, kambur bir şekilde oturmuştum, hemen dikleştim ve ayaklarımı yeri kavrayacak şekilde düzelttim. Dr.Naram, önce herkesin pozisyon almasını bekledi, sonra devam etti: "Şimdi çok önemli bir konu var. İçinizdeki 'istek'in pozitif bir sabitleyici olması gerekiyor. İstemediğiniz, kaçındığınız bir şey olmayacak. Size güçlü bir örnek vereyim".

Gerçeğe Dönüşen Rüyalar

"Annem yürüyemiyordu. Artiriti, kemik erimesi ve eklem dejenerasyonu vardı. Yürüyemediği için tuvalet ve banyo işlemlerini yatağında yapmak zorundaydı. Bu otuz yıl önceydi. Ben her gün, iyi bir Hintli çocuk olarak onu temizlemek ve beslemek için evde kalmak durumundaydım. Ancak annemiz, bizim hayatlarımızı o şekilde geçirmemizi istemedi. Bunun üzerine, onun için kadim yöntemleri kullanmaya karar verdim. Eğer kendi öz anneme bile yardım edemeyeceksem, ne işe yarayacaktı ki?

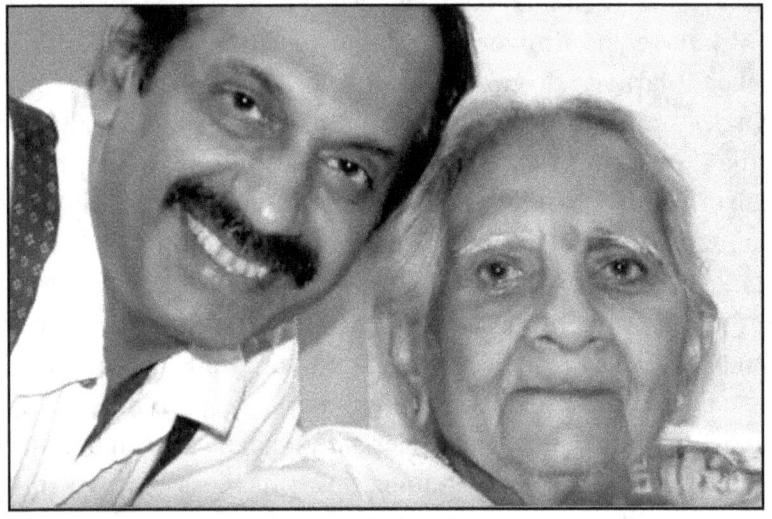

Dr.Naram, çok sevdiği annesiyle birlikte.

"Sana, ustamın bana öğretmiş olduğu çok güçlü bir sır öğreteyim. Hayatınızın kalitesi, soracağınız sorunun kalitesine bağlıdır. Çoğumuz soruyu yanlış sorarız. Ben de "Neden şişmanım?" diye sorduğumda Ustam; "Bu çok kötü bir soru Dr.Naram!" demişti, çünkü ben soruyu hoşuma gitmeyen bir şeye odaklanarak sormuştum. Bana, güçlü soruların istemediğim şeye değil, istediğim şeye odaklandığını söyledi. Dolayısıyla parmağımı annemin işaret parmağındaki 'Marmaa' noktasına bastırdım ve "Anne, ne istiyorsun?" diye sordum.

Annem, "Ağrı istemiyorum!" demişti. Negatif çerçeveli olarak istemek, iyi çalışmaz. Annem istemediği şeye odaklanmıştı. Dr.Naram; başını işaret ederek, "Bilinçli zihin diye bir şey var", kalbini işaret ederek "Bir bilinçaltı var", "Bir de süper bilinç var!" dedi.

> *"Hayatınızın kalitesi, sorularınızın kalitesine bağlıdır."*
> -Dr.Naram

"İşte ona nasıl erişeceğinizi bilirseniz, bu süper bilinç size rehberlik eder. Yeni bir temiz kanal açarsanız, sorunuza cevap gelir. Marmaa, bütün bilinç güçlerinin sizin için çalışmasını tetikleyen ve sağlayan bir teknolojidir. Sır ise şu: İstediğiniz pozitif bir resme odaklanacaksınız, istemediğiniz negatif bir resme değil!"

Dr.Naram, annesinin parmağının ucundaki marmaa noktasına bastırarak soruyu çerçeveledi: "Anne, ağrı olmasaydı ne yapardın?"

"Yürürdüm!"

Dr.Naram, geçmişi silip geleceği yaratmamız gerektiğini açıklıyor. Bu, en önemli ilkelerden biri; yaratmak, geleceği görmek, geçmişi geride bırakmak ve aynı zamanda şimdiyi de gözden kaçırmamak! Dr.Naram'ın annesinin o anlardaki realitesi yürüyemiyor olmasıydı. Artiriti ve kemik erimesi vardı, hatta uzmanlar bir daha hiç yürüyemeyeceğini bile söylemişlerdi. Dr.Naram yine bir açıklama yaptı; "Ama annem ne istiyordu, önemli olan buydu."

Dr.Naram, annesi pozitif bir şeyi gözünün önüne getirmesi gerektiğini anlayınca, bu kez ondan gözlerini kapatmasını istemiş. Parmağını, annesinin parmağının üzerindeki daha aşağıdaki marmaa noktasına bastırırıp kaldırmış. "Yeniden yürüyeceğini bilsen, nereye gitmek isterdin?"

"Himalaya Dağları'na!"

Annesinin verdiği her cevap için Dr.Naram; "Çok iyi" demiş ve kalbin yanındaki noktaya 6 kere açık avuçla vurmuş.

Ona sağ gözünün üzerinde beyaz bir çerçeve hayal etmesini söylemiş ve "Kendini Himalayalarda yürürken görebiliyor musun?"

Annesi 'evet' anlamında başını sallayınca, yine "Çok iyi" deyip açık avuçla kalp-omuz arasındaki noktaya 6 kere vurmuş.

O sırada onları izleyen babası çok sinirlenmiş ve Dr.Naram'a "Bu ne büyük saçmalık! Sen deli misin? Anneni neden boş yere

> *"İstemediğine değil, neyi istiyorsan ona odaklan!"*
> -Dr.Naram

umutlandırıyorsun; annen yürüyemiyor, bunu biliyorsun. Neden Himalayalardan bahsediyorsun, bırak şimdi Himalayaları, o tuvalete bile gidemiyor! Ona diz ve kalça protezi takılması lazım, sen kalkmış Himalayalardan bahsediyorsun. O yürüyemez, neden bunu anlamıyorsun?" diye bağırmış.

Dr.Naram babasına, "Önemli olan senin eşinin, benim de annemin ne istediği, senin onun istediğini düşündüğün şey değil!" demiş. Babası son derece sert bir adammış, ama Dr.Naram hayatında ilk kez babasına karşı çıkmış. Babası hala, "Annenin aklı başında değil, ne istediğini bilmiyor, yüreyemeyeceğini bile bilmiyor!" diye söylenip duruyormuş.

Dr.Naram için artık bu çok fazla gelmiş ve babasına dik dik bakıp "Dışarı çık! O bunu seçiyor, bu onun hayatı, onun seçimi!" demiş.

Bunun üzerine çaresizlikle ellerini havaya kaldırarak odayı terkeden babası ona çok öfkelenmiş, çünkü annesini boş umutlarla kandırdığını düşünüyormuş.

Düşüncemi yüksek sesle belirtmemiş olsam da Dr.Naram'ın babasının şüphelerini çok iyi anlıyordum. Ben de babamın umudunun onu pozitif sonuçlara dönüştüreceği konusunda şüpheliydim. Belki bir kere daha düş kırıklığı yaşayacaktı.

Dr.Naram, annesi için nasıl bir plan oluşturduğunu tarif etti. Ustasına, annesinin yeniden yürüyebilmesi için hangi derin şifa sırrının yardımcı olacağını danışmış. Ustası ona; "Göz önüne alınması gereken iki şey var: Biri bugün, diğeri ise gelecek. Bugün ne olduğuna bakmak çok önemli, ama bu senin, olanların gelecekte çok farklı ve daha iyi olacağını görmeni veya inanmanı engellememeli. Bugün algıladığın realiteye takılıp kalma. Binlerce millik bir yolculuk, tek bir adımla başlar. O adımı at, sonra diğerini, sonra bir diğerini. Kısa bir süre sonra nerelere gelmiş olduğuna şaşar kalırsın.."

Yıllar geçerken, Dr.Naram, annesine belirli bitkisel formüller uygulamış, diyetini değiştirmiş, düzenli olarak rüyasını gözünün önüne getirtmiş ve 'Marmaa' noktalarına bastırmış.

Derken, yıllarca büyük bir disiplin içinde daha derin şifa planı çerçevesinde çalışırlarken, bir gün annesi Dr.Naram'a telefon etmiş ve "Pankaj, başardım! Himalayalara geldim, gerçekten buradayım!" demiş.

Ziyaret etmek istediği tapınağa gitmiş ve yükseklerde kamp yapmış. 67 yaşında yatağa mahkum olmuşken, 82 yaşındayken Himalayalarda yürümüş. Hatta başkaları "Balki" denilen güçlü adamların taşıdığı tahtırevan gibi bir şeylere ya da ata binerken, o

---

GÜNLÜK NOTLARIM
Dr.Naram'ın sağlıklı, esnek eklemler için sır reçetesi *

1) Ev reçetesi – Malzemeyi karıştırın ve sabah aç karnına alın: ½ çay kaşığı Çemen otu tozu, ½ çay kaşığı zerdeçal tozu, ½ çay kaşığı tarçın tozu, ½ çay kaşığı zencefil tozu, 1 çay kaşığı Ghee.

2) Marmaa Shakti – Sol elinizin avuç içinde, orta ve yüzük parmak arasındaki noktadan yan yana 4 parmak aşağıdaki noktaya gün içinde defalarca, 6 kere basıp kaldırın.

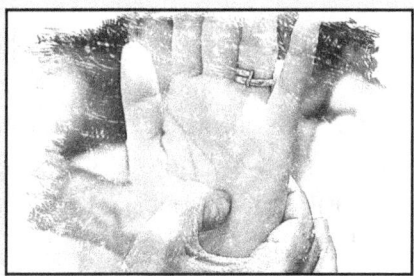

3) Bitkisel reçeteler – Dr.Naram'ın annesi bazı kremler kullandı ve sağlıklı eklemleri desteklemek için bazı tabletler kullandı. Bir çeşit asma, hint tütsüleri, Chastetree yaprakları (mor çiçekli küçük bir ağaç), zencefil ve gulgul reçinesi.*

Bonus: Eklemler için daha fazla kadim şifa sırrı öğrenmek isterseniz MyAncientSecrets.com internet sitesi bknz.

yürümüş. Elinde küçük bir şişe su ile yürürken daha genç insanlar yanından atların üstünde geçip gidiyorlarmış. Biri; "Senin bir ata binmen için para veren bir oğlun yok mu, zavallı yaşlı kadın? Eğer paran yoksa biz ödeyelim" demiş. Dr.Naram'ın annesi ise; 'Hayır, oğlum bana at alabilir, ama yürümeyi ben seçtim. Benim oğlum o kadar büyük bir insan ki, bana yürüme hediyesi verdi.' diye karşılık vermiş.

"Bu hayatımın en mutlu günü oldu" dedi Dr.Naram yaşlı gözlerle gülümseyerek. Bana, "Seni kutsuyorum Pankaj! Bu kadim şifa sırlarını herkesle paylaş, benim gibi başkalarına da yardım et!" dedi. Annemin bu sözleri benim için o kadar önemliydi ki!" Odadaki herkes alkışlamaya başlamıştı.

Dr.Naram bu hikayeyi anlatırken, ben babamın durumunu düşünüyordum, acaba onun için neler mümkün olabilecekti? Aklıma annem geldi. Onu seviyordum, ama anlayamıyordum. Bazen bu, arada anlaşmazlıklara sebep oluyordu. Dr.Naram'ın hikayesini dinleyince merak ettim:

Acaba benim annem hayatında en çok ne isterdi? Acaba hangi rüyasının gerçekleşmesini dilerdi?

Ve iyileşirse, babam ne isterdi? Acaba onun rüyası neydi?

Dr.Naram, yüzünde kocaman bir gülümsemeyle anlatmayı sürdürdü; "Ustam bana bir şey daha öğretti. Paha biçilmez bir sır: Bütün kadınlar akıllı ve bütün erkekler aptaldır, ben de buna dahilim. Çok güldü. "Shakti'nin ne olduğunu biliyor musunuz? Shakti, "ilahi, dişi yaratıcı güçtür, enerji"dir! Ustam, herhangi bir kadının içindeki kendi "Shakti" sini geliştirebildiğini öğretmişti. Bir erkek ancak bir kadına saygı duyduğu zaman akıllı sayılırmış, çünkü Shakti ona, ancak o zaman geçermiş. Bu da yine bizi 'Ne istiyorsunuz?' sorusuna geri getiriyor."

Sonra yine odanın ortasına geçti ve annesi için yaptırmış olduğu bütün adımları herkese uygulattı, böylece ne istediklerine dair net bir düşünceleri olacaktı.

Birisi; "İyi ama, bu nasıl çalışıyor?" diye sordu. Ben de aynı şeyi düşünmüştüm.

Dr.Naram gülümsedi ve cevap verdi; "İyi bir soru. Şimdi diyorum ki, bilerek, ya da bilmeyerek hepimiz programlanırız. Bilinçaltımız, anne ve babalarımız tarafından programlanır. Nasıl düşüneceğimizi, nasıl konuşacağımızı, ne yapacağımızı onlar tayin eder. Okulda programlanırız, toplum bizi programlar, gazeteler ve şimdi de İnternet programlıyor. Soru şu; peki kendimizi sağlığa, dinçliğe, iyi ilişkilere ve finansal özgürlüğe de programlayabilir miyiz? Cevap, 'Evet'tir! Marmaa kendimizi yeniden programlamamıza yardımcı olan bir teknoloji/yöntem olup, bizi en gerçek amacımıza uyumlar. Sadece ağrılardan kurtulmakla kalmaz, istediğiniz neyse onu da başarırsınız.

Bu gerçek olabilir miydi?

Geçmişim tarafından belirli düşüncelerle, belirli şekillerde mi hareket etmeye programlanmıştım?

Eğer öyleyse, o program hayatımın amacı ile uyumlu değil miydi?

Dr.Naram devam etti, "Ne istediğinizi keşfettiğiniz zaman bu, bilinçli zihinden bilinçaltına, oradan da süper bilince gider. Sonra da yaratma işlemi başlar. Bu, tahayyül edebileceğinizin çok ötesinde güçlü bir şey. Ben milyonlarca kere yaptım. Bu benim işim, çalışmam, misyonum, amacım. Marmaa da bunlardan biri. Marmaa'nın en güçlü işlemlerinden biri de istediğiniz şeyi keşfetmenizi sağlamaktır."

Sonra çok önemli bir şey eklemesi gerekiyormuş gibi biraz düşündü. "Blokajın kaldırılmasına yardımcı olabilirim, ama görmek istediğiniz şeyin hayalini, hayatınızda, geleceğinizde sizin görmeniz lazım. Bu çalışmayı kendiniz yapmalısınız. Beni bir ebe görevinde düşünün. Doğuma yardım ediyorum, ama bebeği siz doğuruyorsunuz. Peki, şimdi kim buraya gelmek ister?"

GÜNLÜK NOTLARIM

Dr.Naram'ın, Hayattaki İsteğinizin Ne Olduğunu Keşfetmeniz İçin Verdiği Marmaa Shakti Sırları *

1) Gözlerinizi kapatın ve sağ gözünüzün önüne beyaz bir çerçeve getirin.

2) Sağ işaret parmağınızın en uçtaki yumuşak boğumunu, diğer elinizin baş ve işaret parmaklarıyla 6 kere sıkıp bırakın, düşünün; "Ne istiyorsunuz?"

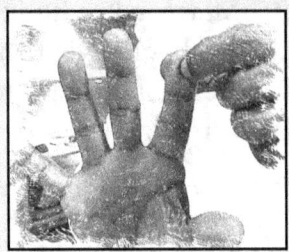

3) Herhangi bir his, düşünce veya görüntülerin gelmesine izin verin. Bunlar, her neyse hepsini yazın. Sonra göğüs tahtasının sol tarafına sağ eliniz/parmaklarınız açık olarak 6 kere şaplatarak vurun. "Çok iyi" deyin.

4) Bu kez yine sağ elinizin, ancak bu kez parmağın elle birleşen ikinci boğumunu, diğer elinizin baş ve işaret parmaklarıyla 6 kere sıkıp bırakın ve kendinize sorun: "İstediğim şeye sahip olunca ne yapacağım?"

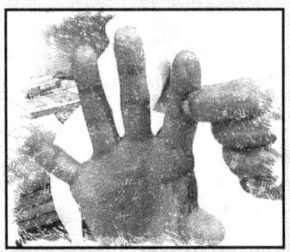

5) Herhangi bir his, düşünce veya görüntülerin gelmesine izin verin. Bunlar her neyse hepsini yazın.

6) Sonra göğüs tahtasının sol tarafına sağ eliniz/parmaklarınız açık olarak 6 kere şaplatarak vurun. "Çok iyi" deyin.

Bonus: Bu işlemi gösteren bir video izlemek isterseniz, MyAncientSecrets.com internet sitemize bknz. Bu konuda daha fazla bilgi 14.Bölümde devam edecek.

Karınızı Eski Haliyle Geri Alamazsınız

Birçok el birden kalktı ve Dr.Naram, tekerlekli sandalyede oturan Kanada'dan gelmiş olan bir kadını seçti. Kadın ve kocası Vern ile o gün daha önce karşılaşmıştım. Gördüğüm, birbirine en aykırı görünen çiftti. Teresa son derece tatlı ve akıllıydı, Vern ise bir 'alternatif şifa oturumu'na katılacak bir tipten ziyade, bir Avcı veya Balıkçılık Dergisinin kapak konusu olacak tipte biriydi.

Her ikisi de nedense çok kiloluydu ve Teresa'nın engelli oluşu ilişkilerini nasıl etkiliyordu merak etmiştim. Birçok insanın hayalini kurduğu derin bir bağlantılarının olduğunu düşündüm. Evlilikleri boyunca hep Vern ona bakmıştı, ama o da Teresa'nın ona bakmış olduğunu söylüyordu. İletişimleri sevgi ve saygıya dayalıydı ve sürekli olarak birbirlerinin elini tutuyorlardı. Çok tatlı bir halleri vardı.

Vern, Teresa'ya olan derin sevgisi nedeniyle, onun için başka ne yapabileceğini düşündüğü için yolları buraya düşmüştü. Ona yardımcı olabileceğini ummuş olduğu birçok yol denemişlerdi, ama hiçbirinin yararı olmamıştı. Karısına olan sevgisi onu Kanada'dan Los Angeles'a getirmiş, bir kere de bu kadim yöntemleri denemeye karar vermişti. Gün içerisinde Vern'in, Dr.Naram'a birkaç defa; "Lütfen, lütfen karıma yardım edin" dediğini duymuştum. Klinikte neredeyse sekiz saattir umutla bekliyorlardı.

Şimdi Vern'in, tekerlekli sandalyeden kalkıp tek koltuk değneğine abanarak odanın ortasına doğru gelmeye çalışan Teresa'ya yardım edişini izliyordum. Ayakları içe dönüktü ve dizlerini bükemiyor, dolayısıyla yürümekten ziyade sallanarak ilerliyordu. Ağırlığını önce bir tarafa veriyor, sonra kalçasını diğer bacağını öne geçirecek şekilde hareket ettiriyordu.

Dr.Naram, aynı annesine yapmış olduğu işlemleri uyguladı ve Teresa'ya ne istediğini sordu. Tabii ki istediği koltuk değneği olmadan yürüyebilmekti. Bu isteğini zihninde canlandırınca Dr.Naram onu bir çarşafın üzerinde yere yatırttı. Teresa, kendi başına yere yatamadığı için geri kalkamayacağından endişe duyduğunu ifade etti. Dr.Naram onu ikna etti ve Vern yardıma koştu. Teresa sırt üstü yatarken, Dr.Naram Vern'e dikkatli bir şekilde bakmasını işaret etti. Bir mezura alıp bir ucunu Teresa'nın karnına, diğer ucunu da sağ ayak parmağına tutarak ölçtü. Vern'e; "Uzunluk ne kadar?" diye sordu.

"36,5 inç"

Dr.Naram sonra da mezurayla Teresa'nın karnından bu kez sol ayak parmağına kadar olan uzunluğu ölçtürdü. "Uzunluk ne kadar?"

"39,5 inç kadar."

"O halde arada 3 inç fark var. Size söylemeyi unuttum. Burada önemli bir yan etki olacak. Marmaa uyguladıktan sonra hormon salgılanınca çok mutlu olacaksınız. Eğer mutlu olmak istemiyorsanız, buraya hiç gelmeyin lütfen."

Teresa başta olmak üzere herkes güldü.

"Şimdi yüzükoyun yatar mısın?" Ona yüzükoyun dönmesi için işaret etti. Teresa çok zorlandı, ama kararlı olduğu için dönebildi. Dr.Naram parmaklarını, hafif ve nazik bir şekilde Teresa'nın sırtında farklı alanlara 6 kere bastırıp kaldırdı. Piyano çalar gibiydi. Dr.Giovanni'den Teresa'nın sırtının alt kısmındaki gömleği biraz kıvırmasını istedi ve *'Dard Mukti'* adlı bir işlem gereği bir krem sürdü. *'Dard'* ağrı, *'mukti'* ise kurtulmak şeklinde tercüme ediliyormuş. Bu kremin, çeşitli kas ağrıları veya eklem rahatsızlıkları için kadim ilkelere göre yapıldığını açıkladı. Sonra da dairesel hareketlerle ovarak hastaya sırtüstü dönmesini söyledi.

"Yani hepsi bu mu?" diye düşündüm. *"Bu kadar çabuk ve nazik bir şekilde uygulanan bir şey nasıl bir fark sağlayabilir ki?"*

Teresa sırtüstü döndü, Dr.Naram yeniden ölçüm yaptırttı. "Sağ taraf ne kadar uzunluktaydı?"

"38 inç".

"Ya sol taraf?"

"O da 38 inç!"

Dr.Naram, Marmaa'dan sonra Teresa'ya sağ ayağıyla başlayıp 6 adım atmasını söyledi. Teresa yardım alarak ayağa kalkarken koltuk değneği yerde duruyordu. Herkes merakla bekliyordu. Vern düşmeden yakalamak üzere yanında durdu, ama Dr.Naram ona biraz uzakta durmasını söyledi. Teresa'ya gözlerini kapatıp yürüyebildiğini hayal etmesi talimatı verdi. İki dizin arkasında başka noktalara da bastırıp kaldırdı, sonra da sırtına hafifçe vurup; "Haydi bakalım, şimdi kocana doğru yürü!" dedi.

Yıllardır ilk kez koltuk değneği olmadan bir adım attı. Sonra bir adım daha, yavaş, ama düzgün adımlar. Azıcık sarsıldı, ama devam etti. Vern'e ulaştığı zaman ona sarıldı. Odadaki herkes alkışlarken, Vern ağzı ve gözleri faltaşı gibi açılmış vaziyette karısına sarıldı.

Dr.Naram, "Kendini nasıl hissediyorsun?" diye sordu.

"Yüzde altmış-yetmiş daha iyi!"

Vern; "Gerçekten mi?" diye sorunca Teresa mutlulukla başını salladı.

Dr.Naram; "Çok iyi. Şimdi de uzun zamandır yapmamış olduğun bir şey yap, bu ne olabilir?"

Teresa "Şimdiye kadar hiç yapamadığım şeyi yapmak isterim, oturup kalkmayı!"

Dr.Naram Teresa'ya gözlerini kapatıp kocasının yardımı olmadan kolayca oturup kalktığını hayal etmesini söyledi. "Ben fiziksel blokajı kaldırdım, şimdi de sen inanç sistemi blokajını kaldıracaksın. Kendini oturup kalkarken görebiliyor musun?"

"Evet."

"Çok iyi. Şimdi otur ve kalk!"

Teresa beceriksizce oturdu, bir tarafa doğru biraz kaydı, ama sonra bir daha, derken kalktı, hem de kendi kendine! Herkes alkışlamaya başlamıştı.

Dr.Naram, Vern'e, "Şimdi artık yeni bir karın var. Onu her sabah mutlu ve hayat dolu göreceksin. Sakın bana gelip de karının fazlasıyla genç ve enerjik olduğundan şikayet edip 'bana eski karımı geri verin' deme tamam mı, çünkü bu imkansız!"

Teresa yaşlı gözlerle koltuk değneği olmadan Nr.Naram'a doğru yürüdü ve minnetle ona sarıldı. Gözlerinden yaşlar akarken Vern de her ikisine birden sarıldı ve karısının alnına bir öpücük kondurdu. Bir an Dr.Naram'ı da alnından öpeceğini düşündüm.

Dr.Naram Teresa'ya "Bu duygu ve beceri sürecek. Özellikle de bitkisel reçetelere ve diyete dikkat edeceksin. Sonraki ay ve yıllarda bir iki Marmaa daha göstereceğim. Bunu evde düzenli olarak yapabilirsin" dedi. Herkesin, derin şifa işlemi için evde yapabileceği bir Marmaa'yı gösterdi.

Dr.Naram Teresa'ya yeniden yürümesini söyledi. Yürüdü ve bir alkış tufanı koptu. Sadece birkaç dakika öncesine göre inanılmaz bir değişim olmuştu. Ben de hayatımda ilk defa böyle bir şey görmüştüm ve inanamıyordum. Topal veya felçli insanların iyileştiği ve yürüdüklerine dair duymuş olduğum hikayeler hep Hazreti İsa ile bağlantılıydı. Dr.Naram, bunun mucize gibi görünmesinin ardında kadim bir bilim olduğunu söylüyordu. "Bazen Teresa'da olduğu gibi sonuçlar çok çabuk gelişir, ama bazen de, annemin durumunda olduğu gibi gerçekleşmesi için sabır ve ısrarla yıllar gerekebilir. Süresi değişmekle birlikte derin şifanın sonuçları tahmin edilebilir."

Sonra hepimize dönerek "Bu gördüğünüz gerçektir. Teresa'nın yürümesini sıkı bir sıkışıklık ve bir blokaj tıkadı. Stresi salıp gidince, fiziksel, zihinsel veya duygusal da olsa bu müthiş bir deneyimdir. Bu kadar kısa sürede bu kadar büyük bir değişim sağlamak çok zordur. Eğer uzun zamandır karanlıkta kalmışsanız ve birden aydınlık olursa ne yaparsınız? İlk önce inanmak zor

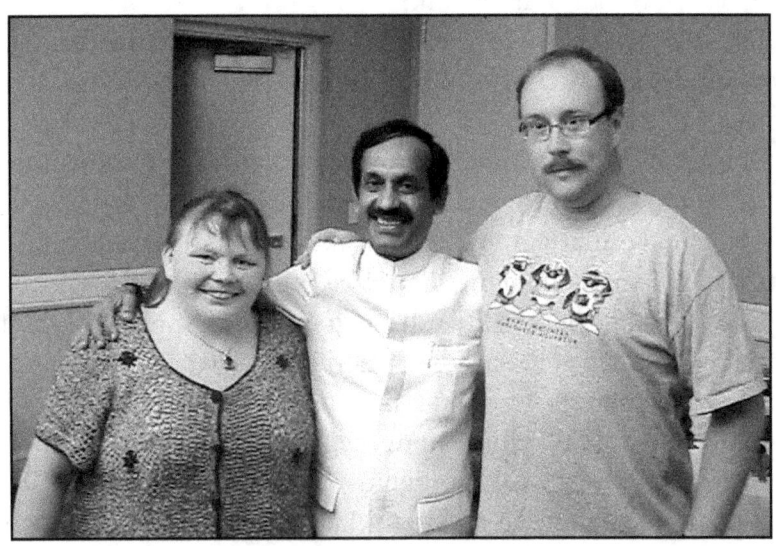

Marmaa Shakti deneyiminden sonra Dr.Naram, Teresa ve Vern ile.

gelir, ama işte gerçek! Ne yaptığımı ve nasıl çalıştığını sizinle paylaşmamı ister misiniz?"

Herkes "Evet" anlamında başını salladı.

Blokajlar ve İyileşme

"İzin verin önce bir benzetmeyle başlayayım. Herkesin hayatında blokajlar yer alabilir ve bunlar fiziksel, duygusal, ilişkilerle, spiritüellikle veya finansla ilgili olabilir. Blokaj olduğu zaman tıkanır kalırız, hayat tıkanır ve batmaya başlar. Orada 5-10 yıl geçirebiliriz, ama ya çok az, ya da sıfır ilerleme kaydederiz. 'Neden işler yürümüyor?' diye sorarız, cevabı: 'Tıkanıklık' tır."

Dr.Naram bir sandalye çekti ve odanın ortasına koydu. "Diyelim ki bu sandalye bir engel, blokaj. Dr.Clint size doğru gelmek istiyorum, ama gelemiyorum, çünkü yol tıkalı. Peki ne yapmalıyım? Çevresinden dolaşabilirim, altından geçebilirim, üstünden atlayabilirim, veya?...

Teresa, "Blokajı kaldırabilirsiniz!" diye seslendi.

"Tamamen öyle! Hayatta bir blokaj olduğunu biliriz, ama çoğu kişi ne tür olduğunu bilmez. Bu blokajın doğası veya yapısı nedir? Kaç yaşındadır? Ne kadar gücü vardır? İşte ben, nabız okuma ve Marmaa'larla birlikte, blokajın ne olduğunu bilmek üzere eğitildim!"

Dr.Naram neşeyle; "Sorarsınız; Hey, bay Blokaj kimsiniz?" Konuşurken cebinden bir parça kağıt çıkardı; "Diyelim ki bu blokaj, bana bir kağıt olduğunu söylüyor, çok basit." Kağıdı kolaylıkla yırtışını gösterdi. Çok kolay, ama hayat o kadar kolay değil. Diyelim ki blokaj bana ahşaptan olduğunu söyledi. Ondan kurtulmak için ne gibi araçlara ihtiyacım olur?"

Herkes fikir vermeye başladı; "Testere? Keser? Ateş?"

"O halde kullanılabilecek farklı araçlar var, değil mi? Ne demek istediğim anlaşılıyor mu?"

Çok kişi başını sallayarak onayladı.

"Şimdi diyelim ki blokaj çelikten. Farklı aletlere ihtiyacımız olur, öyle değil mi?"

İzleyiciler baş sallayarak onayladılar.

"O halde, aynı bunun gibi, farklı Marmaalar ve blokajın açılmasını sağlayacak başka araçlar var. Bu blokajı bir kapı olarak da düşünebilirsiniz. Kilidi açmak için doğru anahtarı bulmak gerekir, kapıyı açar, ötesine geçersiniz. Örneğin anneminki gibi eklem ağrısı için gerekli olan ilaç. "GHEE". (Tıbbi tereyağı) Kapı gıcırdarsa ne yaparız? Yağlarız. Ghee'ye soralım; "Bay Ghee, siz kimsiniz?" Ben yağlar ve yenilerim. Vata, Pitta ve Kapha'yı azaltır dengelerim. Makyaj yapmadan derinizi parlaklaştırır, duygularınızı yatıştırır, uykusuzluğunuzu iyileştirir, eklemlerinizin rahat çalışmasını sağlarım. Ghee sihirli gibidir. Ustam bana hiçbir zaman kimseden bir şey çalmamam gerektiğini söyledi, ancak ille de bir şey çalmam gerekiyorsa; o zaman Ghee çalmalıymışım! Tabii ki bana çalmayı öğretmiyordu, sadece inek Ghee'sinin ne kadar önemli ve değerli olduğunu vurguluyordu."

"Blokajın yapısı ne olursa olsun, sisteminizi onlardan kurtarmak ve yeniden dengelemek için derin şifanın 6 anahtarı vardır. Çoğu kişi, en ucuz ve en hızlı çözüm arayışı içinde kısa yoldan gitmek ister. Böylesi tabii ki çalışmaz. İşleri daha bile kötüleştirebilir!"

Teresa; "Ne demek istiyorsunuz?" diye sordu.

"Size bir örnek vereyim. Babamın yüksek tansiyonu ve diabeti vardı. Ailemde çok vardır. Çoğu kişi ne yapar? Blokajı yok etmek yerine, semptomları bastırmak için ilaç almaya başlar. Problem her neyse, diabetten veya yüksek tansiyondan korunamaz. Diabetiniz veya yüksek tansiyonunuz hala vardır. Burada sadece belirtileri bastırmış olursunuz, çoğunun sonucunda da yan etkiler olur.

Sonra Dr.Giovanni söz aldı; "Allopatik bir doktor olarak, modern ilaçlar alan birçok hastada bu durumla karşılaştım."

Teresa; "Allopatik doktor ne demek?" diye sordu.

"Güzel bir soru. Allopati veya Allopatik Tıp, Modern Batı Tıbbı'na verilen bir diğer addır. İtalya'da modern bir tıp fakültesinde okudum. Bu tür bir doktor olup bu tür modern ilaçlar veriyordum. Hastaların problemden veya blokajdan kurtulmalarına yardımcı

GÜNLÜK NOTLARIM

İnek Ghee'sinin (tıbbi tereyağının) Sihirli yararları*

Birçok yararının yanı sıra şunlara da yardımcı olur:

- Bedeninizi, zihninizi ve duygularınızı yağlar ve gençleştirir,
- Vata, pitta ve kapha'yı dengeler,
- Makyaj olmadan derinizin parlamasını sağlar,
- Duygularınızı sakinleştirir,
- Uykunuzu düzenler,
- Eklemlerinizin iyi çalışmasını sağlar,
- Artı, daha birçok şey...

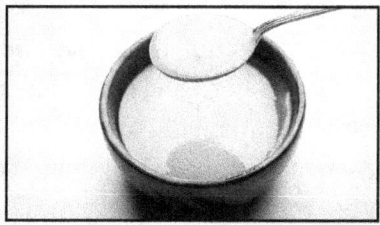

Hayatınıza çok yararı olacak Ghee için iki ayrı ev reçetesi var:

1) Eklemleri, deriyi, sindirimi ve beyin gücünü desteklemek için sabahları aç karnına ve akşamları 1 çay kaşığı Ghee alın.

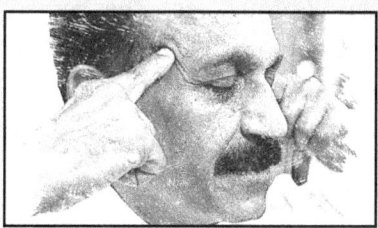

2) İyi bir uyku çekmek için, bir parça Ghee'yi işaret ve orta parmaklarınıza sürün ve şakaklarınızı daireler yaparak saat yelkovanı yönünde ovalayın. İşaret parmağınızla şakaklarınıza 6 kere bastırıp kaldırın.

Bonus: Özel kadim işleme göre Ghee'nin yapılışını görmek için lütfen MyAncientSecrets.com internet sitemize bknz. Makul miktarda Ghee yemek, bazı ilginç bilimsel çalışmalara göre kolesterol'ün artmasını engellemektedir.

olmuyordu. Sadece ağrıyı uyuşturuyor, belirtileri bastırıyordu. Allopati iyi mutlaka, ama modern tıp final otorite değil. Birçok açıdan işe yaradığı doğru, ama sonuç olarak bedeniniz ve sağlığınız sizin sorumluluğunuzda. Tedavilerin yan etkilerini soruyor musunuz? Mesela ilaç veya ameliyatların sonucu olarak ne tür olumsuzluklar oluşuyor? Başka seçenekleriniz var mı diye araştırma yapıyor musunuz? Modern allopatik tıp veya tedavi yoluyla ilgili yanlış olan bir şey yok. Bu bir seçim meselesi. Kendiniz için doğru seçimi yapmak için her seçeneğin ayrıldığı dalları bilerek yeterince soru sorduğunuzdan emin olun."

Dr.Naram, bana döndü ve herkese anlatır gibi; "İki amcam, seçeneklerinin olduğunu bilmiyorlardı. Yüksek tansiyon ve diabet için ağır ilaçlar alıyorlardı, genç yaşta felç, böbrek yetmezliği ve beyin hasarı aldılar. Bunları görünce, bütün hayatım boyunca bana birçok zorluk yaşatmış olan babam sonunda bana; 'Semptomları bastıran kısa yollar istemiyorum. Pankaj bana yardım eder misin? Sağlıklı olmak için bir yol bulmak istiyorum. Diabeti ve tansiyonu iyileştirmek, güçlenmek istiyorum' dedi. Kadim şifa yöntemleri ona iyi gelince benimle tartışmayı bıraktı, bu sefer de; 'Ustana neden on yıl önce rastlamadın, beni bunların nasıl çalıştığına dair neden ikna etmedin, o kadar sıkıntıyı boşa çekmezdim!' demeye başladı."

Dr.Naram bu anılara güldü ve sözlerine devam etti.

"Babamın başarmış olduğu şeyi başarmak için önce blokajı yok etmek ve doğru anahtarları kullanmak lazım. İlaç ve cerrahi yöntemler kullanmadan ustalarım, yüksek tansiyondan, diabete, otizmden kansere kadar çeşitli problemleri yaratan blokajları başarıyla yok etmişler."

Teresa sordu; "Derin şifanın 6 anahtarı nedir?"

"Çok güzel bir soru. Biri "Marmaa. Diğeri ev reçeteleri. Bu sayede kullanıma bağlı olarak baharatların ve bitkilerin ya şifa, ya da zehir olarak kullanılabileceği öğreniliyor. Sonra diyet var; hangi yiyecekler blokaj yaratıyor, hangileri negatifi temizliyor. Daha fazla derine girmek isterseniz, insanları derinliğine iyileştiren kadim bilime göre oluşturulmuş olan belirli bitkisel şifa formülleri var. Sihir yapar gibi hızla etki göstermeyen, ama gözle görünmeden, uzun vadede insanları sağlığına kavuşturan, son derece güvenli, kökteki problemleri hedef alarak çalışan bir yöntem. Blokajları yok edip vücudunuzu dengesine kavuşturuyor ve sistemin olması gerektiği gibi düzgün bir şekilde çalışmasını sağlıyor."

Blokajlarla ilgili açıklama yeterince basit ve aydınlatıcıydı, ancak bu kadim şifanın, modern batı biliminin sadece baskılayarak uyguladığı birçok problemi çözebiliyor olmasını hala anlayamıyordum.

Dr.Naram devam etti; "Shakti, ilahi gücünü yaratması ya da bir şey yapması şeklinde, 'güç' anlamına gelir. Bu zaten içinizde var. Marmaa içeri gidip içerideki gücün dışarıya çıkarılmasını sağlıyor. Şifacı sadece bir "ebe" görevinde, ama bebeği siz doğuruyorsunuz. Marmaa, altıncı anahtar olarak, diğer beş anahtarla birlikte çalışıyor, böylece enerjik bir sağlığa kavuşuyorsunuz. Her gün ustama bana bunları öğretmiş olduğu için teşekkür ediyorum."

Dr.Naram daha sonra herkesle ayrı ayrı çalıştı. Sonunda, geriye tek bir kişi kalmıştı; o da altı saat beklemesi istenmiş olan 'donuk omuz'lu zengin adamdı.

Ağrıya Sebep Olan Blokajların Yok Edilmesi

Dr.Naram odaya ilk girdiğinde, bu adamın onunla konuşmak için yanına gittiğini görmüştüm. Dr.Naram'ın ona fısıltıyla, donuk omuzundaki sıkıntıdan kurtulmak için ne kadar istekli olduğunu ve ne kadar ücret ödeme arzusunda olduğunu sorduğunu duydum.

"Size demiştim, hangi ücreti isterseniz vermeye razıyım, ama siz para istemediniz" dedi.

Dr.Naram, "Evet, çünkü bunu parayla satın alamazsınız. Ücreti zaman değerine göre ödemiş olduğunuz için

"Shakti, zaten içinizde olan bir güç. Marmaa içeri girer ve gücün dışarıya çıkması için yardımcı olur. Şifacı sadece bir "ebe" görevi yapar, çocuğunuzu (gücünüzü) kendiniz doğurursunuz."

-Dr.Naram

sizinle gurur duydum. Şimdi, derin şifa için bedeli hizmet koşullarında ödeyeceksiniz. Bugün yardımcı olacağım en son kişi siz olacak, ama buradaki herkese hizmet vereceksiniz".

Adamın karısı şoka girmişti, ama hepimiz bütün akşam boyunca adamın diğer insanlara su vererek, ölçmek için mezurayı tutarak, kendisinden önce gelmiş olanlara samimiyetle yardımcı olmaya çalıştığını görmüştük. Sabaha karşı ikide, herkes gittikten sonra sıra, en sonunda ona gelmişti.

Dr.Naram ona iki farklı Marmaa kullandı. Birincisi için Teresa'ya yapmış olduğu gibi yere yatmasını, ikincisinde sandalyeye arkasını dönerek oturmasını istedi. Dr.Naram ikinci Marmaa'ya başlamadan önce, 'donuk omuz'lu adama, kolunu mümkün olduğu kadar çok yükseğe kaldırmasını söyledi. Ancak yarıya kadar kaldırabilmişti ki, can acısıyla bağırdı. Bu problemin ne kadar zamandan beri devam ettiğini sorduğunda, yıllardır sürmekte olduğunu öğrendi. Dr.Naram adama, kolunu 6 inç daha yukarıya çıkarmayı isteyip istemediğini sordu. Cevap; "Tabii ki, hiç istemez miyim?" oldu.

Dr.Naram adamdan gözlerini kapatmasını ve kolunu rahatlıkla 6 inç yukarıya kaldırabildiğini hayal etmesini söyledi. Adam sessizce başını salladı.

Dr.Naram, adamın alnına hafifçe vurup, "Çok iyi!" dedi. Parmaklarıyla bazı noktalara bastırıp kaldırdı, adamın boynunu ayarladı ve kolunu hafif bir "çıt" sesi duyuluncaya kadar arkaya çekti. Adama kolunu kaldırmasını söyledi. Yavaş yavaş kaldırırken, daha önce acıyla bağırmış olduğu noktayı geçti, direnç ve ağrı olacağını sanarak bekledi, sonra yüzündeki o kuşku ifadesi geçti ve saf bir şaşkınlıkla kolunu iyice havaya kaldırdı. İnanamayarak kolunu ta başının tepesine kadar kaldırdı, artık tam olarak hareket ettirebiliyordu.

Kolunu indirip, yeniden kaldırdı, gerçek olduğuna inanamıyordu. Kolunu, yine tam kapasite hareket ettirebiliyordu! "İnanamıyorum, buna inanamıyorum!" diye tekrarladı. Şaşkın durumdaki karısı ona doğru yürüyüp sarıldı. Sadece ağrı kaybolmakla kalmamış, adamın gerginliği ve öfkesi yumuşamış, nezaket ve minnetle dolmuştu.

Dr.Naram'ın kaç şifa seviyesinde çalıştığını merak etmiştim.

Ve bu derin şifa nasıl oluyor da fiziksel rahatsızlıkların ötesine geçebiliyordu?

O akşamki her deneyim, bendeki olabilirlik ve hayranlık duygularını daha derinleştirmişti. Bu kadar çok çeşitli dönüşüm örneklerine tanık olurken düşüncelerim değişmeye başlamıştı. Bunların gerçek olması konusunda daha az kuşku duymaya başlamış ve bu kadim şifanın nasıl çalıştığına dair iyice meraklanmıştım. Tabii kaçınılmaz olarak da düşünüyordum, *acaba benim babamda da işe yarayacak mıydı?*

Beklenmeyen Bir Davet

Marmaa seansı bittikten sonra Dr.Naram'a, gün boyunca çekmiş olduğum videolardan bazılarını göstermek istediğimi söyledim. Herkesin kendi deneyimini izledikten sonra her zamankinden daha fazla gülümsedi. "Belki şimdi neden işimi bu kadar sevdiğimi ve geceleri nasıl bu kadar rahat uyuduğumu anlamışsındır." Sonra tam bana doğru bakarak sordu; "Clint, senin farkında olmadığın en önemli gücün nedir, biliyor musun?" diye sordu. Şaşırmıştım, çünkü henüz birbirimizi çok iyi tanımıyorduk. Benim neyimin güçlü olduğunu nereden bilebilirdi ki?

"Öyle bir etkin var ki, varlığın, insanların sana açılmalarını sağlıyor!" dedi. Kompliman alma konusunda pek becerikli değildim, sessizce "Sahi mi?" dedim.

"Evet, sürekli olarak seni izliyor ve sınıyorum. İnsanların sana gelip konuşmalarını söylüyorum, sonra dönüp bana rapor veriyorlar.

Ne diyeceğimi bilemiyordum. Beni sınıyor muydu? Bense onu sınadığımı sanıyordum! Birden benim haberim veya iznim olmadan beni sınadığını fark ettim, ama aynı zamanda da öncelikli olarak beni, neden sınayacak kadar kafa yorduğunu ve sınamalarının sonucunu merak etmiştim.

"Senin varlığın, kişiliğin, insanların sana açılıp hayatlarını, deneyimlerini paylaşmalarını sağlıyor."

Bir an sessizlik oldu. Cevap vermek istedim, ama veremedim. Daha önce kendimi hiç bu şekilde düşünmemiştim.

Yeniden bana baktı ve "Buradan nereye gideceksin?" diye sordu.

"Doktora sonrası işim ve araştırmalarım için Finlandiya'ya gideceğim."

"İyi. Kısa bir süre sonra ben de Avrupa'ya, Almanya, İtalya ve Fransa'ya gideceğim. Gerçekten şaşırtıcı bir şey görmek ister misin?"

"Aklınızda ne var?"

Cebinden programını çıkarıp; "Avrupa'da buluşalım mı?"diye sordu.

Ben de kendi programıma baktım ve onun İtalya'da olduğu tarihte benim de serbest olduğumu gördüm. Çok meraklanmıştım. Onun yaptığı işe olan ilgim, hayatımın geriye kalan kısmının neresine uyacaktı? Babama yardımcı olacağına dair umutlu olsam da hala kuşkularım vardı, çünkü bütün bunlar, çocukluğumdan beri bana öğretilmiş olan herşeye ters düşüyordu.

Dr.Naram, tereddüt ettiğimi farketmiş olmalı ki; "Gelirsen, hayatının en şaşırtıcı deneyimlerinden birini yaşarsın" dedi."

GÜNLÜK NOTLARINIZ

Bu kitabı okudukça sizin sağlığınızla ilgili yararları derinleştirmek ve çoğaltmak için birkaç dakikanızı verin ve aşağıdaki soruları cevaplandırın:

Zamanınızın ne kadarını istemediklerinize, ne kadarını istediklerinize odaklıyorsunuz?

_____

_____

_____

Kitabın bu bölümünde ne istediğinizi keşfetmek için belirtilmiş olan işlemi izleyin. Marmaa noktasına bastığınız ve soruyu sorduğunuz zaman aklınıza gelen ilk şey ne oluyor, ne istiyorsunuz?

_____

_____

_____

Ona eriştiğiniz zaman ne yapacaksınız?

_____

_____

_____

Kitabın bu bölümünü okurken, başka nasıl anlayış, soru ya da farkındalık hissettiniz?

_____

_____

_____

BÖLÜM 10

Elli Yaşında Menopoz Görmüş Bir Kadın, Çocuk Sahibi Olabilir mi?

"Kalbinizle beyniniz arasında anlaşmazlık varsa, kalbinizi izleyin."

-Swami Vivekananda (Hintli Mistik, 1863-1902)

Milano, İtalya

Ne kadar şanslıyım. Ailemin hiçbir zaman çok parası olmadı, ama burs kazandım, iş buldum ve hep seyahat etme imkanım oldu. Ruhum hep seyahatlere çekilmiştir. Seyahati neden bu kadar çok sevdiğimi sordukları zaman, "Dünyadaki insanların hayatlarını farklı şekillerde sürdürdüklerini görünce kendimi daha canlı hissediyorum" derdim. Bu çok doğru. Kültürümün dışında olan insanlar hakkında öğrenme düşüncesi bana hep çok çekici gelmiştir. Kendimde hemen göremediğim bir şeyi, en kısa yoldan keşfetmenin en hızlı yolu kendimi başka kültürlere sokmaktır.

İnsanlara söyleyemediğim ve zamanında fark etmemiş olduğum bir şey vardı; seyahat, kendi geçmiş ve geleceğim hakkındaki korkulardan uzak durmam için iyi bir yoldu. Seyahat ederken kendimle ilgili algıladığım yetersizliklerden ve rahatsızlıklarımdan uzak kalırdım.

İtalya kaçmak için en sevdiğim yerlerden biriydi. Bunun için iyi nedenlerim de vardı: Dondurma, pizza, sanat, yine dondurma, İtalyanca, hamur işleri, dondurma, çikolata ve insanlar...Yoksa dondurma demeyi unuttum mu?

Helsinki'den Milano'ya inip, ana istasyona giden trene atladım. Beni İtalya'da heybetli mermer kemerler, bozulmamış heykeller, karmaşık resimler, nefis kokular ve enerjik sesler karşıladı.

Beni alması için Dr.Giovanni bir araba ayarlamıştı. İstasyonda, üstü açılabilen küçük kırmızı bir araba beni bekliyordu.

"Merhaba!" dedi sürücüsü. Kendini Luciano olarak tanıtan bıyıklı, samimi bir İtalyandı. Sarı bir spor ceket, pantolon askısı vardı, beyaz kenarlı bir şapka giymişti. Bana bir nergis çiçeği uzatarak "İyi günler, Milano'dan size kocaman bir 'Hoş geldin' diyoruz!" dedi.

Konuşması o kadar melodikti ki; sanki bir anda şarkı söylemeye başlayacak gibiydi. Ona teşekkür ettim ve kısa bir süre sonra birkaç gece geçireceğim yere doğru yol almaya başladık. O İngilizce bilmiyordu, ben de İtalyanca, ama bir şekilde birbirimizi anlıyorduk.

Süslü kiliselerin, tıklım tıklım kafelerin, ortasındaki havuzdan sular taşan kaleye benzer bir yapının ve ilginç bir parkın yanından geçtik ve dinginlik hissettiren çok hoş bir eve geldik. Duvarlarından ve beyaz sütunlarından asmalar sarkıyordu. Bu mütevazi evde beni sıcak bir atmosfer, lezzetli yiyecekler, bitter çikolata ve sıcak bitki çayları bekliyordu. Uykuya daldığım zaman güzelim İtalya'da bütün duygularım sakinleşmişti.

Seksenli Yaşlarda, Yeni Evlilerden Daha İyi Seks Yapabilir misin?

Sabah erkenden, Dr.Naram'ı ağırlayan kliniğe gittiğimde çeşitli hastalarla röportaj yapacağım odaya götürdüler. Kameramı yerleştirdim ve düşündüm. Hindistan'dayken hikayeleri kaydetmem, sadece Dr.Naram'a hediye niteliğindeydi, sonra Los Angeles'tayken yapmış olduğum kayıtlar, babam için gereken kanıt ve bilgiler olmuştu. Oysa İtalya'da vakaları kaydetme sorumluluğum, beni ekibin gayri resmi bir üyesi durumuna getirmişti. Bu işi gönüllü olarak yaptığım halde yaptığım işin, önceleri düşündüğümden daha fazla değer kazanacağına dair bir duygu içine girmiştim.

Dr.Naram, hayatında yeni ve renkli bir gün geçirecekmiş gibi son derece dinamik bir şekilde içeri girdi. Bana 'Hoş geldin' dedi, babamı sordu ve oraya gelebilmiş olduğum için memnuniyetini belirtti.

Dr.Giovanni yanaklarımdan öptü, sıkı sıkı sarıldı. Elleriyle kollarımı o kadar sıktı ki, kıpırdayamadım. Yüzünde sımsıcak bir ifade vardı. Normal zamanda uzun süreli başka birinin gözlerine bakmaktan rahatsız olurdum, ama onun sevgi dolu bakışları ve gülümsemesi bütün çekingenliğimi eritmiş ve o anın keyfini çıkarmamı sağlamıştı. Duygularını ifade etmek için hiç kelimelere gerek yoktu, ülkesinde bulunmamdan dolayı memnuniyetini hissetmek çok hoştu.

Bekleme odası dolmaya başladı. Bu kadar hoş bir yerde bulunmanın verdiği rüya alemi hissim, gelenlerin sıkıntılarının yoğunluğunu hissedince solmaya başlamıştı.

Yürütecine kenetlenmiş, deforme olmuş el ve parmaklarıyla ihtiyar bir kadın, besbelli son derece zorlanarak odaya girmeye çalışıyordu. Yanında oksijen tüpünü taşıyan oğluyla gelmiş olan bir adam, zorlukla nefes alıyordu. Gözleri yaşlı bir kadın kucağında bebeğini tutuyordu, ama neden ağladığını anlamak mümkün değildi. Başka bir kadın, yanında iki çocuğuyla gelmişti; biri Down Sendrom'luydu, diğerinin ise çok ciddi bir cilt probleminin olduğu görülüyordu.

O sıralarda İtalya'nın ekonomisi çok kötü bir durumdaydı. Birçok iş yeri kapanmış, gençlerin yüzde yirmisi işsiz kalmıştı. Sağlık hizmetlerini devlet karşılıyordu, ama sigorta planları kadim şifa yöntemlerini kapsamıyordu, bu yüzden insanlar bunu ceplerinden ödemek zorundaydılar. Dr.Naram'la konsültasyon ücreti yaklaşık 100 dolar, ya da 70 euro idi. Buna ilaveten daha sonra alacakları bitkisel malzeme için de günde 2-5 Euro ya da 3-7 dolar ödemeleri gerekiyordu. Buna rağmen kalabalık sabırsızlıkla onu bekliyordu.

Birçok İtalyan'ın Dr.Naram'ı görmek için kuyruğa girmiş olmaları bende derin bir merak uyandırmıştı. Acaba, bu yolu seçmeleri için onları yönlendiren ne olmuştu?

Dr.Naram'ın beni ilk tanıştırdığı kişi, 19 yıl önce daha 2-3 yaşlarındayken ona gelmiş olan genç bir adamdı. Anne ve babaya doktorlar çocuğun böbreklerinin gelişmemiş ve görev yapamaz durumda olduğunu diyaliz ve böbrek transplantasyonu gerektiğini söylemişlerdi. Polisistik böbrek rahatsızlığı vardı ve bu, çocuk için zorlayıcı bir durum yaratıyordu. Dr.Naram'ın yardımıyla, yıllar sonra yapılan testler çocuğun böbreklerinin normal olduğunu, diyalize de, transplantasyona da gerek olmadığını göstermişti.

Dr.Naram; "Son geldiğinde bana bir kız arkadaş edinip edinemeyeceğini sormuş, 'Ben de tabii ki olabilir, neden olmasın ki?' demiştim. 'Ama Dr.Naram biliyorsunuz benim böbrek problemim var' deyince, 'Vardı! Ama artık yok' dedim..."

Dr.Giovanni bana anlattı; "Çocuğun sağlığı çok iyi. Gayet iyi görünüyor, bize gururla artık bir kız arkadaşının olduğunu söyledi."

Sonra seksenli yaşlarda yaşlıca bir çift geldi. Tipik İtalyan neşesi saçıyorlardı. Pek İngilizce konuşamıyorlardı, ama klinikteki kibar bir kadın tercümanlık yaptı. Yaşları nedeniyle eklem ağrıları ve sindirim problemleri düzelmişti, ama bana öyle bir şey söylediler ki şoke oldum. Yaşadıkları şey, yarı yaşlarında olan kişiler için bile rüya sayılabilecekken, seks hayatlarının yeni evlilerden bile daha iyi olduğunu söylediler. Ayrıntılar beni ilgilendirmiyordu, ama tabii ki ihtiyar hanımı susturamadım. Vajinada kuruluk ve seks esnasında ağrı hissedermiş ve kocasının da problemleri varmış, ama Dr Naram'ın yardımıyla artık birbirlerinden uzak duramıyorlarmış!

Dr.Naram'ın vermiş olduğu diyet, bitkisel formüller ve ev reçeteleri, ikisinin de hormon seviyelerini yükseltmiş. Artık hayatın tadını çıkarıyorlarmış. Sonra tercüman kadının gözlerinin faltaşı gibi açılmasına sebep olan bir şey söyledi ve kadın derin bir nefes aldıktan sonra tercüme edebildi; haftada en az üç kere seks yapıyorlarmış.!

Ben de gülmeden edemedim. Bir büyükanneden seks hakkında bu tür sözler duymak pek garip sayılabilirdi, ama kadın son derece

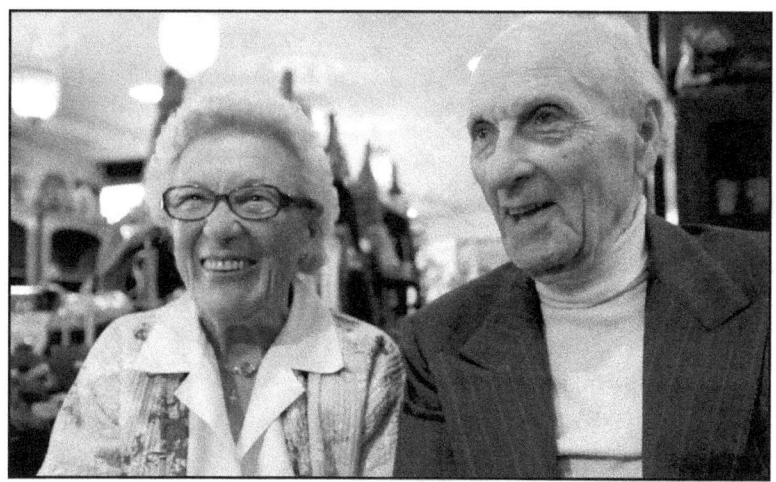

Birbirlerine aşık yaşlı çift, bunu her fırsatta ifade edebiliyordu.
Fotoğraf: Fabio Floris ve Andrea Pigrucci

masum ve hoş görünüyordu. O, "Sadece makarna ve pizza yiyip bir sevgili olarak kocamı göremiyorsam, ne fayda? Birbirimize her zamankinden daha çok aşığız" diye anlatırken ben bayağı kızarıp bozardığımı hissediyor, bunu da gülümsemenin arkasına gizlemeye çalışıyordum.

Hikayeleri ilgimi çekmişti, çünkü henüz yirmisinde, otuzunda olan arkadaşlarımdan, bu konuyla ilgili problemler nedeniyle kendilerine olan güvenlerinin sarsıldığını duyuyordum. Kendilerini güçsüz hissediyor ve utanıyorlardı. Burada ise 87 yaşında bir ihtiyar adam ile 81 yaşındaki bir ihtiyar kadın haftada kaç kez seks yaptıklarından söz ediyorlardı!

Bebek Sahibi Olmak İçin Menopozdan Çıkış

Bu röportajdan sonra Dr.Naram bana Maria Chiara adlı bir kadınla konuşmam gerektiğini söyledi. Maria uzun boylu, koyu renk saçlı, parlak gözlü bir kadındı. Üç yıl önce Dr.Naram ile nasıl karşılaşmış olduğunu anlattı:

"Dr.Naram bana sordu; 'Ne istiyorsun?' Ona, bir çocuğumun

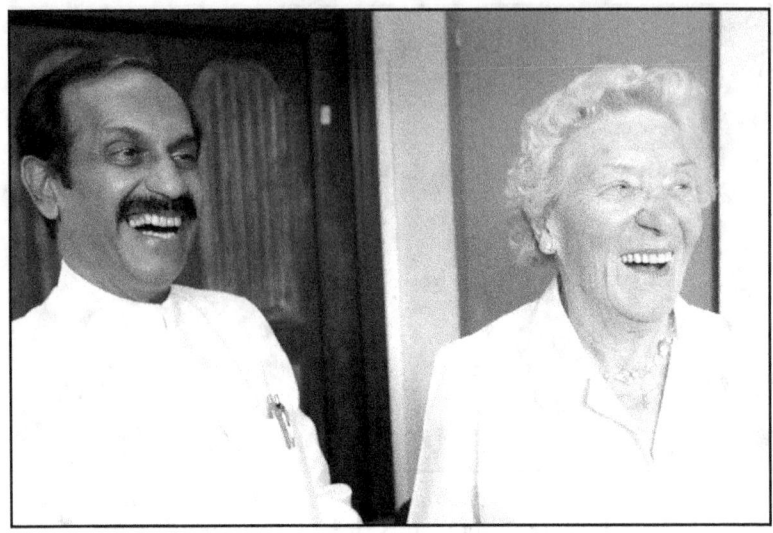

İtalyan ihtiyar kadın yeni hayatındaki gençlik deneyimlerini anlatırken Dr.Naram şaşkınlık ve neşeyle gülüyor. (Fotoğraf Fabio Floris ile Andrea Pigrucci tarafından çekilmiştir).

daha olması için adet periyotlarımın geri gelmesini istediğimi söyledim. Bunun imkansız olduğunu biliyordum, ama yine de istedim!

O sıralarda zaten menopozdaydım ve üç yıldır adet görmüyordum. Menopoz başladığında depresyona girmiştim ve ruhumda dalgalanmalar oluyordu. Her tarafım ağrıyordu ve geceleri rahat uyuyamıyordum. Deli gibi terlediğim için geceleri pencere açıyordum. Ateş bastığından bütün vücudum yanıyordu. Uyumak için çarşaflarımı, yastıklarımı ve pozisyonumu değiştiriyordum, ama yine bir türlü derin uykuya dalamıyordum. Şişkinlik, kramplar ve hazımsızlıktan başka büyük çapta yorgunluk hissediyordum. Kuruluk vardı, hiç cinsel istek duymuyordum. Sanki içimden ihtiyar bir kadın çıkmıştı. Derimde rahatsızlıklar vardı. Sonra, ani baş dönmeleri başladı. Yürüdüğüm anda sanki bütün dünya dönüyordu. Gün boyu ve gecelerce idrara çıkıyordum. Sırt ağrısı başlamıştı, kemiklerimden sesler geliyordu. Doktorlar kemik erimesine bağladılar. Kendimi çok yaşlı hissetmeye başlamıştım. Vücudumun çeşitli yerlerinde kıllar çıkıyordu. Ancak bir süre sonra bir erkek arkadaşım oldu. Benden gençti ve bazı zorluklar yaşadık, ama ondan bir çocuk sahibi olmak istedim."

Maria'yı dinledikten sonra Dr.Naram anlatmaya başladı. "Maria'nın vakası, bana gelmiş olan bir başka kadının hikayesini hatırlattı. Bir gün rüyasında Hz.İsa'yı görmüş ve ona menopozdan çıkmasına Dr.Naram'ın yardımcı olabileceğini söylemiş. Şaşırmıştım, ona dedim ki; 'Hz.İsa senin rüyana gelmiş olabilir, ama benim rüyama gelmedi!' dedim. Çok güldük."

O kadına yardım ederken keşfetmiş olduğu bazı kadim sırlarla Maria'ya da yardım edebileceğini düşünmüş ve ilk geldiğinde Maria'ya; "Sen çok iyi bir kadınsın. Problem sende değil" demiş. "Senin kim olduğun farklı bir şey. Sana şişkinlik yapan, öfke ve gerginlik yapan hormonların. Erkek arkadaşın senin öfkeli biri olduğunu düşünebilir, ama bu senin hatan değil. O, anlayamayabilir. Belki kendini suçlu veya şaşkın hissedebilirsin, ancak yine söylüyorum, bu karmaşayı dengesini yitirmiş olan hormonların yapıyor, sen değil."

Dr.Naram, Maria'yı, kadim sırların belki daha fazla genç erkeği cezbetmek gibi bazı yan etkiler oluşturabileceğine dair uyarmış ve ona şöyle demiş; "Usta silsilemdeki nihai Ustam Jivaka, 60 yaşında dünyanın en güzel kadını olan Amrapali'yi tedavi ediyormuş, ama o ilginç bir şekilde sürekli olarak genç erkekleri cezbediyormuş. Hatta otuz beş yaşında olup, çok genç bir karısı olan kral bile onunla evlenmek istemiş. Sana bebek sahibi olma konusunda söz veremem, ama bu kadim sırlara göre kendini daha iyi ve genç hissetmen için sana yardımcı olabilirim. Yan etki şeklinde ne gelir bilemiyorum, bu riski almaya hazır mısın?"

"Peki ne oldu?" diye merakla sordum.

"Bana; diyeti, bir yıl boyunca büyük bir özenle ve azimle izlediğini, bütün ev reçetelerini ve bitkisel formülleri aldığını ve büyük bir mutlulukla 56 yaşında olduğunu ve adet döneminin yeniden başladığını söyledi!"

Dr.Giovanni de gülümsemeden edemedi. Üç yıl önce, Dr.Naram Maria ile görüşürken o da kuşkuluymuş. Menopoza girmiş olan daha genç kadınları da görmüşler ve onlar da adet dönemine geri dönmüşler, ama o yaştaki bir kadın için daha önce hiç böyle bir şey olmamış. "Tıbbi olarak bakacak olursak bu hiç beklenmedik ve şaşırtıcı bir sonuç" dedi.

Maria ilave etti; "Şimdi bir çocuk yapabilirim, kendimi cennette gibi hissediyorum!"

Ona sordum; "Yaşının yazılı olduğunu belirten resmi bir kanıtın var mı, ehliyet falan gibi?"

Gülümseyerek çantasını açtı ve ehliyetindeki doğum tarihini ve resmini gösterdi. "Bitkiler daha genç görünmemi ve hissetmemi sağladı. Karşılaştığım herkes 40'lı yaşlarımda olduğumu sanıyor. Genç erkekler bana baktıkları zaman erkek arkadaşım kıskanıyor! Şimdi böyle hissedebildiğim için çok mutluyum."

Sohbete Dr.Giovanni de katıldı ve "Onunla ben de gurur duyuyorum, çünkü çok büyük bir azim ve irade gösterdi. Herkes menopoza girdikten sonra hamile kalamayacağını bilir, ama o hep inandı. Kendisine farklı bir yol seçti, tedavi protokolünü tam olarak izledi ve sonuç olarak inanılmaz bir iş başardı!"

Bu yorumların ardından Dr.Naram şöyle dedi; "Ustam, şimdi neredeyse, bana öğretmiş olduğu kadim şifa sırlarının Maria'ya yardımcı olmasından dolayı muhakkak çok mutlu olmuştur. Maria rüyasına kavuştu. Clint, seninle, buna benzer bir başka vaka daha paylaşmak isterim."

"Tabii ki" dedim memnuniyetle.

"Paris'ten bir başka kadın var, onunla da tanışmanı isterim. Hélene bana geldiğinde elli yaşındaydı. Altı yıldır adet görmüyordu ve ona 'Ne istiyorsun?' diye sorduğumda 'Bir çocuğum olsun istiyorum' dedi. 'Çok iyi' dedim. O sırada Dr.Giovanni de yanımdaydı. 'Dr.Naram, anlamıyorsunuz, altı yıldır menopozdaymış. Bebek sahibi olması mümkün değil. Ona neden yanlış umut veriyorsunuz?' dedi. Dr.Giovanni'ye, bu harika kadının istediği şeyin daha önemli olduğunu söyledim. Kadına bütün kadim sırları aktardım; ev reçetelerini, bitkisel formülleri, diyeti, her şeyi. Çok disiplinliydi. Büyük bir sabırla ve ısrarla harfiyen uyguladı. Bir zaman sonra, ister inanın, ister inanmayın, beni aradı. Çok mutluydu ve şimdi kramplarının başladığını söyledi. Bunun için mutluydu, çok şaşırtıcıydı. Bunun iyi bir işaret olduğunu, devam etmesini söyledim. Birkaç ay sonra beni yine aradı. 'Dr.Naram, adet görmeye yeniden başladım, tıpkı yirmili yaşlarımdaki gibi!' Bu, ikimiz için de kutlanması gereken bir haberdi. Kelimelerle anlatmak çok zor. Ağlayıp dansetmek istedim, işe yaramıştı!

O kadar heyecanlıydı ki, bir bebeğinin olmasını istiyordu, ama bir probleminin olduğunu söyledi. 'Nasıl bir problem?' diye sorunca, 'Bir erkek arkadaşım yok!' dedi. Hikayenin bu kısmını anlatırken Dr.Naram'ın gözleri kocaman kocaman açılmıştı. Bu engel bile kadını durdurmamıştı, çünkü ne istediğini çok iyi biliyordu. Suni döllenme yoluyla hamile kalacaktı. Paris'e sonraki gelişimde kucağında son derece sağlıklı, muhteşem bir bebekle geldi. Ve bunun kadim bilim ile modern bilimin bir mucizesi olduğunu söyledi. Rüyasının gerçekleşmiş olmasının verdiği mutlulukla bebeğini tutuşu inanılmazdı. Nobel Ödülü kazanmış olsam bu kadar mutlu olamazdım!"

Dr.Naram, bu kadim bilimi kendisine öğretmiş olduğu için ustasını yine minnetle andı ve Hélen'e büyük azim ve iradesi için teşekkür etti.

Bitkisel formüllerin ve basit ev reçetelerinin gücünü görmek onu çok etkilemişti. Hélen'e kimyon tozu, ajwain (mısır anasonu) hing (toz haline getirilip pirinç unu ile karıştırılarak güney asya mutfağında baharat olarak kullanılan bir bitki), dereotu tohumu tozu, siyah tuz, şap ve rezene vermişti. "Rezene bir kadının en iyi dostudur, Östrojeni ve progesteron seviyelerini doğal yolla destekler" dedi.

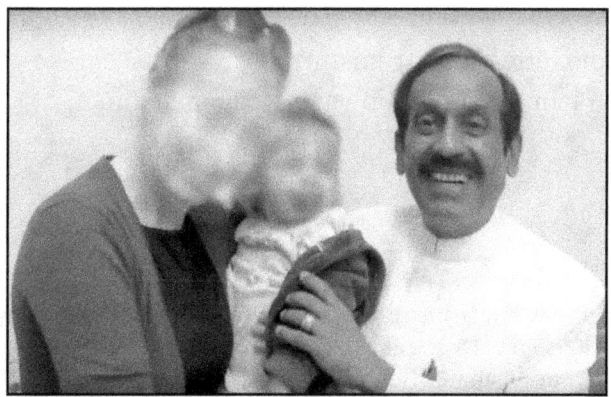

Dr.Naram Paris'te, 52 yaşındaki Hélene ve bebeği ile. Tanınmak istemediği için resmini flu yaptık, ama bu resmin ne kadar önemli olduğunu bildiği için bu kitapta yer alması gerektiğini, o da anladı.

> *"Rezene bir kadının en iyi dostudur. Östrojeni ve progesteron seviyelerini doğal yolla destekler."*
> —Dr.Naram

Dr.Naram, ustasının öğrettiklerini vurgulayarak; "Çok kuvvetli bir arzun varsa, inanırsan ve gerçekleşmesi yolunda disiplinli bir şekilde çabalarsan, herşey mümkün olur."

Hindistan, A.B.D. ve İtalya'dayken işe yaradığını gördüğüm yöntemler hakkında zihnimde bir sürü soru dönüp durdu. Eskiden kuşkuculuğum yüzde seksen-doksanken, şimdi yüzde otuza inmişti. Sorularım ve merak ettiklerim yüzde altmış beşken, geriye kalan direncim azalmış, bu kadim şifa yöntemine olan güvenim artmıştı.

Bu kadınların, menopozdan sonra yeniden adet görmelerini ve o ihtiyar çiftin yeni evli çiftler gibi bu kadar gençleşmelerini nasıl sağladınız?

> *"Çok kuvvetli bir arzun varsa, inanırsan ve gerçekleşmesi yolunda disiplinli bir şekilde çabalarsan, her şey mümkün olur."*
> —Baba Ramdas
> (Dr.Naram'ın Ustası)

"Bunu gerçekten bilmek istiyor musun?" diye sordu Dr.Naram.

"Evet!" dedim.

"Gerçekten bilmeni isterim, benim kalbimden senin kalbine yol var Clint, bunun nasıl çalıştığını bilmeni isterim".

"O halde, lütfen anlatır mısınız?"

"Bunun için, bugün gidip yarın gelmen lazım."*

---

*Amrapali'nin Sır İlaçlarını ve ihtiyar çiftin nasıl bu kadar gençleşebildiğini keşfetmek isterseniz, Dr.Naram size daha fazla bilgi ve destek sağlamanın yararlı olacağını düşündü. Bunun için, lütfen kitaptaki "Ek" bölümüne ve MyAncientSecrets.com internet sitesindeki videolara bknz.

GÜNLÜK NOTLARINIZ

Bu kitabı okudukça sizin sağlığınızla ilgili yararları derinleştirmek ve çoğaltmak için birkaç dakikanızı verin ve aşağıdaki soruları cevaplandırın:

Başkalarına imkansız gibi görünse de kalbinizde çok arzu ettiğiniz neler var? (Eğer arzunuzun doğru ya da yanlış olarak yargılamaz ve başkalarının ne düşüneceği hakkında endişe duymazsanız, o zaman gerçekten ne istiyorsunuz keşfedin).

_____

_____

_____

_____

Kitabın bu bölümünü okurken, başka nasıl anlayış, soru ya da farkındalık hissettiniz?

_____

_____

_____

_____

BÖLÜM II

125 Yaşından Fazla Yaşamak İçin Sır Diyet

Geleceğin doktoru size ilaç vermeyecek, ama hastasıyla insanca ilgilenecek, diyet verecek, hastalığın sebebi ve önlenmesi konularında yol gösterecek.

-Thomas Jefferson
(A.B.D.'nin 3.Başkanı, Bağımsızlık Bildirisinin Baş Yazarı)

Ertesi gün, Dr.Naram'ın turunda lojistikten sorumlu kişi olan Simone Rossi Doria ile görüştüm. Gururla, "Dr.Naram'ın Kadim Şifa Sırlarını Hindistan'dan sonra ilk paylaşmış olduğu ülke İtalya'dır. Bu yirmi beş yıl önceydi" dedi. Gerçekten de o gün Milano'daki klinikte, Dr.Naram'ı doksan altı kişi ziyaret etti. Bu İtalyanlar onu nereden tanıyorlardı? Simone, "Ağızdan ağıza, e-mail listeleri ve gazete makaleleri, dünyaya yayılması açısından çok işe yaradı" dedi.

Altmıştan fazla şehirde binlerce İtalyan Dr.Naram'ın klinik hizmetinden yararlanmış. Birçok İtalyan doktor, kadim yöntemler konusunda Dr.Naram'dan eğitim almış ve bütün bunlar Simone'un kızkardeşi Susi ile başlamış!

Susi ve annesiyle, o gün daha sonra yemek arasında karşılaştım. Susi, hayata açık ve seyahati çok seven yapısıyla çok deneyim kazanmış akıllı bir kadındı. Annesi Pucci enerjik, hayat dolu ve kendini çok rahat ifade eden bir insandı. Aslında bir İngiliz'di,

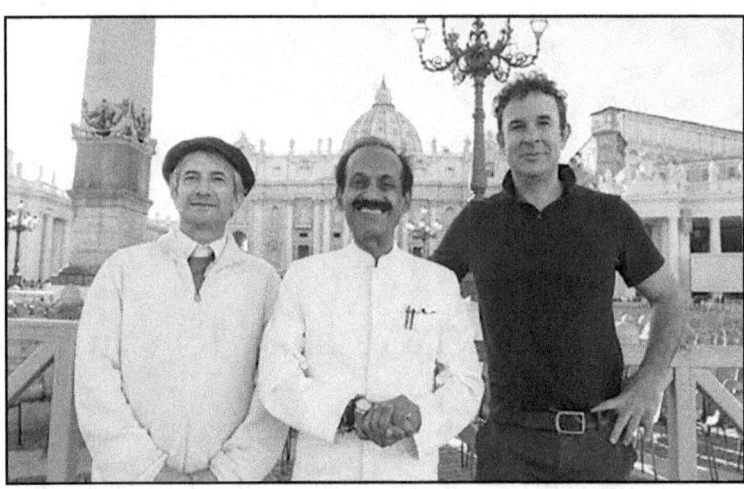

Dr.Giovanni, Dr.Naram ve Simone Vatikan'ın önünde.

ama bir İtalyan'la evlenmişti ve o kadar uzun zamandır İtalya'da yaşıyordu ki, İtalyanca'yı son derece akıcı bir şekilde konuşuyordu.

Susi, 1987'de Hindistan'da Sathya Sai Baba Ashram'dayken, Dr.Naram'ın babası da orada kalıyordu. Birgün Dr.Naram babasını ziyarete gittiğinde, bir grup İtalyan onun çalışmalarıyla çok ilgilenmiş, Susi de onlara tercümanlık yapmıştı. Susi, Dr.Naram'dan nabzını okumasını rica ettiği zaman, Dr.Naram onda bir karaciğer problemi olduğunu ve Hepatit A olduğunu söylemişti. Susi inanmamıştı, çünkü kendini gayet iyi hissediyordu. Ancak on gün kadar sonra gözlerinin akı sarardığında anlamıştı.

Susi'nin annesi; "Susi, önce zehirlenmiş olduğunu düşündü, çünkü İtalya'dan ayrılmadan önce balık yemişti. Hemen bir kan testi yaptırınca Hepatit A olduğu ortaya çıkmıştı" diye anlatıyordu. Dr.Naram sadece nabzını okuyarak testten çok önce, onun Hepatit A olduğunu anlamıştı. Susi şimdi geriye bakınca yöntemi daha iyi anlıyordu. Kan testi, ya da muayeneye gerek kalmadan işaretler nabızdan anlaşılabiliyordu. Nabız tanısı ile Dr.Naram, vücudunuzda neyin yolunda gitmediğini hemen keşfediyordu. Susi; "Biliyorum, birçok doktor bu konuda son derece kuşkucu, ama benim gibi Dr.Naram'a gitmiş olanlar hep aynı deneyimleri yaşadılar. Onunla karşılaştıktan sonra kan testi ve diğer tetkikler yapıldı, alınan tüm sonuçlar, Dr.Naram'ın hepsini sadece nabız okuyarak teşhis etmiş olduğunu gösteriyordu" dedi. Bu beceriye sahip olabilmek için yıllar gerekiyor, çünkü bu hem bir sanat, hem de bir bilim. Parmaklarınızla Vata, Pitta ve Kapha'nın hangi seviyede olduğunu anlıyor, bir dengesizlik olduğunu hissediyor, daha da derine inince bir blokajın olup olmadığını ve nerede olduğunu çözebiliyorsunuz."

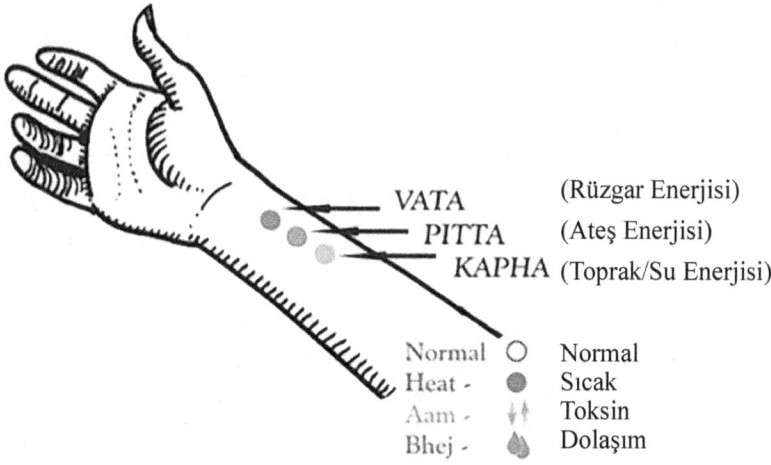

Nabız okurken saptanabilen temel elementlerin şeması. Her noktadaki güç, motif ve nabız hızı kişinin sistemindeki blokajları ve dengesizliklerini gösterir. Bu blokaj ve dengesizlikler, kişinin karşı karşıya olduğu veya olacağı fiziksel, zihinsel ve duygusal problemlerle bağlantılıdır.

Her noktada nabzın gücü, motifleri ve hızı, kişinin vücudundaki potansiyel dengesizlik ve blokajları gösteriyor. Bu dengesizlik ve blokajlar, kişinin karşı karşıya gelmiş ya da gelecek olduğu fiziksel, zihinsel ve duygusal problemleri getiriyor.

Dr.Giovanni bana, "Dosha" kavramından daha önce de söz etmişti. Kendi araştırmamı yaptıktan sonra Susi'nin, hem Siddha-Veda hem de Ayurveda şifa yaklaşımlarına dayalı elementlerle ilgili kavramlardan söz ettiğini anlamıştım. Vata rüzgar, pitta ateş, kapha su veya toprak enerjisiydi. Herkesin yapısı farklıydı.

Hangi kalite veya kalite kombinasyonu baskınsa; herkesin bünyesi ona göre farklılık gösteriyordu. Hastalıkların tanımlanması veya dengesizliklerin saptanması bunların nabıza yansıması ile saptanıyordu.

Hikayenin devamına gelince; Susi, ertesi gün İtalya'ya geri dönecekmiş, ama Dr.Naram ve eşi Smita, onu evlerinde kalmaya ikna etmişler, çünkü yolculuğa çıkamayacak kadar yorgun bir durumdaymış. Bu durum, Susi'ye Dr.Naram'ın kendisi için hazırlamış olduğu bitkisel formülleri ve diyetini değiştirme şansını vermiş.

Çoğu kişi, sıkıntılarını, bir yere gitmeden gidermek veya ciddi durumlarda hızlı bir iyileşme sağlamak için, *Panchakarma* veya *Asthakarma* kürüne girebilir. Bu kürler, vücudun kök sistemlerinin yeniden yapılanmasını sağlayan temizleme metodlarıdır. '*Karma*' aksiyon/hareket, '*Pancha*' ise; beş anlamına geliyor. Panchakarma'da vücuttaki toksinleri temizlemek için 5 aksiyon vardır. Asthakarma'da ise 8 aksiyon olup, vücudu içeriden dışarıya temizlemek, arındırmak ve yeniden dengelemek için 3 ilave adım daha uygulanır.

Susi'nin, Hindistan'da kalıp, Dr.Naram ve eşi Smita'dan büyük ilgi gördüğünü duyunca; aklıma babam geldi. İki hafta önce onu aradığımda bitkisel formüllerin eline geçmiş olduğunu, diyetini değiştirince ve formülleri düzenli olarak alınca ağrılarının azalmış olduğunu, kendisini daha enerjik hissettiğini ve bunun onu umutlandırdığını söylemişti. Bana, "Oğlum, galiba Hindistan'a gitme fikri aklıma yatmaya başladı" deyince çok şaşırmış ve derhal onun için Hindistan'a uçak bileti almış ve Dr.Naram'ın tavsiye etmiş olduğu üzere, Mumbai'deki klinikte bir ay süren Panchakarma tedavisi için yer ayarlamıştım.

Benim İtalya'ya geldiğim gün, babam da Hindistan'a inmişti. Uçuş onu çok yormuştu. Birlikte yolculuk yaptığı iki nazik Müslüman bey, Mumbai'de uçaktan inerken düşmemesi için kollarına girmişlerdi. Elektronik postasında bana, meleklerin kendisini koruduğunu hissettiğini ve kliniğe yattığını yazmıştı. Minnetle dolmuştum. Gün geçtikçe deneyiminin nasıl olacağı konusunda daha fazla heyecanlanıyordum.

Susi, Dr.Naram'ın eve götürmesi için ona vermiş olduğu özel diyet ve bitkisel formüllere İtalya'da devam etmişti. Bu sayede, tedavinin başlamasından itibaren birkaç hafta içinde yeterince ilerleme kaydedilebilmiş ve İtalya'ya döndüğünde yaptırmış olduğu

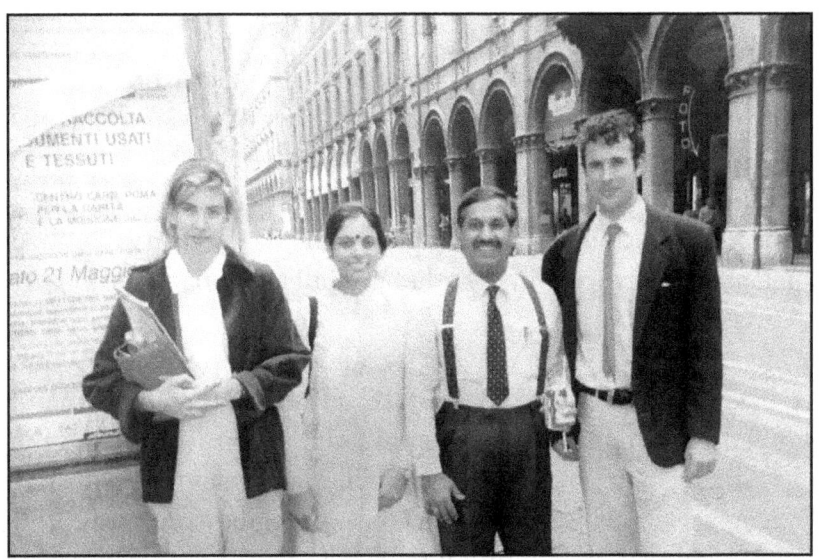

*Dr.Naram, ilk kez İtalya'da. Susi, Smita Naram,
Dr.Naram ve Simone Rossi Doria. (1988)*

ilk kan testinde karaciğerinin sağlığına kavuşmuş olduğu ortaya çıkmıştı.

"İtalya'daki doktorlarım, gıdadan geçen bu tür bir toksisitenin iyileşmesinin aylar sürdüğünü söylemişler, bir ay sonra yeniden kan testi yapıldığında karaciğer fonksiyonlarımın mükemmel durumda olduğunu görünce şoke olmuşlardı. Onlara Dr.Naram'ın derin şifa yöntemlerinden, bitkisel destek sağlayan kadim formüllerinden ve diyet tavsiyelerinden söz ettiğimde; çok ilgi gösterdiler ve daha fazlasını öğrenmek istediler."

Susi, kendisine çok yardımcı olmuş olduğu için, şifa yöntemleriyle ilgili bir seminer vermesi için Dr.Naram'ı İtalya'ya davet etmiş, işinin yoğunluğundan buna fırsat bulması zor da olsa, Susi'nin ısrarları sayesinde doğum günü de olan 4 Mayıs 1988'de Dr.Naram, eşi Smita ile birlikte İtalya'ya gelerek seminer vermişti.

Hindistan'dan İtalya'ya

Dr.Naram bir ara, Maş Fasulyesi çorbası almak üzere kalkınca yanımıza geldi. Susi, "Clint'e sizin İtalya'ya ilk ziyaretinizi anlatıyorduk" dedi.

Dr.Naram güldü ve "Avrupa'ya ilk ziyaretimdi. Hindistan'la mukayese edince her şey çok garip gelmişti. Hiç kimse İngilizce konuşmuyordu ve seminer başladığında herkes bana garip garip bakmıştı."

Susi tercüme yaparken Dr.Naram izleyicilere, daha önce Siddha Veda veya Ayurveda'dan söz edildiğini duyup duymamış olduklarını sormuş, hiç kimse elini kaldırmamıştı. İlgilenip ilgilenmediklerini sorduğunda yine hiçbir el kalkmayınca Dr.Naram biraz endişelenmişti. Dolayısıyla bu kez farklı bir soru sordu; 'Yüz yaşına kadar yaşamak kimin ilgisini çekiyor?' Sadece tek bir kişi elini kaldırınca, Dr.Naram'ın biraz canı sıkılmış, ama Susi onu kendi kişisel şifa hikayesini anlatmaya teşvik etmişti. Dr.Naram 115 yaşındaki ustasıyla karşılaşmasını anlatmış, ama uzun ömür için peynir, domates, buğday ürünleri ve alkolden kaçınmak gerektiğini söylediğinde ortalık karışmış ve bir adam kalkıp; 'Ne? Şarapsız, peynirsiz, makarna ve pizzasız hayat mı olur? Bu kabul edilemez bir şey!' derken, araya başka biri girmiş ve 'Bu felaket olur! Ben hergün peynir, makarna ve pizza yer, şarap içerim!' demişti."

Dr.Naram hikayeyi yeniden yaşarken, Maş Fasulyesi çorbasını masaya koydu. Hikayeyi, Hint aksanı ve yarı İtalyan aksanıyla iki elini de havalara kaldırarak anlattığında müthişti. Şimdi İtalyan kültürünü daha iyi biliyordu, ama yıllar önce yaşamış olduğu acemilik hallerine hala gülüyordu.

"Kadim sırları paylaşmak üzere ilk kez Hindistan'dan ayrılmıştım ve hiç kimse de ilgili görünmüyordu. Dili bilmiyordum, ama ne dersem diyeyim yararının olmadığını görüyordum. Moralim bozulmaya başlamıştı." Birden bana dönüp sordu; "Clint, böyle bir durumda ne yapardın?"

"Bilmiyorum?"

"Şimdi gülüyorum, ama o anda durum hiç komik değildi. Çok zor durumdaydım, belki de İtalya'ya gelmekle hata etmiştim.

Ustamdan bahsettim, resimler gösterdim ve onunla karşılaşmamı ve aldığım eğitimi anlattım. İster inan, ister inanma, birden bir mucize oldu. Bir buçuk saat kadar konuşmuştum ki; durdum ve bekledim. Birden bir kişi eline kaldırıp sordu; "Nabzımı size ne zaman gösterebilirim?"

Bunun üzerine Dr.Naram, "İçinizde kaçınız nabzınızı okumamı ister?" diye sormuş, kendisinin ve Susi'nin şaşkınlığına karşın, odadaki çoğu kişi elini kaldırmıştı.

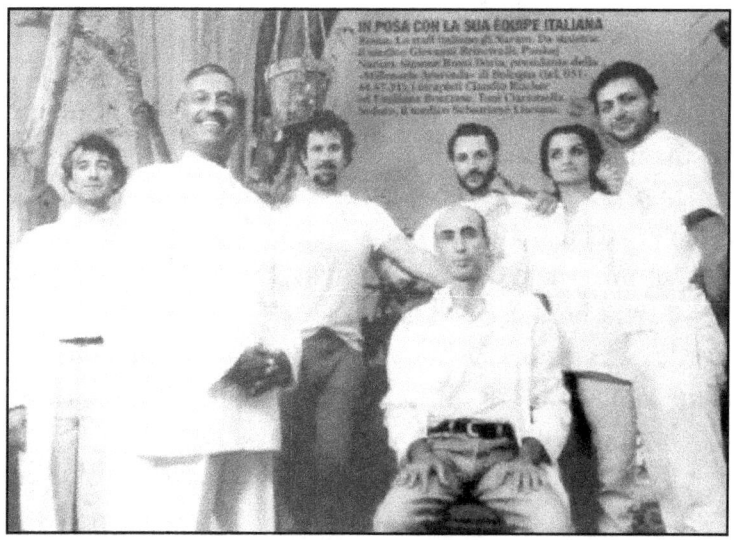

Dr.Naram'ın, eğittiği İtalyan doktorlarla birlikte Oggi adlı dergide çıkan resmi.

İlk gün nabız okuma seansı için 16 kişi kayıt olmuş, ikinci gün okutanlar diğerlerine söylemiş, otuz iki kişi sıraya girmişti. Üçüncü gün ise sayı katlanıp altmış dörde yükselmişti. İtalya'ya sadece iki günlüğüne gelmiş olduğu halde altı gün kalmak zorunda kalmış, herkesin nabzını okumak için o süre bile yeterli olmamıştı. Dolayısıyla onu başka şehirlerde de konuşma yapması için tekrar davet etmişlerdi.

"Bu onlarca yıl önceydi. O zamandan beri, Dr.Giovanni, Dr.Lisciani, Dr.Chiromaestro, Dr.Lidiana, Dr.Alberto, Dr.Antonella, Dr.Catia, Dr.Guido ve Claudio gibi pek çok doktoru yetiştirdim.

"Benim misyonum, bu kadim şifa sistemini her eve, her kalbe taşımak."
-Dr.Naram

Çoğu kişinin hayatı iyiye dönük olarak çok değişti. Daha sağlıklı ve daha mutlular."

Dr.Naram, bana Almanya'dan İtalya'ya gelmiş olan Alexander'dan da bahsetti. Alexander, daha sonra başkalarını da getirmişti. Kısa bir süre sonra bir otobüs kiralayıp, Dr.Naram'ı Almanya'ya davet etmişler, sonrasında İsviçre, Avusturya, Hollanda, İngiltere, A.B.D., Kanada ve birçok başka ülkelerden de davetler gelmişti.

"Ustam bana bu kadim şifa sistemini her eve, dünyadaki her eve ve her kalbe taşıma misyonumu anlamam için yardım etti. O zaman inanmamıştım, bir tane bile hastam yoktu, ama Avrupa'da *'daha derin şifa hareketi'* başladığı zaman, benim göremediğim, ama zamanında ustamın görmüş olduğu bir şey olduğunu anlayıp umutlandım. Bu hala da devam ediyor. Bu derin şifa devriminin kıvılcımı artık bir ateşe dönüştü!"

Susi de söze girdi; "Dr.Naram size, hasta olmadan önce kendi vücudunuza nasıl bakacağınızı öğretiyor. Hangi yiyecekler sizin için iyi, hangi gıdaları almanız lazım, hayat tarzınız nasıl olmalı; düzenli uyku, egzersiz, çalışma rutini, meditasyon ve dua etmek için zaman ayırmak. Ne yapıp ne yapmamanız gerektiğini bilirseniz hasta olmazsınız. İşte Siddha Veda'nın gerçek gücü budur."

Dr.Naram devam etti; "Clint, burada Susi sana çok önemli bazı sırlar verdi. Dün akşam bana kadının yeniden nasıl adet görebildiğini, ihtiyar çiftin kendilerini yeniden nasıl genç hissedebildiklerini sormuştun."

Başımı sallayarak doğruladım.

"İşte sana şimdi söylüyorum; Ustam bana, Siddha-Veda'nın altı anahtarı yoluyla birçok şeyin mümkün olduğunu gösterdi. Bu altı anahtarın ne olduğunu biliyor musun?"

Biraz huzursuz olmuştum, yoksa bu da başka bir test miydi?

"Bana ev reçeteleri, bitkisel reçeteler ve Marmaa'dan söz etmiştiniz" dedim.

"Diğer üçü nedir?"

Neyse ki Susi cevap vermeye çok hevesliydi de, benim herhangi bir tahminde bulunmama gerek kalmadı. "Diyet, Panchakarma veya Asthakarma ve hayat tarzı" dedi.

Dr.Naram sürdürdü; "Bu güçlü kadim şifa anahtarları, bizim Siddha-Veda silsilemiz tarafından kullanılmıştır. Bu bir düşünce okuludur, amacı da modern dünyaya mucize gibi gelen pozitif sonuçlar sağlamaktır. Ancak tabii zamanla sınanmış ilkeler ve işlemleri var ve uzun vadede toksik olmayan sonuçlar alınıyor. Bu 6 anahtar ustamın 125 yaşına kadar yaşamasını sağladı. Çok hızlı çözümler getirmiyor, ama derin şifa sağlıyor."

Şifa için gerekli anahtarlardan birinin diyet olması komik gelmişti. Diyet nasıl bir sır olabilirdi ki? "Herkes yemek yer" dedim.

Susi; "Belki de, zaten hep önümüzde olan ve birisi işaret edinceye kadar hiç farkedemediğimiz sırlardan biri o!" diye ekledi.

Dr.Naram; "Evet, herkes yemek yer, ama ne yazık ki çoğunlukla hangi yemeğin sağlık, sınırsız enerji ve zihine huzur verdiğini, hangisinin sağlığımızı bozup yetersiz miktarda enerji sağladığını ve korku, negatif gibi duygular yarattığını bilemeyiz. Hangi yiyeceğin birinin vücuduna ilaç gibi gelirken bir başka kişinin vücudunda zehir etkisi yaratacağını biliyor musun? Peki, hangi yiyecekler beynimizi besler, hafızayı güçlendirir ve pozitif duygular uyandırır?"

Her soruya cevap olarak, başımı 'hayır' anlamında salladım. "Yemek yemek için günün en uygun saatini, ne kadar yemek gerektiğini, hangilerini birleştirip, hangilerini bir araya getirmemek gerektiğini biliyor musun? Hangi yiyecekler sağlıklı olmanızı sağlayıp bağışıklık sistemini güçlü tutar, hangileri sindirim gücünüz veya hangi yiyecekler *agni* (sindirim gücünüzü) veya *bala'yı* (hayat enerjinizi) düşürür? Bir hastalığı yenerken hangi yiyeceklerden kaçınman gerektiğini, hangilerinin derin şifa sağlayacağını biliyor musun? Bu sırları bilmenin ve uygulamanın birçok kişiye menopozdan sonra yeniden adet gördürebildiğini, hepatiti yenebilmesine imkan sağladığını , böbrekleri beslediğini, otistik bir çocuğun daha iyi olmasını sağlayabildiğini ve seksenindeyken bile enerjik kalınabildiğini biliyor musun?"

"Yemek konusunda o kadar çok felsefe var ki, hangisinin doğru

"Yemek alışkanlığınızı değiştirirseniz, geleceğiniz değişir"
-Dr.Naram

olduğunu nereden bileceğim?" dedim.

"Clint, ustam bana bu sırrı öğretti. Kimin haklı olduğu konusunda endişe etme, sadece kendi işine odaklan."

Susi de ilave etti; "Evet, sağlıklı diyetin hangisi olacağı konusunda çok farklı teoriler var, ne yenmeli, ne yenmemeli. Ancak bunlardan çok azı doğru olan diyeti izleyerek bu uzun vadeli sonuca ulaşabiliyor".

Dr.Naram; "Ustamdan, bu tür güçlü diyet sırlarının herkesin hayatını değiştirebileceğini öğrendim. En azından sağlıksız bir hayat tarzından kurtulmak için hızlı bir çözümden fazlasını arayanların hayatlarını değiştiriyor. Uzun vadede, toksik olmayan, derin şifa arayanlar için bu sırlar altın değerindedir."

"Peki, ustanızdan hangi diyet sırlarını öğrendiniz?" diye sordum.

"Çok güzel bir soru. Onun yüz yaşından fazla yaşayıp genç kalmasını sağlamak için ne yaptığını öğrenmek istedim. Daha elli yaşındayken kendini yaşlı hisseden birçok insandan farklı olarak ne yapıyordu? Acaba başkalarına ne tavsiye ediyordu ki, hızlı çözüm getiren yöntemlerden hiçbir zaman alamamış oldukları, bu kadar müthiş sonuçları alabilmişlerdi. Bana öğrettiğine göre en büyük fark yediklerimizden kaynaklanıyordu."

"Peki, size yemek konusunda ne öğretti?"

Dr.Naram gözlerimin içine bakıp, "Eğer yemeğini değiştirirsen geleceğini değiştirirsin" dedi.

Bu çok güçlü bir beyandı. Kendim ve babam için geleceği değiştirmek istiyordum, ama hangi yemeği değiştirmemiz gerektiğini bilemiyorduk. "Evet, size inanıyorum, ama tam olarak ne yemeliyim ve ne yemekten kaçınmalıyım?"

"İşte bu milyar euroluk bir soru oldu!" Dr.Naram çorbasını bitirdikten sonra kapıya doğru yürüdü; "Hastalara dönmem lazım, ama bu soruyu sormana çok memnun oldum. Yemen gereken ve yemekten kaçınman gereken yiyecekleri öğrenirsen, hayatın değişir. Seni hasta eden neyse onun üzerinde güç kazanırsın, seni hangisi daha sağlıklı yapar, derin şifa nasıl olur, yüz yaşından fazla sağlıklı bir şekilde nasıl yaşarsın, nasıl sınırsız enerjiye ve huzurlu bir zihine kavuşursun bunları öğreneceksin."

"Lütfen Dr.Naram, ne yapmam gerekir?"

"Bugün git, yarın yine gel" dedi ve hastalarına geri döndü.

"*Sahi mi?*" diye düşündüm kendi kendime. Yardım etmek üzere klinik bölümüne Susi ve annesi de çağrılınca düşüncelerimle başbaşa kalmıştım.

Babamla yapmış olduğum son konuşmayı hatırlamıştım. Babam, Hindistan'a bile gitmeden önce, Dr.Naram'ın tavsiyesi üzerine yemek yeme alışkanlığında büyük değişiklikler yapmıştı. Kendimi bildim bileli babam kahvaltıda mısır gevreği ve süt, domuz pastırması ve yumurta, öğle yemeğinde ise et ve patates yer, bir bardak süt içerdi. Bunlar Dr.Naram'ın kesinlikle kaçınması gerektiğini söylediği yiyeceklerdi. İlk başka babam, başka ne yiyebileceğini düşündü, ama kısa bir süre sonra hepsinin üzerini karaladı ve buğday ve süt ürünlerini, eti kesti, pişmiş yeşil yapraklı sebzeler ve bol bol Maş Fasulyesi çorbası tüketmeye başladı.

Önce biraz zorlansa da daha önce hiç göz önüne almamış olduğu alternatiflerden tatmin olmaya başladı. Neyse ki, daha önce hiç haberinin bile olmadığı birçok lezzetli gıda olduğunu farketti, üstelik hazırlanması da son derece kolaydı. Babam eski favori yiyeceklerinin yerine koyduğu yeni reçetelerden çok keyif alıyordu. Listenin en başında ise Dr.Naram'ın sır reçetesi olan Maş Fasulyesi çorbası vardı. Protein açısından son derece zengindi, iltihap gidericiydi, enerji veriyor ve kendisini çok hafif hissetmesini sağlıyordu. Ayrıca Maş Fasulyesini metabolize etmek için gereken sindirim işleminin, vücudun istenmeyen toksinlerden de kurtulmasını sağladığını öğrendik. Dr.Naram'ın yüz yaşından fazla yaşayan ustaları hep Maş Fasulyesi yiyip Ghee (Tıbbi tereyağı) tüketiyorlardı. Babama da, kadim ustalardan gelen lezzetli "ghee" için bir reçete vermişti. Dr.Naram, ghee'ye "sihirli" diyordu, çünkü Ghee, üç dosha (Vata, Pitta, Kapha) vücut tipinin dengesini sağlama konusunda oldukça etkiliydi.

GÜNLÜK NOTLARIM

Dr.Naram'ın Muhteşem Maş Fasulyesi Çorba Reçetesi *

Moong Beans (bazen Mung şeklinde de telaffuz edilmektedir) Maş Fasulyesi.

Şifa veren özellikleri: Besleyici, detoks yapıcı etkisi vardır. 3 Dosha'yı (Vata, Pitta, Kapha) dengeler. Zararlı yemekler, hantallık ve hareketsizlik yüzünden vücutta biriken toksinleri temizlemeye yardımcı olur. Bu malzemenin çoğu Internet'ten veya Asya/Hint gıda mağazalarından temin edilebilir.

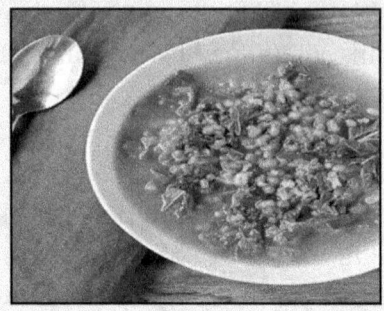

Malzeme:

- 1 bardak kuru Maş Fasulyesi- geceden ıslatılacak.
- 2 bardak su + 1 buçuk çay kaşığı tuz
- 1 yemek kaşığı Ghee (tıbbi tereyağ/sade yağ) veya ayçiçeği yağı
- 1 çay kaşığı hardal tohumu
- 2 tutam asafoetida (toz haline getirilip pirinç unu ile karıştırılarak güney asya mutfağında baharat olarak kullanılan bir bitki)
- 1 define yaprağı
- Yarım çay kaşığı zerdeçal tozu
- 1 çay kaşığı kimyon tozu
- 1 çay kaşığı kişniş tozu
- 1 tutam toz karabiber
- 1 buçuk çay kaşığı taze zencefil (küçük doğranmış)
- 1 diş sarımsak (küçük doğranmış)
- 2 bardak su daha- Maş fasulyesi piştikten sonra ilave edin.
- 3 parça Kokum (hint mutfağında yemekleri tatlandırmak için kullanılan kokum meyvesi)
- Tuz ilave edilebilir
- Soyulmuş ve küçük doğranmış havuç
- Arzu edilirse küçük doğranmış kereviz

Hazırlanışı:

1. Ayıklanmış yıkanmış Maş Fasulyesini akşamdan ıslatın. (Bir çay kaşığı karbonat ilave edin, gazı azaltır).
2. Suyunu süzüp çalkalayın, varsa düdüklü tencerede belirtilmiş miktarda su ve tuz ile yumuşayıncaya kadar pişirin
3. Veya, normal tencerede 40-45 dakika Maş Fasulyesi iyice pişsin. Önce kaynatın sonra kapağı kapalı olarak düşük ateşe alın. 25 dakika sonra Kokum, havuç veya kerevizi ilave edin
4. Maş Fasulyesi pişerken, 20 dakika sonra başka bir tavada, kullandığınız yağ hangisiyse kızdırın, orta ateşteyken hardal tohumunu ekleyin.
5. Tohumlar patlayınca asafoetida, defne yaprağı, zerdeçal, kimyon, kişniş, zencefil, sarımsak ve bir tutam karabiberi ilave edin, iyice karıştırın.
6. En düşük ateşe getirin, 10 dakika iyice pişsin, dikkat edin yanmasın.
7. Pişmiş Maş Fasulyesini, üzerine 2 bardak su daha ilave ederek kaynattığınız diğer malzemelerle birleştirin.
8. 5-10 dakika daha kaynatıp, tercih edilirse yanında Basmati Pirinci, pilav ya da haşlanmış olarak servis yapabilirsiniz.

*Bonus: Maş Fasulyesi çorbasını farklı şekillerde de hazırlayabilirsiniz. Bunları, MyAncientSecrets.com internet sitesindeki videolardan izleyebillirsiniz.

Dur bir dakika, "Pizza yok" da ne demek?

Susi'nin deneyimini dinlemek hoşuma gitmiş de olsa onun, Dr.Naram'ın insanlara pizza, makarna, peynir, buğday ve süt ürünlerini yemeyi bırakmalarını tavsiye ettiğini söylemesi kısmına takılmıştım. Hepsine bayılıyordum. Pizza'sız bir hayat mı olurdu? Ya dondurma? Dr.Naram, acaba neden bütün bu muhteşem yiyeceklerin problem yarattığını düşünüyordu?

Biraz araştırma yaptım ve Dr.Joel Fuhrman, Dr.Baxter Montgomery ve başka Amerikalı ve Avrupalı doktorların çalışmalarına baktım. Bazı sorularımın cevaplarını bulmuştum. Onlar da inkar edilemez kanıtlarla bitkiye/sebzeye dayalı diyetin, yararlarını anlatıyorlardı. Örneğin yapmış oldukları araştırmalarda ciddi kalp problemi veya damar tıkanıklığı olan kişilere verilen sebze diyetinin olumlu etkisini anlatıyorlardı.

Batılı doktorlar, damarı açık tutmak için stent takıyor veya cerrahi yolla bypass yapıyorlardı. Babamın zaten 2 stenti vardı, bir de üstüne bypass öneriyorlardı. Araştırmalar, sebze ağırlıklı diyete geçince ve egzersiz yapınca hastaların damarlarındaki yağ tabakasının azaldığını hatta bazı vakalarda tamamen yok olduğunu gösteriyordu.

Dr.Naram; "Eğer yemek tarzınızı değiştirirseniz, geleceğinizi değiştirirsiniz." demişti.

Peki yediğimiz yemeğin hayatımızda veya sağlığımız üzerinde bu kadar büyük bir etkisi olabilir miydi? Bu bağlantı başkaları için çok aşikar olabilirdi, ama benim için çok yeni birşeydi.

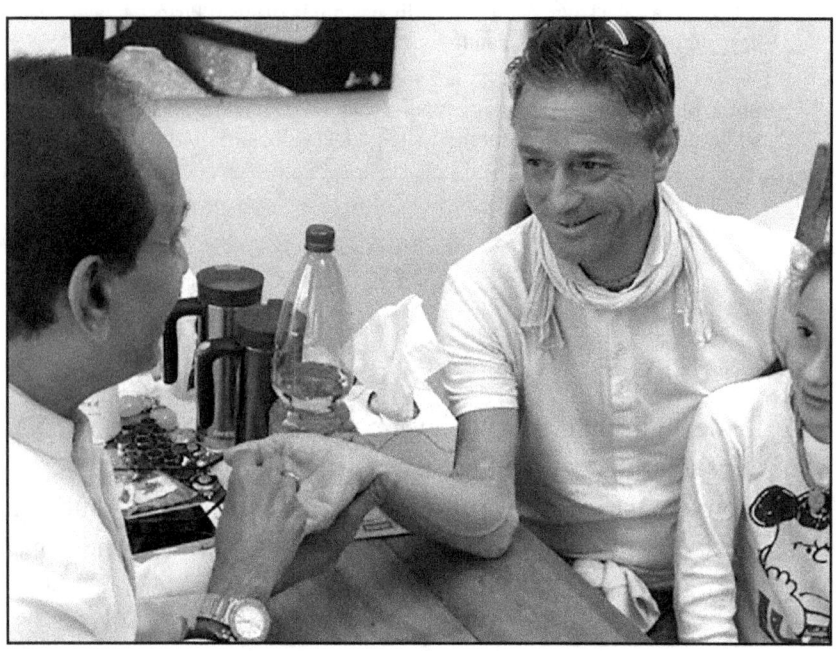

Dr.Naram Steven'ın nabzını okuyor.

Peki Yediğiniz Yemek Hafızanızı Güçlendirir mi?

İtalya'daki kliniklerden birinde Steven adlı bir avukatla tanıştım. Cildinde alerji ve buna ek olarak astımı vardı. Annesinin, babasının ve erkek kardeşinin doktor olduklarını, dolayısıyla problemine mutlaka bir çözüm bulacaklarını düşünmüştü, ama maalesef hiçbir yol bulamamışlardı. Üstelik denedikleri her şeyin çok kötü yan etkileri olmuştu.

Astımının akciğerlerde değil, ama sindirim sisteminde başlamış olduğunu anlamasını Dr.Naram sağlamıştı. Steven, ne yemesi gerektiğini, hangi gıdaları yemekten kaçınması gerektiğini, ev reçetelerini ve bitkisel formülleri nasıl kullanacağını öğrenmişti. Anlattıklarına göre deri alerjileri ve astım geçtikten sonra hayatı da değişmişti, ama bir kazancı daha olmuş, bu arada hafızası daha güçlenmişti!

"Dr.Naram ile ilk tanıştığım zaman hukuk fakültesinin birinci sınıfındaydım ve binlerce sayfalık hukuk kitaplarından çalışıyorduk. Odaklanmak çok zordu. Dr.Naram bana diyet konusunda tavsiyelerde bulundu ve hafızamı destekleyici reçeteler verdi. Bunların sayesinde eskisine oranla konuları daha iyi hatırlamaya başladım. Sınav sonuçlarım iyileşti, beynim sakinleşti, daha kolay odaklanabilir hale geldim ve büyük bir başarı sağladım.

Dr.Naram'ın da hafızası müthiş, o zamandan beri binlerce insanla konuştuğu halde yıllar önce kendisine söylemiş olduğum şeyleri hatırlıyor. Steven, görüntüsüne ve hafızasının nasıl çalıştığına bakıyorum da, sanki onun açısından hiç zaman geçmiyor gibi!" dedi.

Steven bazen diyet kurallarını tamamen takip etmediğini itiraf etti, ama artık hastalandığı zamanlarda sebebini bildiğini ve onu iyiye dönüştürebildiği için Dr.Naram'a çok minnettar olduğunu, önceden bu bilgileri bilmediğinden dolayı sağlıklı olma seçeneğinin olup olmadığını bilmediğinden bahsetti. Memnuniyetle; "Ama, artık bir seçeneğim var!" dedi.

> ## GÜNLÜK NOTLARIM
> Dr.Naram'dan Hafızayı Geliştirmek İçin Kadim Şifa Sırrı *
>
> Marmaa Shakti – Sol elinizin baş parmağının elle birleştiği kemik noktasına aynı elinizin işaret parmağı ile 6 kere basıp kaldırın. Gün içinde defalarca tekrarlayın.
>
>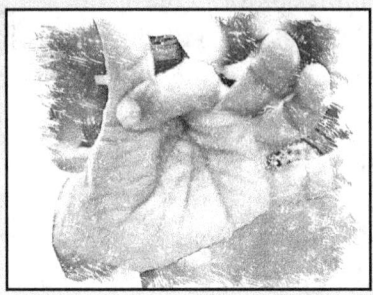
>
> *Bonus: Daha fazla hafıza sırları öğrenmek ve Marmaa'nın gösterilişini izlemek için MyAncientSecrets.com internet sitesi bknz.

Birçok Ustanın veya Master'ın Size Söylemedikleri

Artık diyet ve sağlık arasındaki bağlantıyı anlamaya başlamıştım ki, Dr.Naram yine aklımı karıştırdı!

Öğle tatili sırasında yüzünde Noel Baba'yı görmüş gibi bir heyecanla "Dr.Giovanni, Clint, sizi bir yere götürmem lazım!" dedi.

"Nereye?" diye sordum, "İtalya'nın en güzel pizzasının olduğu yere!" dedi.

Pizza yeme konusunda bize anlattıklarını hatırlatınca, 'Ustam bana, 'Çok acıkmışsan duygusal olarak o kadar katı olma' derdi. Pizza vücudum açısından iyi değil, bu doğru, ama duygularım açısından bana çok iyi geliyor. O halde; arada sırada, sağlığımıza zarar vermeyecek miktarda pizzanın veya çok sevdiğimiz bir yemeğin keyfini çıkarabiliriz!"

İşte bu hoşuma gitmişti, anlattıklarını dikkatle dinledim.

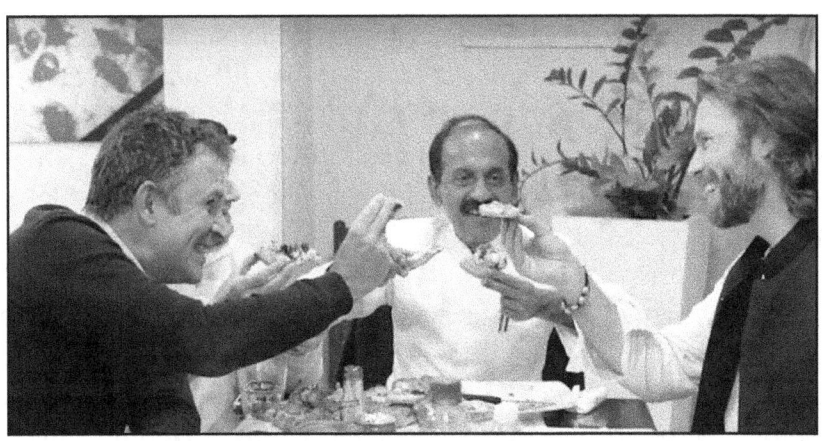

Dr.Naram pizza gibi yiyeceklerin nasıl ve ne zaman keyfini çıkaracağımızı açıkladı.

"Bu tür yemekleri hergün yerseniz, hatta her hafta bile yeseniz, vücudunuzda toksin yaratır ve bu da sindirim için iyi bir şey değildir. Sonra uzun süre yemezsiniz, böylece bedeniniz temizlenir ve dengelenir. Bütün yıl boyunca sıkı bir diyet uygularım, ama yılda bir kez İtalya'ya geldiğim zaman en iyi pizzanın keyfini çıkarırım. Yani, sadece Maş Fasulyesi çorbası içerek sindirim sağlayan bitki ve baharatlarla, vücudumu toksinlere karşı önceden ve sonrası için hazırlarım. Bu şekilde duygularım için sevdiğim yemeği yerken vücudum sıkıntı çekmez."

Dr.Naram, hangi restorana gideceğini kesinlikle biliyordu. Yirmi yılı aşkın bir zamandır İtalya'ya gidip geldiği için kendi tat zevkine göre dünyanın en güzel pizzasının ve dondurmasının olduğu yeri biliyordu. Yemeğin keyfini çıkarırken, onun annesi ve benim babam gibi insanların, hastalığı yenerken bu tür yemekleri hazmedemediklerini iyice anlamış olduğumdan emin olmak istemişti. İnsanların, kendileri için sağlıklı olan yemekler konusunda disiplin edinmeleri gerekiyordu.

Vücutlarımızda, zaman içerisinde yıpranan bir tampon bölge olduğunu açıkladı. Yıllarca kötü beslensek de, genç bedenlerimiz etkiyi göstermez,

"Aynı yiyecek, bir kişi için ilaç olabilirken, bir başkası için zehir olabilir."

-Dr.Giovanni

ancak 30-40-50'li yaşlara gelince birşeylerin yolunda gitmediğini anlardık. İnsanlar bunun ilaç tedavisiyle düzeltilebileceğini düşünür, oysa o ilaçların yan etkileri başka hastalıklara sebep olur, bu sefer de başka ilaçların alınması gerekirdi. Bu sorunlar yaşlanma sebebiyle değil, gıda ve çevreden alınan, sonunda iltihap, blokaj ve çeşitli dengesizliklere neden olan *"aam"*, yani toksinlerden kaynaklanırdı.

Dr.Naram, pizzasının üzerine biraz daha acı sos döküp keyifle ısırırken, Dr.Giovanni bana, aynı yiyeceğin, bir kişi için ilaç gibi gelirken, bir başka kişi için zehir olabileceğini, kendisinin de oldukça zor yollardan öğrenmiş olduğunu söyledi; "Dr.Naram'ın acı sos kullandığını ilk gördüğümde, bunun sağlıklı bir şey olduğunu düşünmüş ve fazla miktarda acı sos kullanmaya başlamıştım. Acı sosun ona ilaç gibi iyi geldiğini bilmiyordum, çünkü o ağırlıklı olarak *kapha* (su ve toprak doshası) vücut tipine sahipti. Oysa, acı sos bana zehir etkisi yapmıştı, çünkü benim vücut tipim *Pitta*'ydı. Pitta, ateş doshası olduğu için zaten vücudumda yeterince ateş vardı, dolayısıyla acı sos ile aldığım acı vücuduma çok fazla gelmişti! " Acı çekerek öğrenmiş olduğum bu dersi gülerek hatırladı. Ben de gülümsedim. Aynı hatayı ben de yapmadan önce bu bilgiyi aktardığı için ona minnet duydum.

Elimdeki pizza diliminin keyfini çıkarırken Dr.Naram'ın felsefesi üzerinde düşündüm. İnsanlar neyin sağlığa, neyin hastalıklara neden olduğunu anlarlarsa; hayatlarının da keyfini çıkarabilirlerdi. Eğer çok katı ve kuralcı olursanız hayatın tadını nasıl çıkarırdınız? Dr.Naram'ın ustası ona, 'ne istediğini keşfetmeyi, istediğini başarmayı ve başarısının keyfini çıkarması gerektiğini' öğretmişti. Bu en son kısım "başarının keyfini çıkarmak" çok önemliydi...

Dr.Naram'ın pizzasını yerken ne kadar mutlu göründüğünü hiç unutamam.

Günlük Notlarınız

Bu kitabı okudukça sizin sağlığınızla ilgili yararları derinleştirmek ve çoğaltmak için birkaç dakikanızı verin ve aşağıdaki soruları cevaplandırın:

Yemek tarzınızı ne şekilde değiştirirseniz geleceğinizi de değiştirebileceğinizi düşünüyorsunuz? (Diyetinizde pozitif bir değişiklik yaparsanız; zihin, beden, duygu ve ilişkilerinizde ne gibi farklılıklar olur?)

_____
_____
_____
_____

Kitabın bu bölümünü okurken, başka nasıl anlayış, soru ya da farkındalık hissettiniz?

_____
_____
_____
_____

*Bonus: Dr.Naram'ın diyet önerileri için daha ayrıntılı rehberlik isterseniz ve bir diyeti, sağlığınıza negatif etki yapmadan ne zaman veya nasıl bozabileceğinize dair sırlar için MyAncientSecrets.com internet sitesi bknz.

BÖLÜM 12

Hayvanlar İçin De Kadim Sırlar

Bize sevgiyi en iyi öğretenler her zaman insanlar değildir.

-Anonim

Dr.Giovanni, günün büyük bir kısmında hastalarla Dr.Naram arasında çeviri yaptığı için, onunla ancak bir gece, geç vakitte bir araya gelebildik. Herkes gittikten sonra, Dr.Naram ile çalışmaya nasıl başladığını sordum.

Dr.Giovanni Bologna Üniversitesi Tıp Fakultesinden mezundu. Onun gibi çok parlak bir tıp doktorunu, 17 yılı aşkın bir süredir hastalara kadim Hint tedavisi uygulamaya çeken sebep ne olabilirdi.

Dr.Giovanni bunun cevabının çok basit olduğunu, Modern Batı Tıbbı, yani Alopatik Tıbbın sunduğu çözümlerin kendisini tatmin etmediğini, daha fazlasını aradığını, dolayısıyla da alternatif tıp ve tedavi yöntemleri aramaya başladığını söyledi. 1984'te Hindistan'a yapmış olduğu bir gezide Dr.Naram hakkında bir şeyler duymuş, olağanüstü bir şey bulduğunu düşünmüştü.

"Dr.Naram ile çalışmaya başladığım zaman, Batı Tıbbı ile Siddha-Veda'yı birlikte kullandım. Kendi araştırmamı, tıp fakultesindeki hocamın da desteği ile, kadim yöntemleri yaygın anksiyete ve depresyon vakalarında kullanmak üzere gerçekleştirdim. Birkaç yıl Dr.Naram'la çalışıp inanılmaz sonuçlar gördükten sonra bu kadim bilimi bütün hastalarımda uygulamaya başladım."

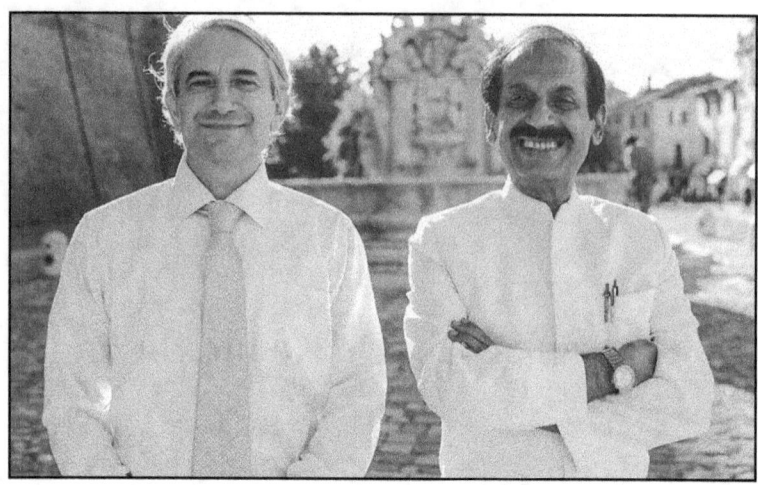

Dr.Naram, en sevdiği öğrencisi Tıp Doktoru Giovanni Brincivalli ile.

"Bunun tıp bilginizi nasıl etkilediğini düşünüyorsunuz?"

"Beni en çok, antibiyotik veya anti inflamatuar reçetesi vermek zorunda olmamak etkilemişti. Aile doktorlarının gördüğü vakaları görüyorum ve hala, sadece, Dr.Naram'dan öğrenmiş olduğum derin şifa sırlarını uyguluyorum. Aldığım sonuçlar çok çok güçlü. İnsanlar hayvanlarını da getiriyorlar. Dr.Naram'ın bana öğretmiş olduğu bu sırlar onları da iyileştiriyor. Şimdi sonuç alamadığım zaman şaşırıyorum. Dr.Naram, böyle durumlarda hemen kadim belgelerden bir şey bulur ve en nadir vakalarda bile işe yarardı."

Dr.Giovanni uzun zamandır İtalya'da 20 ayrı şehirde çalışıyor. "İnsanlar bana farklı sebeplerle geliyorlar. Onlar için çözüm buluyor olmak, bana müthiş bir tatmin duygusu ve huzur veriyor."

İtalya'da bir psikiyatri hastanesinde çalışmanın nasıl bir şey olduğunu anlattı. "Depresif, şizofren, şiddet, cinayet veya intihar eğilimleri olan hastaların odalara kilitlenmiş olduklarını görünce çok kötü olmuştum. Kendilerine ya da başkalarına zarar vermemeleri için bazen zincirlerle bağlanıyorlardı. Problemi baskılamak için ilaç veriliyordu ve gelişme umudu olmayan zombiler gibi geziniyorlardı. Tuvalete gittikleri zaman zincirler çözülüyordu, ama kaçamasınlar diye, iri yarı iki bakıcı tarafından gözlem altında tutuluyorlardı. O hallerine bakmak bile çok zordu."

Dr.Giovanni, umutsuz durumdaki bir ailenin, şizofreni hastası olan kızlarını Dr.Naram'a nasıl getirdiklerini hatırlamıştı. Benzer vakaları hastanede görmüş olduğu için Dr.Naram'ın uygulayacağı tedaviyi çok merak etmişti. "İlk geldikleri zaman, genç kız, sakin ve kontrol altında tutulabilmesi için doktor tarafından verilmiş olan ağır ilaçların etkisi altındaydı."

Dr.Naram'ın tedavisi başladıktan altı ay sonra inanılmaz bir değişim olmuştu. İlaç dozu yarıya indirilmiş, kız daha fazla gülümsemeye başlamıştı. Tedaviyle birlikte daha farkında, daha uyanık, daha "an"da ve daha neşeli olmuştu.

"Hastane ortamında, hiç böyle bir gelişmeye tanık olmamıştık. Beni en çok etkileyen, ailenin hayat kalitesinin iyileşmiş olmasıydı. Bu son derece ilham vericiydi. Dr.Naram'a bunun nasıl mümkün olduğunu sorduğumda; problemlerin yüzde doksanının çocukluktaki duygusal yara veya travmalardan kaynaklandığını söyledi. Sonra bana bu yaraları iyileştirmek için kadim yöntemleri öğretti. Onyedi yılı aşkın süredir, aşırı tepki veren vakalarda bile yeniden ve yeniden işe yaradıklarını gördüm."

O anda düşüncelerim yine, depresyon nedeniyle kendi hayatına son vermiş olan ablama gitmişti. Dr.Giovanni ile henüz o konuda konuşmaya hazır değildim, ama merak ediyordum, acaba o zaman Dr.Naram'ı tanımış olsaydım, ablama da yardımcı olabilir miydi? Bütün doktorlar ona ilaç vermişler ve hiçbiri işe yaramamıştı.

Dr.Giovanni, ilk zamanlarda Dr.Naram'ın yapmış olduğu başka bir tedaviden de çok etkilenmişti. Kalbinde 3 ana damar tıkanıklığı olan, nefes darlığı çeken ve birkaç adım attığında göğsünde ağrılar oluşan bir hasta vardı. "Tıp fakültesindeyken bu konuda çalışmıştım. Batı Tıbbı'na göre damar tıkanıklığını tedavi edemezsiniz. Stent takar veya bypass yaparsınız. Kardiyologlar hastaya derhal ameliyat olması gerektiğini söylemişlerdi, çünkü her an kalp krizi geçirme riski vardı. Ancak hasta ameliyat olmayı reddedip Dr.Naram'a gelmişti. Üç buçuk ay boyunca Dr.Naram'ın tavsiyelerini yerine getirdi, sonradan yapılan testler, tıkanıklığın gerilediğini gösterdi." Dr.Giovanni bu sonuçlardan son derece etkilenmişti. Konuşurken bu, sesine bile yansıyordu.

> *"Problemlerimizin çoğu, çocukluktan kalan duygusal yara veya travmalardan kaynaklanır."*
> -Dr.Naram

"Çok etkilenmiştim, böyle bir şeyin mümkün olabileceğini düşünemiyordum bile. Bu hasta, derin şifanın çok güçlü, kadim işlemine girmişti. Panchakarma (toksinlerden arınma kürü) yaptı, bitkisel reçeteler ile verilen diyeti uyguladı. Hayatının sorumluluğunu aldı, alışkanlıklarını değiştirdi, bol bol Maş Fasulyesi ve sebze yedi."

Dr.Giovanni bir an bana baktı ve " Bütün bunları öğrenmeye açık bir zihne sahip olduğun için seninle gurur duyuyorum" dedi.

Bütün köpekler cennete gider, ama neden gerektiğinden önce gitsinler ki?

Kafamda sürekli olarak dırdır eden kuşkularımı ifade etmek üzere, kendimi biraz daha rahat hissederek Dr.Giovanni'ye sordum; "Bu vakalarda plasebo etkisi olasılığı olamaz mı? İnsanlar kendilerini, diyet veya reçetelerin işe yarayacağını düşündükleri için birden iyi hissediyor olamazlar mı?"

Dr.Giovanni, "İyi bir soru Clint", dedi. "İlk önce Rabbat'ı düşün. Komadaydı ve iyileşti. Bu nasıl plasebo olabilir? Sonra Dr.Naram hayvanları da iyileştiriyor. Onun, kaplan, fil, köpek, at, baykuş, kanguru, timsah ve kedileri iyileştirdiğini gördüm. Kadim yöntemler onlara da şifa veriyor. Bu vakıf yoluyla, birçok hayvan barınağına sponsorluk yapıyor. Burada da doğal bitkisel reçeteler kullanılarak sokak köpeklerine ve diğer yaralı veya hasta hayvanlara yardım ediliyor. Bugün Paula'yı gördün mü?

"Evet" dedim.

O gün sabah saatlerinde, Paula adlı altmış dört yaşında bir kadın iki köpeğiyle gelmişti. Çok duygusaldı ve bana yıllar önce iki köpeğinden siyah Labrador cinsi olanın yoğun ağrısı nedeniyle yürüyemediğini anlattı. Veteriner yardımcı olamamış, onu uyutarak hayatına son vermeyi önermişti. Ancak, Paula çok sevdiği köpeğinin ölümüne razı olma acısını üstlenememişti. Zavallı köpek çok acı çekiyordu ve sahibi ne yapacağını bilemiyordu. O gün bir arkadaşıyla jogging yaparken, Dr.Naram'ın İtalya'da olduğunu duyunca köpeğini arabaya atıp derhal onu görmeye gitmişti.

Paula anlatmayı sürdürdü; "O kadar umutsuzdum ki! Dr.Naram onun nabzını okudu ve tam olarak köpeğimin sıkıntısının ne

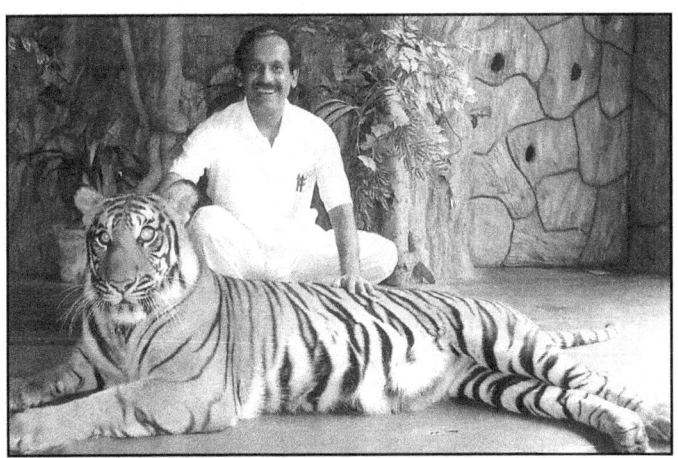

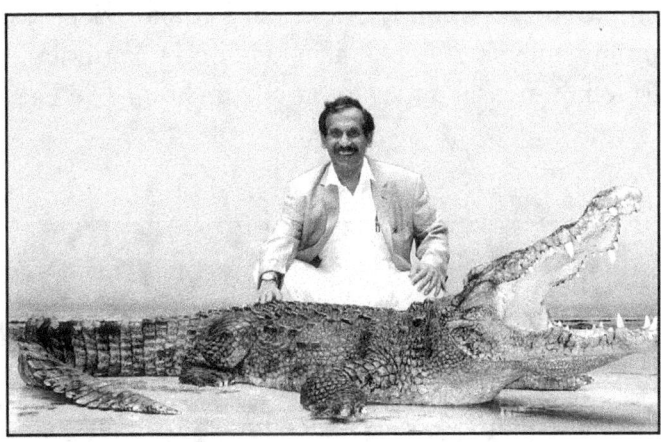

Üstteki: *Bu asil Bengal Kaplanının yavrusu olmuyordu. Dr.Naram nabzına baktı, belirli bitkisel reçetelerle diyet verdi ve kısa bir süre sonra üç tane bebek Bengal Kaplanı dünyaya geldi.*
Alttaki: *Bu timsah çok öfkeliydi ve hayvanat bahçesinin yetkilileri nedenini çözemiyorlardı. Dr.Naram, nabız okuyarak bunun kabızlık probleminden kaynaklandığını keşfetti, doğru bitkisel reçetelerle timsah rahatladı.*

olduğunu söyledi: çok fazla toksin dolmuştu ve kemik erimesi vardı! Bana yapmamı söylemiş olduğu herşeyi harfiyen yerine getirdim. Özel bitkisel formülleri ve diyeti uyguladım ve sadece bir hafta sonra köpeğim arabaya yeniden atladı! Artık topallamıyordu ve üç yıl daha rahat yaşadı. Belki hayvanlar insanlar gibi düşünmedikleri için olsa gerek, onların çok daha saf olduklarını düşünüyorum. Belki reçeteler onların üzerinde daha hızlı etki yapıyordur, bilmiyorum, olanlar bu! Köpeğim yaşlanınca, evde huzur içinde öldüğünde, hala güçlü ve sağlıklıydı."

Arılara Yardım?

Dr.Giovanni bana arı yetiştiricisi olan bir dostuyla ilgili bir hikaye daha anlattı. Çok zararlı bir parazit tarafından arıları enfekte olmuş, bal yapamaz hale gelmiş ve ölmeye başlamışlardı. Parazitleri öldürmek için arıcılar zehirli duman uygulamak durumunda kalmışlar, bu da birçok arının ölümüne neden olmuş, geriye kalanlar ise kimyasallardan etkilendikleri için bal kalitesi iyice düşmüştü. Arıların sahibi olan kadın, balı hem kendileri tükettikleri, hem de sattıkları için kimyasal olmayan bir çözüm aramış ve Dr.Giovanni'yi çağırmıştı.

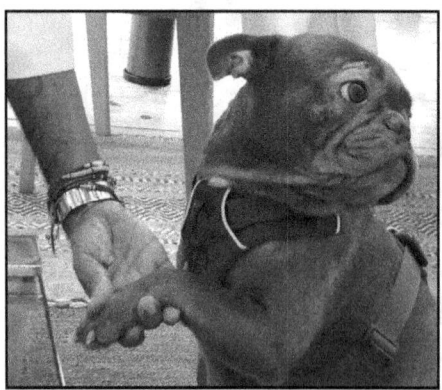
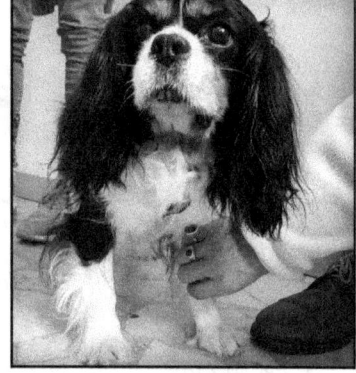

Dr.Naram ve Dr.Giovanni köpeklerin nabzını tutuyorlar.

Dr.Giovanni; "Arıları görmeye gittim, ama nasıl yardımcı olabileceğim konusunda en küçük bir fikrim bile yoktu" diye anlatıyordu. "Arıların nabzını nasıl okursun?"

O güldü, ama ben gözümün önüne onun bir arının nabzını okumaya çalışırkenki halini getirince daha çok güldüm. Bana insanların bağışıklık sistemini desteklemek için kullanılan Marmaa noktasını gösterdi, "Ama bunu arılara uygulayamazsın ki!" dedi.

Neticede Dr.Giovanni biraz araştırma yapıp bu tür enfeksiyonların arıları zayıflattığını öğrenmişti. Arılar uçamadıkları gibi, vücutlarındaki kıllar da dökülüyordu. Sağlıklı arılar, önce hasta arılarla dövüşmeye başlamışlardı, çünkü onları tanıyamayıp yabancı zannediyorlardı. Bu da ona bir fikir vermişti.

Dr.Naram'ın dökülmüş olan saçlarını anlatmış olduğu hikayeyi hatırlamış, bağışıklık sistemini hangi bitkilerin güçlendirdiğini de bildiği için, arıların sahibiyle birlikte, Dr.Naram'ın bağışıklık sistemi ve saç büyümesi için verdiği bitkisel tabletleri ezip içine bal da ekleyerek güçlü bir ev reçetesi haline getirmiş, sonra da arılara vermişlerdi.

Kısa bir süre sonra arıların sahibi Dr.Giovanni'yi aramış ve arıların tüylerinin yeniden çıktığını, güçlü ve sağlıklı göründüklerini söylemişti. Yavaş yavaş arı nüfusu artmış ve bereketli bir şekilde bal üretmeye başlamışlar, bu işlemi onurlandırmak anısına, arıların bu özel balına da, "Kadim Sırlar Balı" adı verilmişti! Arıların sahibi, arılarda oluşan dayanıklılık ve bağışıklık özelliklerini, bu bitkisel reçeteli kimyasal olmayan balın yansıttığına inanıyordu.

Dr.Naram ile konuştuğum zaman şöyle demişti: "İster inan, ister inanma, bu kadim şifa sırları hem insanlar, hem hayvanlar, hem de bitkiler için iyi geliyor, çünkü hepimiz aynı doğanın parçalarıyız ve kullanım hepsine uyuyor."

Hikaye beni çok etkilemişti, çünkü dünya çapında arı nüfusunun azalmakta olduğunu haberlerde hep duyuyorduk. Bu polen yapıcılar kaybolursa, bunun global sürdürülebilirlik açısından uzun vadede olumsuz etkisi olurdu. Keşke Dr.Giovanni gibi, daha çok kişi bu konuda çalışsa ve bu bilgileri uygulasa diye düşündüm. *

"Peki bu kadim şifa yöntemini öğrenmeleri için başkalarına ne tavsiye edersiniz?"

"Bu sabit bir işlem, Clint" dedi Dr.Giovanni. "Açık bir kalbinin ve açık bir zihninin olması lazım. Sana yardımcı olacak bilgileri öğrenmek istersen, bu çok mümkün. Bu dünyadaki herkes azimli bir şekilde çalışırsa kadim sırları öğrenebilir. Ancak bir şifacı olmak için içsel gelişim gerekir, sadece teknik bilgi yetmez. Dr.Naram der ki, *'gerçek bir şifacı olmak sadece bilmek demek değildir, icra etmek, yapmak demektir, özellikle de kendi varlığınızı bilmeniz lazım. Hayvanlarla çalıştığınız zaman onlar sizin varlığınızı çok iyi hissederler. Bir "Master" şifacı olmak için hayatınızı adamanız gerekir.'*

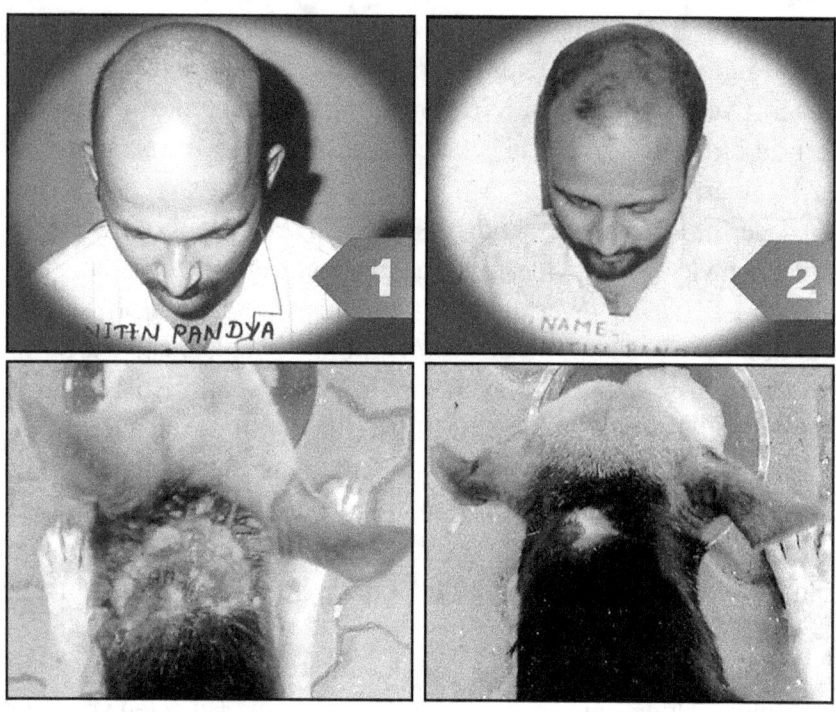

Dr.Naram'ın, resimdeki bu kişi ve köpeği gibi çok kişiye yardım ettiğini bildiği için Dr.Giovanni de dökülen saçları veya kılları geri çıkarmak için yöntemin bu kısmından yararlanmış.

Dr.Giovanni, herkesin alışkanlıklarına bağımlı olduğunu, püf noktasının da bu olduğunu açıkladı. "Örneğin İtalya'da herkes iyi bir diyetin "Makarna, pizza, peynir ve şarap" olduğunu düşünür. Hastalandıkları zaman da hızlı bir çözüm bulmak için hemen ilaç almaya başlarlar. Bu onların seçimi tabii, ama ne pahasına? O ilaçların uzun vadede ciddi yan etkileri olur. Bir alternatif olarak, insanlar derin şifa yolunu seçerlerse, bir takım huylarını, sabırlarını, ısrarlarını ve kararlılıklarını değiştirmek üzere belirli bir disiplinin bedelini vermeleri gerekir. Ve sonuç olarak da uzun vadeli bir derin şifa ve zihin huzuru deneyimlerler. Bu sadece bir seçimdir. Bunun için ne kadar bedel ödemeye razısın?"

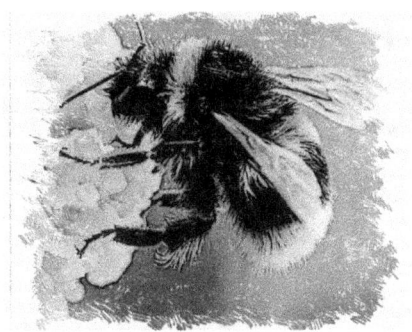

Kadim Şifa Sırları, arılara bile yardımcı olmuş.

Dr.Giovanni biraz konuşmasına ara verince, ben de paylaşımından birşeyler çıkarma fırsatı buldum. Babam dahil, insanlarla ilgili ne söylemek istediğini anlıyordum.

Dr.Giovanni devam etti; "Peki, insanların derin şifayı deneyimlemek için huylarını ve hayatlarını değiştirmeyi seçmelerini ne sağlar? Önce, farkı hissedebilmek için, yeterli bir süreyle tavsiyelerini izlemek üzere şifacıya güvenmeleri gerekir. Sonuçları görmeye başlayınca, uzun süreyle programa devam ederler ve başkalarıyla paylaşmaya başlarlar. Derin şifanın bu şekilde seçilmesi çok önemlidir. Çoğu için genellikle, oldukça zor olan bakış açısını değiştirmek gerekir."

"Kadim Şifa Sırları, insanlar kadar, hayvanlarda ve bitkilerde de çalışır, işe yarar."

-Dr.Naram

---

*Bonus: *Hayvanlarla iletişim sağlamak için kadim sırları keşfetmek ve sağlıklı gür saçlara sahip olmak için MyAncientSecrets.com internet sitesi bknz.

> *"Gerçek bir şifacı olmak için sadece teknik bilgi değil, içsel gelişim de gereklidir."*
> -Dr.Giovanni

Sözleri beni babama ve onunla yapmış olduğumuz son konuşmalara döndürdü. Fikirlerimiz, en temel alışkanlık olan yediğimiz yiyeceklerin bizim için hangisinin yararlı olduğuna göre değişmişti. Babam açısından, Hindistan'da kapsamlı bir detoks tedavisine girmesi bile çok büyük bir değişiklikti. *Merak ediyordum, nihai olarak bu değişiklikler, babamınki gibi ileri vakalarda yeterince fark yaratacak mıydı?* Tehlikede olan birçok şey vardı. Babam, hayatını yeniden yapılandırabilmek için Dr.Naram'ın kendisi için vermiş olduğu her tavsiyeyi yerine getirebilmek amacıyla önemli miktarda para, zaman ve çaba yatırımı yapmıştı. Benim endişem, babamın, bunlar işe yaramadığı takdirde daha da beter bir depresyona girip cesaretini kaybetmesi ve kendisini ölüme hazırlamasıydı.

GÜNLÜK NOTLARIM
İmmün Sistemini Desteklemek için Kadim Şifa Sırları*

Marmaa Shakti – Sağ elin orta parmağının uç kısmına, sol el işaret parmak ile 6 kere basıp kaldırın. Gün içerisinde defalarca uygulayın.

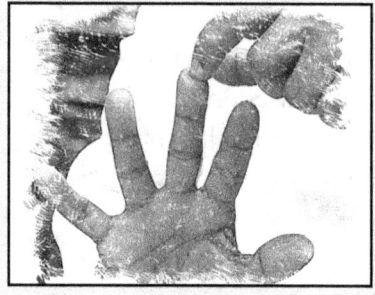

*Bonus:Arıların virüsü yenmek, immün sistemini geliştirmeye yardımcı olan güçlü ev reçetesi için lütfen "ek" e ve web sitesine bknz.

Dr.Naram'ın tedavisinden yararlanmış kişilerle konuşmak, bana bunun güvenilir ve işe yarayan bir kadim sistem olduğuna dair güven telkin ediyordu. Ancak, acaba *benim* babam için yararlı olabilecek miydi?

Babam İçin Alışılmamış Bir Güncelleme

Bir gün, Milano şehrinin merkezinde yürüyüşe çıktım. Buralarda, telefonuma ücretsiz Wi-Fi sağlayacağım bir yer keşfedince çok sevindim. Hemen elektronik postamı açtım, babamdan haber vardı.

3 Ağustos, 2010 – Üçüncü Gün Raporu

Mumbai'de saat 19:15, Utah'ta sabah 06:45. Bugün tedavimin ikinci gününün sonu. Salt Lake City'deyken içinde bulunduğum durumun tersine, Mumbai'de çok farklı koşullarda bulunsam da kendimi daha rahat ve daha alışmış hissediyorum. Bugünkü diyetim kahvaltıda bir dilim Papaya meyvesi, öğlen ve akşam yemeği için de bir kase Maş Fasulyesi çorbasıydı. Günün faaliyeti, sabah 7:30'da Yoga ile başladı. 8:30'da Ayushakti Kliniği'ndeki müthiş doktorlardan biri olan Dr.Swapna ılık, pütürlü bir madde ile iyice ovalayarak masaj yaptı. Hani, arabanı yıkamaya verdiğin zaman, silmeye başlamadan önce üzerine bir madde sıkıp 1-2 saat öylece bırakırlar ya. Onun gibi bir şey oluyor. Günlük soğuk duşumu da almam gerekiyor. Ondan başka, sabahları ve akşamları yirmi çeşit bitkisel formüllü reçetem var, onları alıyorum. Sonuç olarak ne zamandır çektiğim karın ve göğüs ağrılarım geçti. Galiba, sindirim sistemi için Maş Fasulyesi çorbası ve Papaya iyi geldi. Aslında yemek çok hoş, daha fazlasına ihtiyaç duymuyorsun, miktar da yeterli oluyor. Restoran istediğim her şeyi verebilir, ama bugün istediğim sadece bu oldu."

Bu mesajı, bir meydanın ortasındaki fıskiyeli bir havuzun kemerinin altına otururken okudum. Babam Yoga yapıyordu! Gülümsemeden edemedim. Onun kendini farklı hissediyor olduğuna dair habere olan tepkim ise daha da büyük bir gülümseme oldu!

Babam mesajında ayrıca, klinikte karşılaştığı Kenya, İngiltere, Almanya ve başka ülkelerden gelmiş olan ilginç kişilerle tanıştığını da anlatıyordu. Vakalardan biri, Multiple Sclerosis (MS) hastası olup yirmi yıldır yürüyemeyen bir kadındı. Dr.Naram'ın yardımıyla yirmiden fazla kilo vermişti ve Almanya Kızılhaç'ında bir iş sahibi bile olmuştu. Kadın Hindistan'a giderken, hep vücudunu yeniden yürüyebileceği kadar iyileştirmeyi hayal etmiş. Babam mesajında, onun ilk adımlarını atarken izlediği zamanki hislerini çok iyi anlamış olduğunu anlatıyordu.

O gece geç vakit, babamı Skype üzerinden arayıp daha fazla bilgi edinmek istedim. Tedavi ilk başladığı zaman bedeni o kadar gerginmiş ki masaj yapılması onu çok rahatsız etmiş. "Şimdi keyif alıyor musun?" diye sorduğumda, "Keyif alma konusunda çok emin değilim, ama iyi geldiği için minnettarım."

Daha sonra, tedavinin ilk aşamalarının bedeni toksinlerden arındırmak olduğunu, bunun zaman ve sabır gerektirdiğini, sonraki aşamaların ise vücudu yeniden yapılandırma amaçlı olduğunu anlattı.

Babam henüz kendini çok iyi hissetmese de, diğer hastalarla birlikte olmak ve onların hikayelerini dinlemek onu rahatlatıyormuş. Üstelik lezzetli ve sağlıklı yemek yemek ve aşağı yukarı tahmin edilebilen program işleri daha kolaylaştırıyomuş. Benim açımdan ise hepsinden önemlisi babamın umut dolmuş olmasıydı. Onun kendini daha rahat hissediyor olması endişelerimi azaltmış, ben de kendimi daha rahat hissetmeye başlamıştım.

Babamdan almış olduğum iyi haberler, Dr.Giovanni ve diğerlerinin paylaşmış oldukları hikayeler, o gün boyunca zihnimde dolanırken, Siddha-Veda'nın derin şifa seçeneklerini neden daha çok sayıda insanın bilmediğini merak ediyordum.

Bu zamana kadar Dr.Naram ve onun çalışmaları sayesinde hayatı değişmiş olan birçok kişi (ve hayvanlar) ile karşılaşmıştım. Kendim bile değişiyordum. Varlığımın halleri bile değişiyordu, içim daha bir topraklanmış, daha huzurluydu. Kendimden ve hayattan daha memnun bir duruma gelmiştim. Sorduğum sorular; "Bu nasıl işe yarar?" veya "Bu işlem nasıl çalışır?"dan, "Buna bir insan nasıl inanır?" ve ""Bunun varlığını neden daha çok sayıda insan bilmiyor?" a dönüşmüştü.

Birçok kanıt sayesinde, içimdeki kuşkucu kimlik zayıflamıştı. Bütün bu yöntemlerin gerçekten son derece belirgin ve sonucu tahmin edilebilir tedaviler olduğuna dair umutla dolmuştum. Ve eğer durum böyleyse, o halde insanlar neden bu tedavileri izlemeyi tercih etmiyorlardı? Neden Dr.Naram'a gelmiş olan insanların çoğu yaşamanın daha sağlıklı, daha iyi bir yolunun olduğunun farkına varıncaya kadar mutlaka bir umutsuzluk noktasına ulaşıyorlardı? Ve neden sağlıksız alışkanlıklardan vazgeçmek bu kadar zordu?

Günlük Notlarınız

Bu kitabı okudukça sizin sağlığınızla ilgili yararları derinleştirmek ve çoğaltmak için birkaç dakikanızı verin ve aşağıdaki soruları cevaplandırın:

Bugün hala sizi etkileyen ne gibi eski yaralarınız var?

_____

_____

_____

Sizi, hayatta en çok istediğiniz şeylerden geride tutan ve bağımlı hale getiren ne gibi eski alışkanlıklarınız var?

_____

_____

_____

Hayvanlar, böcekler veya bitkilerden ne gibi bir bilgelik dersi alabiliriz?

_____

_____

_____

Kitabın bu bölümünü okurken, başka nasıl anlayış, soru ya da farkındalık hissettiniz?

_____

_____

_____

BÖLÜM 13

Tarihten Dersler: En Büyük Engeller Ve En Büyük Keşifler

"Hepsi, hayatınızın akışını tamamen değiştirecek olan basit bir yaklaşımdan ibarettir."

-Jeff Spires

Milano'da geriye kalan zamanımda, kafamdaki sorulara cevap bulmak için iki kişiye ulaştım. Biri, arkadaşım Dr.John Rutgers'dı. Modern Batı Tıbbı eğitimi almış bir Allopatik doktordu, ama aynı zamanda alternatif ve tamamlayıcı tıp konusunda çok çeşitli yöntemler üzerinde de çalışmıştı. Yıllar önce onunla karşılaştığımda, alternatif tıp ile ilgili, kayda değer çok sayıda şifa deneyimi paylaşmış olduğunu duymuştum.

O zamanlar John ile vakit geçirmek iyiydi, ama dürüst olmak gerekirse, bakış açısı biraz ... tuhaftı. Sağlık konusundaki kendi görüşlerim seçeneklerimi kısıtlı tutuyordu, çünkü ana akım tıbba uymayan herhangi bir görüşü küçümsediğimi itiraf etmeliyim. Dr.Naram ile karşılaştıktan sonra, görüşlerim çok açıldı. "Tuhaf" diye değerlendirmiş olduğum arkadaşım John, birdenbire bana, o zamanlar duymaya hazır olmadığım çok değerli bilgileri verecek biri olarak göründü. Bazı şeyleri anlamama yardımcı olabileceğini düşündüm ve bir Skype görüşmesi yapmak için zamanının olup olmadığını sordum.

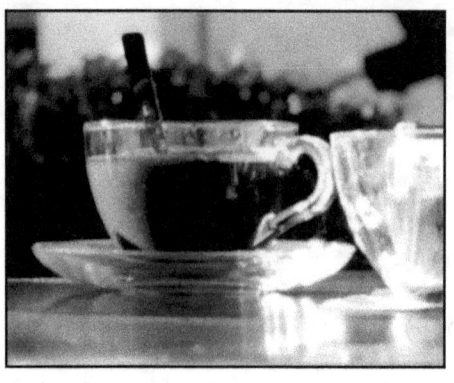
Yoğun İtalyan sıcak çikolatası...Nefis.

Güçlü bir Internet bağlantısı gerektiği için, Milano'nun çekici bölgelerinden birindeki bir Café'ye girdim. Burada hem Wi-Fi kuvvetliydi, hem de çikolata kalıbından eritilmiş yoğun sıcak çikolata içme imkanı vardı. En bayıldığım şey! Internet yolunda, İtalyan sıcak çikolatası önümde, John'a, Dr.Naram'ın Hindistan, California ve İtalya kliniklerindeyken gördüğüm ve duyduğum şeylerden bahsettim. Çok ilgilendi ve benim kuşku ve soru seli halindeki girişimi samimiyetle karşıladı.

"Neden, Amerikan Tıbbi Araştırma Üniversitelerinde harcanan o kadar çok paraya rağmen, Dr.Naram'ın yaptıklarını keşfedememişler? Bu tür bir iyileşme mümkünse ve bu insanlar hayatlarını değiştiren sonuçlar alıyorlarsa, neden daha çok sayıda kişi bu tür bir tıptan habersiz? Neden bir direnç var?" diye sordum.

John uzun bir süre düşündü ve "Önce büyük tablodan başlayalım. İnsanlığın başlangıcından beri insanoğlu, kendi kontrolunun dışında olan olayları açıklamak için yollar aradı. Fırtınalar, mevsim değişiklikleri, kıtlıklar, hastalıklar vs. İnsan hayatını ve tahıl üretimini etkileyen olaylar, düzen kurmak için büyük bir ihtiyaç oldu. Bu bizim bu olayların sonuçları üzerinde kontrol kurmamızı sağladı, dolayısıyla da yaşama şansımızı arttırdı. Anlatabiliyor muyum?"

"Sanırım."

"Eski uygarlıkları düşün. Geceleyin gökyüzüne bakıp, açıklayamadıkları bir şekilde hareket eden yıldızları ve gezegenleri görmüşler. Tıpkı hava durumu veya ruh haline dayalı olarak birinin sağlığı gibi, onları, dünyadaki elementleri kontrol altında tutan tanrılar olarak düşünmüşler. Çevrelerindeki aleme bir anlam kazandırmak amacıyla da bu yıldızlarla ve açıklanamaz olaylarla ilgili hikayeler uydurmuşlar. Bilimle aynı dürtü. Bilimle din bazen birbirine ters düşer, ama aslında ikisi de aynı şeyin birer ifadeleridir, yani hayatlarımızda hep bir düzen olsun isteriz."

Büyürken hayatımda bilim ve kader önemli bir rol oynadı ve üniversite araştırmacısı olunca bilime odaklandım. Şahsen, bilimin ve kaderin ters düşmediğini düşünsem bile, düşünenler olduğunu da bilmeme rağmen, bu fikri hiçbir zaman aynı alemde saymam.

O zaman John şöyle dedi; "Biz insanlar, zihnimize bir düzen duygusu, anlam ve tahmin veren bir inanç bulursak ve o inançta kendimizi güvende hissedersek, aksini güçlendiren kanıtlar olsa dahi onu değiştirmek çok zor olur. İnancımızı desteklemek için mümkün olduğu kadar çok kanıt toplarız ve aynı anda o inanca ters düşen ne kadar kanıt varsa onları da görmezden gelir veya reddederiz. Örneğin; kaç kişi kendi mensubu olmadığı başka bir kiliseye gider veya kendi politik görüşlerine ters düşen tarafta olan bir yazarın kitabını okur?"

"Çok nadir."

"Aynen öyle. İnsan beyni düzensizlikten ve belirsizlikten korkar, dolayısıyla da düzeni korumak amacıyla direnmeye çalışır. Bu eğilimle kendimizi sınırlarız ve belki de bu, yararını görebileceğimiz yeni fikirleri görmemize bir engel oluşturur hale gelir. Galileo olayını düşün, o bir İtalyandı. Onun hikayesi hakkında ayrıntılı bilgin var mıdır?"

Café'nin penceresinden dışarıya baktım, güzelim İtalyan sokağının karşısında, binalar arasında kurumaya bırakılmış çamaşırlar asılıydı. "Galileo, güneşin dünyanın etrafında değil, dünyanın güneşin etrafında döndüğüne dair keşfi ile tanınmıyor muydu?"

"Aslında 1500'lerde matematiksel çalışmalarla bunu keşfetmiş olan Copernicus idi, ama o noktada hiç kimse buna fazla önem vermemişti. Copernicus'tan 800 yıl önce Yunan filozofu Aristo, yıldız ve gezegenlerin sadece dolaşmakta olan tanrılar olduğu fikrini ortaya atmıştı. Buna karşılık Copernicus, bunların belirli bir hatta dönen cisim veya küreler olduklarını önermiş, insanlar da bunu kabul etmişlerdi. 1609'da Galileo, gece gökyüzüne bakmak için teleskop kullandı ve Copernicus'un haklı olduğunu söyledi. Her şey dünyanın etrafında dönmüyordu.

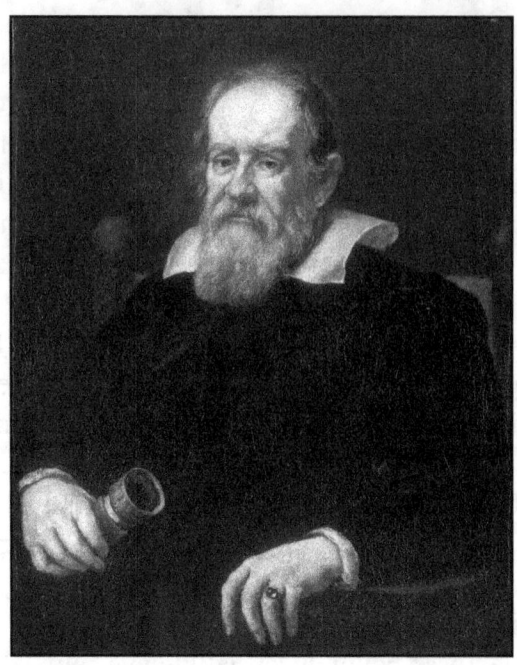

Galileo Galilei, 1636, Justus Sustermans. Wikimedia'dan alınmıştır.

Sokağa bakarken düşündüm, acaba Milano'nun bu köşesi 1600'lerde nasıl görünüyordu? Parke sokaklar ve eski görüntülü binalar bunu gözümün önüne getirmemi kolaylaştırıyordu. John devam etti: "Galileo buluşlarını, kitlelere ulaşması ve okunması için her zamanki gibi Latince değil, İtalyanca olarak bastırdı. Latince bilgisi, sadece akademisyenlerin ulaşabildiği bir mertebeydi. Dünya ile ilgili olan önceki inancın doğru olmadığına dair kanıtlar sağlamıştı. Güneş sistemi hakkında daha kesin bir anlayışla, takvim de dahil olmak üzere, mevsimlerin anlaşılması vs. ile çok daha fazla gelişme sağlanabilirdi. Peki insanlar buna nasıl karşılık verdiler, dersin?"

"Sanırım bunu kabulenmekte zorlandılar. Okulda okumuş olduklarımızdan hatırlıyorum, zamanın Papa'sı onu ev hapsine mahkum etmişti, yanılıyor muyum? Dr.Giovanni'nin söylediklerini hatırladım: "Yeni bir bakış açısı sunulduğunda, insanların bakış açılarını değiştirmeleri çok zor olur" demişti.

"Evet. Akademisyenlerin, kilisenin, bilimsel kurumların, hatta

Papa'nın bile Galileo'nun dünyanın evrenin merkezi olduğu fikrine ters düşmesinden neden bu kadar rahatsız olduklarını sanıyorsun?"

Sıcak çikolatamın sonuna gelmiştim. Neden böyle bir tutum içindeydiler anlamaya çalıştım, sonunda; "Bilmiyorum, neden?" dedim.

"Çünkü insan beyni düzensizliğe direnir. Bu olayda insanlar, kesin olduğu düşünülen bir şeye karşı çıkan bir fikirden korkmuşlardı. Buna araştırmacılar 'Doğrulama Ön yargısı' derler. Bu yapılabilecek en kötü hatalardan biri olup ön yargıdır, çünkü önceden bildiğini düşündüğümüz bir şeye ters düşebilir."

"Anladım" dedim ve ilk başlarda Dr.Naram ve çalışmalarına olan direncimi paylaştım. "Aslında hala kendimle mücadele ediyorum, seni de bu nedenle aradım".

"Bak" dedi, John, "Bu, Dr.Naram'ın yaptıklarını insanlar hiçbir zaman kabul etmeyecekler anlamına gelmez. Aslında gittikçe daha çok sayıda tıp doktoru, meditasyon, yoga ve bitkiye veya sebzeye dayalı diyetin yararlarını keşfediyorlar. Ana akım tıp henüz kabul etmedi, çünkü bu gibi durumlarda belirli bir zamanın geçmesi, araştırma için para ve buluşları veya bulguların yayılması gerekir. Özellikle de "Batı Bilimi modelinin örnekleri" anlamlandırmayı bilmediği için geleneksel kadim şifa bilimlerinin etkisini ölçemiyor."

"Örneklerden kastın nedir?"

"Diyelim ki sen futbol oynuyorsun ve birkaç beyzbol oyuncusu gelip senin gerçek bir spor yapmadığını söylüyorlar, çünkü sen beyzbolun kurallarına uymuyorsun. Bu beyanlarını nitelendirmek için sopa kullanmadığını, topun çok büyük olduğunu ve şeklinin yanlış olduğunu söylüyorlar. Gerçek şu ki, sen beyzbolun kurallarına uymuyorsun, çünkü futbol oynuyorsun! İşte aynı şekilde, batı bilimi ve tıbbi yaklaşımın da, belirli sabit tahminleri var, bu da onun, bunu sadece belirli şekillerde görmesine izin veriyor. Bu çok büyük keşiflere yol açmışsa da, başka şeyleri görmeyecek kadar kör olmasına da sebep olmuş. Bu demek değildir ki bilimin ve sorgunun diğer biçimleri yararsızdır. Dr.Naram, batılı doktolarla aynı oyunu oynamıyor, ama bu onun yaptıklarının geçersiz olduğu anlamına gelmez."

> *"Beyzbolun kurallarına uymadığı için futbolun spor olmadığını söyleyemezsin. Dr.Naram, batılı doktorla aynı oyunu oynamıyor, ama bu onun yaptıkları geçersizdir, anlamına gelmez."*
>
> -Dr.John Rutgers

John, başka bir benzetme daha yaparak anlatmayı sürdürdü: "Bir balığı bir kuşla kıyaslayamadığın gibi, birinin diğerinden daha iyi olduğunu da söyleyemezsin. Çünkü farklı şeyler yaparlar. Bir balığı ne kadar iyi uçması gerektiği konusunda yargılayamazsın."

"Bu benzetmeyi iyi anladım, ama bilim kültürün ötesinde değil midir?"

"Aslında bilimler, kültürler gibi, neyin ne demek olduğuna dair kuralları, neyin önemli olduğunu kendi varsayım kurulumlarının doğrultusunda belirlerler. Senin anlattığın baş ağrın ve soğan halkaları hikayesinde olduğu gibi. Batı modeli tıp, soğan halkalarının gerçekten baş ağrısına iyi gelip gelmediğine dair deney yapar. İki taraflı bilinmeyenli incelemede doktorlar da, hastalar da genellikle bir şekerli hap olan plaseboyu kimin aldığını bilmezler. Kanıtlanmış olan ağrı kesici veya yeni madde, senin hikayende de soğan halkası. Sonra soğan halkasını almış olan hastalarda farklı sonuçlar görürler. Anlatabiliyor muyum?"

"Evet."

"Ve eğer soğan halkaları ile plasebo arasındaki önemli farkları kanıtlayamazlarsa, geleneksel bilimsel çalışma, bu geleneksel şifanın etkili olmadığını tayin eder."

"Yani modern bilimin, bu şifa sisteminin plasebodan daha iyi olduğunu göstermediğini mi söylüyorsun?"

"Bütün bunlar test metodlarının; kendi yaklaşımlarının dışındaki şifa yöntemlerinin ve işlemlerin etkisini ortaya çıkarma açısından henüz etkin olmadıklarını kanıtlıyor. Dr.Naram sana birçok çeşit baş ağrısı olduğunu, soğan halkalarının da tiplerden sadece biri için iyi geldiğini söylemiş. O kişilerin nabzını okurken sorunları hissederken,

> *"Hangisi daha iyi diye bir balıkla kuşu kıyaslayamazsın, farklı şeyler yaparlar."*
>
> Dr.John Rutgers

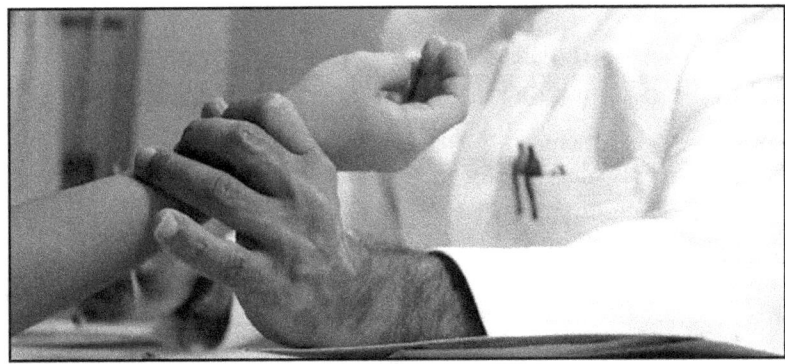

Dr.Naram, birinin nabzına baktığı zaman fiziksel, zihinsel ve duygusal sağlığı tehdit eden dengesizlikler saptayabiliyor.

Batı Tıbbı'nın medikal ekipmanı, teşhis konusunda daha oralara yakın bile olmayan bir aşamada.

Batı bilimi genellikle "Başın ağrıyorsa; işte sana ilaç" der. Oysa Dr.Naram hangi tür baş ağrın olduğunu bile saptıyor, vücut özelliklerine bakıyor ve geniş bir reçete yelpazesi sunuyor."

"Pekala, Dr.Naram bir hastalığı tedavi etmiyor, ama kişiyi bütün olarak ele alıp tedaviyi ona göre planlıyor ve batı usulu bilimsel yaklaşımdaki en yaygın geçerli metodlar bunu ölçemiyor bile, öyle mi?"

"Doğru" dedi John, "Ancak gördüğüm bir şey var, artık gerçekten insanlara yardım etmek isteyen parlak zekalı, açık kalpli bilge doktorlar da var, bunlar ortaya çıkmaya başladılar.

Hipokrat yeminini, kariyerlerine yeni başlayan bütün yeni doktorlar tarafından, kimseye zarar vermemek için edilir. Bu yeminin

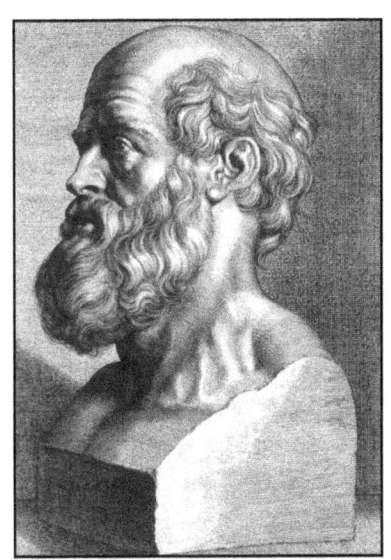

"Tıbbın Babası" olarak tanınan Hipokrat antik Yunan doktoru. Peter Paul Rubens tarafından yapılmış büstü, 1638. (Ulusal Tıp Kütüphanesi'nin izniyle).

ışığında, artık birçok bilge doktor, doğal kadim ilaçlarla kıyaslandığı zaman bu şimdiki metodların hastalara zarar verebildiğini görebiliyor, o zaman da şifa sağlamak için bu tamamlayıcı yollara açık oluyorlar. En büyük keşifler yeni ve aşina olmayan konulara açılmaya istekli olan kişiler tarafından yapılır, aksi takdirde, sıradan insanların çoğu seçimleri başarısızlığa uğrayıncaya kadar yeni inançlara karşı direnç gösterirler."

"Bu, doğru" dedim, "Öncelikli olarak insanlar, hangi hastalığın sıkıntısını çekiyorlarsa onu engellemek için bir yol diye değil, tekniğinin iyi geleceğini söyleyen Dr.Naram'a, "son çare" olduğu için geliyorlar. Oysa bu doğruysa, daha sorun başlamadan bu insanları birçok problemden ve ağrıdan kurtaracak. Peki neden Batı Tıbbı önlemeye daha çok odaklanmıyor?"

"Bak, ezelden beri her kültür; gençlik pınarının, sağlığın ve şifanın yollarını arar. Şamanlar, büyücüler, şifacı kadın ve adamlar da hep, hastalıkları yenmek ve insanların sağlıklarını koruyabilmeleri için çözümler bulmuşlardır. Bazıları bir diğerinden daha etkilidir. Bu arada Batı Tıbbı'nın nasıl Batı Tıbbı haline geldiğini bilmekte de yarar var."

Café'nin dışındaki bir gürültü dikkatimi çekmişti. Bir grup okul çocuğu İtalyan animasyon sesleriyle konuşarak geçtiler. Sonra, bildiğimiz Batı Tıbbı'nın ilginç hikayesini anlatmak üzere olan John'a odaklandım.

"Uzun süre A.B.D.'ndeki doktorlar; naturapati, homeopati, hidroterapi ve Thomsonian Tıbbı denilen ağırlıklı olarak Kızılderililere dayanan bitkisel ilaçlar ve ter banyoları içeren şifa modellerinin bir kombinasyonunu kullandılar. Sonra, 1910'da hangi tedavi yaklaşımının en etkili olduğuna dair bir çalışma yapıldı. Nihai bulgular itibariyle 120 Tıp Fakültesi'nin kapatılmasına karar verildi, geride sadece 32 tanesi kaldı. Raporun değerlendirilmesi ile en iyi modelin Johns Hopkins Üniversitesi olduğu görüldü. Buna 'Allopati' denildi. Yunanca 'farklı sıkıntılar' anlamına geliyordu. Aslında zıtlık yoluyla şifa sağlanıyordu, yani "Birinin yoğun öksürüğü varsa, ona öksürüğü baskılayıcı ilaç verin" deniliyordu.

Amerika'daki tıbbi standardize etmeye çalışan finans sağlayıcılardan gelen para akışı, Allopati tercihiyle birleşince, politikada ve kurallarda büyük bir değişikliğe sebep oldu. Örneğin Çocuk Felci/"Polio"nun ortadan kalkması ve mucize ilaç satan sahtekarlarda azalma olması gibi bazı pozitif etkiler görüldü. Önemli ölçüde sınırlamalar da oldu ve aynı yaklaşıma uymayan bütünsel/holistik şifanın etkili şekillerinin, sitematik olarak baskılanmasına yol açtı.

Bunları daha önce hiç duymamıştım. Koltuğumda kıpırdanarak John'un söylediklerini zorladım; "Bak, olumsuz tarafları da olsa Batı Tıbbı bütün dünyada kabul görüyor. Bütün diğer yöntemlerden daha efektif olmalı."

John, "Şöyle düşün. Şimdi egemen durumda olan Allopati, sağlık, esenlik, uzun ömür için üstün ise; o zaman neden doktorların hayat beklentisi ortalama insanlardan daha düşük? Neden doktorlar arasındaki intihar oranı bu kadar yüksek? Aynı zamanda neden batı toplumunda birçok erkek, kadın ve çocuk daha çok obezleşiyor ve depresif oluyor? Neden daha çok hastalık var? Gelişmeler olduğunu da kabul ediyorum, ama bana öyle geliyor ki, egemen olan yaklaşımda gözden kaçan bir şey olmalı!"

Daha sonra John'un anlatmış olduklarına bakınca, Dr.Naram'ın uygulamalarını da içerdiğini farkettim. İnsanların diyet konusunda kendi düşünce ve felsefeleri vardı; neyi yemek iyi, neyi yemek kötüydü, insanları neler hasta ediyordu ve sağlıklı olmak için ne yapmak gerekiyordu? Bu inançlar insanlara belirginlik sağlıyordu ve birisi çıkıp da bu inançlara ters düşen bilgiler verirse; bakış açılarını değiştirmek çok zor oluyordu. Bunu, ancak ve ancak, çok umutsuz ve başka bir yol bulmak *zorunda iseler* yapabiliyorlardı.

Benim de göz önüne almak zorunda olduğum çok şey vardı. Yıllarca başka inanç sistemlerine açık olduğumu sanıyordum ve seyahatlerim sırasında bunlara dalmaya bayılırdım. Oysa şimdi inanç sistemimin ne kadar sabit olduğunu anladım. Birçok şeyi gerçek olarak kabul etmiştim, çünkü bana öyle öğretilmişti. Büyük bir içtenlikle dünyadaki en iyi tıbbın Amerika ve Avrupa'da olduğuna inanıyordum. Hiçbir zaman tıp sistemimizin kör noktalarının olduğunu, sağlık, esenlik ve uzun ömür konularını geliştirmek ve anlamak için çok önemli unsurların gözden kaçırılmakta olduğunu hesaba katmamıştım. Kafam çok karışmıştı. Etkili bir sağlık hizmetine ihtiyacım olursa kime güvenecektim?

Meksika'daki mesleki bir toplantıda, Toronto'da yaşayan bir Alman profesörle karşılaşmıştım. Adı Ludwig Max Fisher'di. Hayatının önemli bir bölümünü dünyadaki kadim şifa gelenekleri üzerinde araştırma yaparak geçirmişti. Birdenbire, anlamaya çalıştığım konularda onun görüşlerini de almaktan çok keyiflendim. Ona da ulaşıp, Dr.John'un bıraktığı yerden devam etmek üzere, görüşmek istediğimi bildirdim.

"Neden bu alanda araştırma yapmaya başladınız?" diye sordum.

Max yumuşak bir Alman aksanı ile konuşuyordu, ama yatıştırıcı ve ılık sesi bende, bilge bir büyükbabayla konuşuyormuşum duygusu uyandırmıştı. "Genç bir profesör iken, bir buçuk yıl boyunca hiç geçmeyen mide ağrılarım olmuştu. Avrupa ve A.B.D.'nde birçok doktora gittim. Birbiri ardına tedaviler aldım, hiçbiri işe yaramadığı gibi yan etkileri daha da beterdi. Sağlığım çok bozuktu, zamanım yatakta geçer olmuştu.

Umutsuzluktan, Doğu geleneğinden bir şifacı ile görüştüm. *'Vücut sistemimde elementlerin dengesizliğinden vücudunda çok fazla ahşap oluşmuş'* dedi. O anda *'Ciddi olamaz!'* diye düşündüğümü hatırlıyordum. *'Ben ahşap falan yemedim ki.'* dedim. Akademik olarak eğitilmiş olan kulaklarım bunun son derece saçma olduğunu söylüyordu. Ancak umutsuz durumda olduğum için şifacının tavsiyelerini yerine getirdim ve hızla iyileştiğimi fark ettim.

"Ama bu inanılmaz bir şey!" dedim.

"Asıl inanılmaz olan şu ki; sağlığıma kavuştuğum halde çok karmaşık duygular içine girmiştim. Bir taraftan dedikleri işe yaramış olduğu için minnettar olmuştum, diğer yandan üzülmüştüm, çünkü batı eğitimimin fos çıktığını itiraf edemeyecek kadar gurur yapmıştım."

Max'in anlattıklarından çok etkilenmiştim. Devam etti; "Çok sonraları o şifacının problemimi nasıl bu kadar çabuk analiz edip çözdüğünü keşfettim. Bizler Batı Tıbbı'nda her şeyi savaşarak yapıyoruz. Bunu farkettim. Hastalığa karşı savaşıyoruz, bakteriye veya virüse karşı savaşıyoruz, kansere karşı savaşıyoruz! Oysa Doğu sisteminde ve diğer kadim geleneklerde, hiçbir şeyle savaşılmıyor. Arınma yoluyla denge sağlanıyor. Bu kadim geleneklerin büyük şifacıları, dengesizlikleri tanımlayıp sistemi temizleyen ve yeniden dengeleyen reçeteler verme konusunda işlerinin ehli kişiler."

Sordum; "Eğer bu şifanın kadim yöntemleri bu kadar etkiliyse, o zaman neden saygıdeğer birçok kişi onları küçümsüyor veya reddediyor? Örneğin, Hindistan'da tanık olduğum vakaları Amerika'da doktor olan bir arkadaşa anlattığımda derhal, bu bitki ve kadim yöntemlerin bilimsel olarak kanıtlanmamış olduklarını söyledi."

Max derin derin dinledi ve düşünceli bir biçimde yanıtladı: "Modern Batı Tıbbı sisteminin, sırf *'bilimsel olarak kanıtlanmamış'* olduğu için başka bir yöntemi otomatikman reddetmesini biraz küstahlık addediyorum. Kadim sistemler, bizim sadece birkaç yüzyıldır mevcut olan sınırlı ve nispeten genç *'modern'* tıp bilimi geleneğimize uymuyor tabii. Allopatik Tıp kavramı, ortaya 1810'da çıkmış.

Tam tersine, *'alternatif'* denilen bilimler, binlerce yıl, büyük bilim adamları ve şifacılar tarafından işlenmiş ve birçok değişiklik göz önüne alınmış. Oysa bizim bilim adamlarımız bunları hiç göz önüne almıyor ve çoğunu bizim cihazlarımız ölçemiyor bile!"

Max konuşurken, Dr.Naram'ın birçok konuşmasına önce hep, kesintisiz

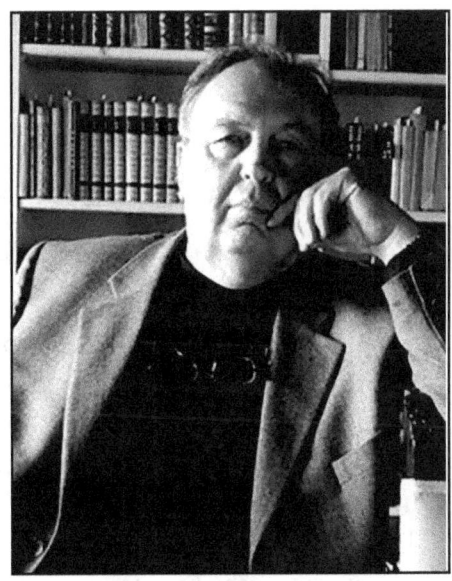

Profesör Dr.Ludwig Max Fisher.

olarak 2500 yıl geriye giden usta-öğrenci silsilesini anlatarak başladığını hatırladım. Bu kadar uzun süreyle mevcudiyetini korumuş olan bir şeyin mutlaka işe yaradığını kabul etmek gerektiğini düşündüm.

Max; "Üstelik bizim bakış açımız çok da indirgemeci! Bununla şunu demek istiyorum; biz bir şeyi bölümlere ayırıyoruz. Örneğin; Batı Tıbbı, insanı bölümlere ayırır, sadece o bölümlere odaklanır. Sadece ölçebildiğimiz şeyleri göz önüne alırız. İşimiz, önce o bölümlerle ilgili olan istatiksel verileri bulmaya, tablo ya da grafik yapmaya dayalıdır. Ve eğer aradığımızı bulamazsak, 'kanıt yokluğu, yokluğun kanıtıdır!' deriz biter. Oysa öyle değil!"

"Tam tersine kadim şifa yöntemleri bütün sistemi göz önüne alır. Bir bölümün diğer bölümü nasıl etkilediğini, hepsini birden dengeye kavuşturmak gerektiğini bilir."

Max, bazı doğu geleneklerinin, belirli *'bilge bilgi'*nin herhangi bir kitapta bulunamayacağını, kursta öğrenilmediğini veya bir cihazla ölçülmediğini çok iyi bildiğini söyledi. Bu sadece, bir usta veya "master" tarafından, doğrudan çırak veya öğrenciye aktarılarak öğreniliyordu. Binlerce yıl boyunca geliştirilmiş olan usta-çırak silsilesindeki kollektif bilgelik bilgileri ve ustaların tecrübelerinde bir güç, bir enerji de oluyordu. Bu kesinlikle, Dr.Naram ve onun mensubu olduğu şifacı silsilesi için de söz konusuydu.

Sonra aklıma yeniden, arkadaşım Dr.John'un, Dr.Naram'ın, bugün dünyadaki insanların ilgili olduğu kategorilerin hiçbirine uymadığı hakkındaki söyledikleri geldi. Dr.Naram için kadim ya da modern, homeopatik veya allopatik, Ayurvedik ya da Çin tıbbı, hiçbirinin önemi yoktu. Onun için hepsi derin şifa ve işe yarayanı keşfetme meselesiydi.

Max, "Dr.Naram'ı merak ediyordun, çünkü onun kullandığı yöntemin sonucunu gördün, öyle değil mi?" diye sordu.

"Evet" dedim.

"Çoğu kişi elektriğin nasıl çalıştığını bilmez, ama karanlık bir evin ortasında ışık görürlerse ona doğru yürürler".

Benzetme çok hoştu, gülümsedim.

"Dr.Naram gibi kişiler, her ne kadar çoğumuzun anlamadığı

kurallar ve çerçevelere göre çalışsalar da, onlarda hastalara karşı şefkatli bir ilgi ve kendilerini adamışlık görürüz. O, en karanlık anlarında insanları cezbeden bir ışık durumundadır. O insanlar bunun nasıl çalıştığını bilmeyebilirler, ama onları ona, içlerindeki yoğun sağlıklarına kavuşma arzusu götürmüştür. Bir Budist sözü vardır: *'Öğretmen, öğrenci hazır olunca gelir.'* Benzer olarak inanıyorum ki; şifacı, hasta açık ve hazırsa gelir."

"Çoğu kişi elektriğin nasıl çalıştığını bilmez, ama karanlık bir evin ortasında ışık görürlerse ona doğru yürürler. Dr.Naram, hastaların en karanlık zamanlarında çekildikleri bir ışık. Sistemin nasıl çalıştığını bilmeyebilirler, ama onları ona içlerindeki yoğun iyileşme arzusu yöneltmiştir."
-Dr.Ludwig Max Fisher

John ve Max ile yapmış olduğum konuşma sayesinde içimde bir şeylerin değişmiş olduğunu hissettim. Sanki yeryüzündeki tektonik yer tabakaları yerine oturuyordu. İkisi de, Dr.Naram'ın, içsel prensiplerle problemleri görüp çözdüğünü ve Batı Tıbbı'nın henüz anlamadığı gerçek bir bilimi kullandığını anlamamı sağlamışlardı.

Anlamama yardımcı olmuş olsalar da, bu gerçek beni hayli zorlamıştı. Bütün hayatım boyunca, doğru olarak kabul etmiş olduğum, hastalandıkları zaman insanları iyileştirecek olan en iyi seçimin Batı Tıbbı olduğunun mutlak gerçekliğinin, sadece bana ait olan bir inanç olduğu ortaya çıkmıştı. Sağlık sistemimizin içinde, bazı kör noktaların bulunuyor olması ve sağlık, esenlik, uzun ömür sağlamak için çok önemli olan bazı unsurların gözden kaçırılıyor olması mümkün müydü?

GÜNLÜK NOTLARINIZ

Bu kitabı okudukça sizin sağlığınızla ilgili yararları derinleştirmek ve çoğaltmak için birkaç dakikanızı verin ve aşağıdaki soruları cevaplandırın:

Hayatınızda, daha sonraları doğru olmadığını keşfettiğiniz nelere inanmıştınız?

_____

_____

_____

_____

Bir şey için hazır olduğunuz zaman (bir öğretmen, bir şifacı) ve tam hazır olduğunuz zaman hayatınızda birdenbire belirdiği olmuş mudur?

_____

_____

_____

_____

Kitabın bu bölümünü okurken, başka nasıl anlayış, soru ya da farkındalık hissettiniz?

_____

_____

_____

_____

BÖLÜM 14

Hayatınızın Amacını Keşfetmek İçin Sırlar

*"Hayatın anlamı, armağınınızı bulmak,
hayatın amacı ise onu vermektir."*

-Pablo Picasso

Milano'da, Duomo denilen ünlü bir Gotik katedral var. Burası, İtalya'daki en büyük katedrallerden biri ve Dr.Naram ne zaman bu şehire gelse orayı ziyaret etmeyi pek seviyor. Dr.Naram'ın İtalya'daki koordinatörü Simone, Duomo'ya doğru arabasıyla bizi kalabalık sokaklardan geçirirken, dünya ve kendimle ilgili olarak bakış açımın ne kadar büyük ölçüde ve hızlı bir şekilde değişmiş olduğunu düşünüyordum. İçimde bir mücadele vardı ve neden bir huzursuzluk ve nereye yöneleceğimi bilememe duygusu içinde olduğumu çözemiyordum.

Arka koltukta birlikte otururken, Dr.Naram yine beni sınava aldı ve; "Benim usta silsileme göre hayattaki en büyük üç başarı nedir, hatırlıyor musun?" diye sordu.

Hatırlamaya çalıştım. "Galiba şöyleydi; Önce ne istediğini bileceksin, istediğin şeyi başaracaksın ve üçüncüsü, başarının keyfini çıkaracaksın."

"Doğru! Siddha-Veda bunlara fiziksel, zihinsel ve duygusal seviyelerde yardımcı olan bir düşünce okuludur." Sonra gülümsedi ve şöyle devam etti; "Ustamın benimle paylaşmış olduğu paha biçilmez bir armağanı seninle paylaşabilir miyim? Bu, hayatta ne istediğini keşfetmek ve bunu başarmakla ilgili. Benim için nasıl oluştuğunu tahmin bile edemezsin. Bir gün ustam bana; 'Ne istiyorsun?' diye sordu, ben de, 'Nereden bilebilirim?' dedim. O zaman bana gizli Marmaa'yı göstererek büyük bir armağan vermiş oldu. Bu Marmaa, annemin ne istediğini keşfetmesi için basmış olduğum Marmaa noktasıydı."

Dr.Naram'ın ustası ona gözlerini kapatıp, sağ elinin işaret parmağının ucuna, 6 kere diğer işaret parmağıyla basıp kaldırmasını, sonra da bir süre sessizce durmasını söylemiş. Bir süre sonra Dr.Naram'a göz önüne alması gereken birkaç soru yöneltmiş. Dr.Naram bu soruların önemini ve değerini vurguladıktan sonra hayatımı nasıl değiştireceğini söyledi.

"Bunlar, hayattaki amacını keşfetmen için kendine soracağın milyar dolarlık sorular!

Eğer yaşamak için 6 ayınız kalmışsa, en çok ne yapmak, ya da ne olmak isterdiniz?

Başarılı olacağınızı bilirseniz, en çok ne yapmak, ya da ne olmak isterdiniz?

Eğer bankada 10 milyar dolarınız olsaydı ve bir daha hiç çalışmak zorunda kalmasaydınız, en çok ne yapmak, ya da ne olmak isterdiniz?"

Simone arabayı Milano sokaklarında sürerken, ben de soruları yazıyordum, ama o aşina huzursuzluğu hissediyordum. Bu soruları sormak için kendime izin de versem, cevapları var mıydı? Her zaman yoğun bir şekilde şimdide ve odaklanmış bir durumda olan Dr.Naram'ın aksine, benim, çoğu zaman hayatımda ne yapmak veya ne olmak istediğime dair hiçbir fikrim olmazdı.

Dr.Naram sözlerini sürdürdü: "Ustama, 'Ben büyük bir şifacı olmak istiyorum' diye cevap verdiğim zaman bana; *'Amaçlar ne kadar net olursa, fırsatlar da o kadar belirgin olur'* dedi. Sonra zihnimde daha belirgin bir resim oluşturarak daha netlik kazanmama yardımcı oldu ve başka sorular da sorarak parmağımdaki farklı Marmaa noktalarına bastırdı.

Baba Ramdas; 'Büyük bir şifacı' sözünden kastın nedir?' diye sordu. 'Dünyadaki en iyi nabız şifacısı, bu kadim şifa sırlarının ustası / Master'ı olmak istiyorum!' dedim. Ustam; 'Çok iyi Pankaj, bunu yazmalısın!' dedi.

> *"Amaç ne kadar net olursa, o kadar fırsat çıkar."*
> -Baba Ramdas
> (Dr.Naram'ın Ustası)

Bu isteğimin bir kısmı ego ve korkudan gelse de, babama ve herkese buna değdiğimi kanıtlamak istiyordum, ama ustam bu rüyam konusunda cesaretimi kırmadı, tam tersine cesaretlendirdi. Sonra da başka bir zor soru sordu: *'En iyisi olduğunu nereden bileceksin?'*

Burada Dr.Naram kendi hikayesini anlatmayı bırakıp bana döndü ve "Bunu seninle egomu tatmin etmek için paylaşmıyorum, lütfen anlamaya çalış. Şu an konu benimle ilgili değil. Burada seni etkilemeye de çalışmıyorum, neyin mümkün olduğuna dair bazı şeyleri göz önüne alman için sana ilham sağlamaya çalışıyorum. Çok samimi sorular sordun, hayatın hakkında bir şeyler keşfetmeye çalışıyorsun, senin başarıya ulaşmanı istiyorum."

"1982'de kavga ettiğimiz bir akşam babam beni sokağa attı. Cebimde bir dolardan daha az para vardı. Öfkeli, yalnız, şaşkın, üzgün, sağlıksız ve depresyon içindeydim. Nereye gideceğimi ve o geceyi nasıl geçireceğimi bilemiyordum. Ustam sayesinde kim olduğumu ve hayatımda neler yapmanın mümkün olduğunu gördüm."

Dr.Naram, ustasının soru sormayı sürdürdüğünü anlattı:

" 'En iyi nabız okuyucu olacağını nasıl anlayacaksın?'

'10.000 hasta baktığım zaman anlayacağım.'

'Başka?'

'Altı ayrı ülkeden insanlar beni görmeye geldikleri zaman anlayacağım.'

'Çok çok iyi, şimdi bunları yaz. Başka?'

'Rahibe Teresa bana gelip de, 'Dr.Naram dünyanın en büyük işini yapıyorsunuz' dediği zaman anlayacağım.'

'Çok iyi. Başka?'

'Dalai Lama Cenapları bana gelip, nabzını okumamı isteyince anlayacağım.'"

> **GÜNLÜK NOTLARIM**
> Ne İstediğiniz Konusunda Netlik Kazanmak
> Marmaa Shakti Sırları *
> (9. Bölüm'den devam)
>
> Sağ işaret parmağınızın elle birleştiği yumuşak boğumun üzerine 6 kere bastırıp kaldırın.
>
> 1) Kendinize sorun; "İstediğim bir şeyi yapmışsam ya da olmuşsam, bu tam olarak nasıl görünürdü?"
>
>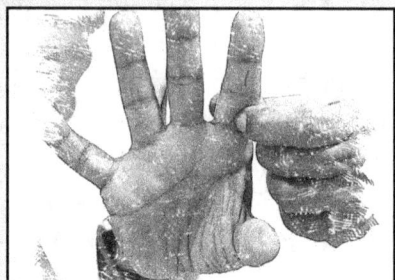
>
> 2) Aklınıza gelen cevapları yazın ve zihninizde net bir resim oluşuncaya kadar soruları sormaya devam edin.
>
> *Bonus: Dr.Naram'ın sizi bu işlemden geçirmesi için lütfen MyAncientSecrets.com internet sitesi bknz.

Dr.Naram bir an durup "Bütün bu istekler, henüz tek bir hastam bile olmadan gelmişti. Sadece bir rüyam vardı. Ustam beni cesaretlendiriyordu, ama aileme ve arkadaşlarıma bunu söylediğim zaman bana güldüler. Onlar birçok hastanın beni neden görmeye geleceğini, Dalai Lama veya Rahibe Teresa'nın neden benim nabız okumamla ilgileneceklerini göremiyorlardı."

"Birinin bir rüyası varsa onu destekleyin, sabote etmeyin. Herkes gülünce rüyamdan neredeyse vazgeçiyordum ki ustamın cesaretlendirmesi sayesinde bir şifacı olma yoluna girdim."

"Hepsi yavaş yavaş başladı, ama birden hız kazandı ve gittikçe daha çok büyümeye başladı. Benim isteğim hastaların altı ülkeden gelmesiydi, oysa yüzden fazla farklı ülkeden geliyorlardı ve ben onlara yardımcı olabiliyordum. Dalai Lama Cenapları nabzını göstermek için çok kez geldi. Rahibe Teresa da kliniğime geldi ve beni kucakladı."

Merak etmiştim; "Nasıl bir duyguydu?"

"Sanki binlerce anne beni kucaklıyor gibiydi. Sadece bana sarıldığı zaman, 'Dr.Naram, yoksa hamile misiniz?' deyince şoke olmuştum. Daha sonra, ne kadar şişman olduğumu görünce şaşırmış olduğu için böyle söylemiş olduğunu anladım. O zamanlar neredeyse 100 kiloydum. Onun o sorusu, başkalarına sağlık sağlamaya çalışan birinin kendisi için sağlık sağlayamaması gibi bir ikilemi yansıtmıştı. O kadar şoke olmuştum ki, kilo vermek için gereken kadim sırları keşfetmek üzere el yazmaları üzerinde çalışmaya başladım. Ve 55 kiloya kadar düştüm." *

Rahibe Teresa, ilk karşılaşmadan sonra Dr.Naram'ı, kendi sorumluluğu altında olan kişilerin iyileşmesini sağlamak için sık sık çağırmaya başlamıştı. Rahibe Teresa insanları gerçekten çok seviyordu, bu nedenle onları iyileşmiş olarak görmek istiyordu. Bu sevgi nedeniyle onlara en iyi modern yöntemlerle yardım etmek istemişti, ama bunlar işe yaramadıkları gibi, çok büyük yan etkileri de olmuştu. Bunu kalbinin derinliklerinden kişisel olarak alıp da yardım etmesi için Dr.Naram'ı çağırmış ve çoğu kişinin sorununun geçtiğini görünce Dr.Naram'a şakayla sitem ederek, *'Otuz yıl önce neredeydiniz, sizinle birlikte ne kadar çok kişiye yardım ederdik'* demişti.

Onun, insanların rahatsızlıklarını; güvenli, toksik olmayan, uzun vadeli yollarla iyileştiren çok özel araçlara sahip olduğunu görmüş. Dr.Naram, hayatının en mutlu günlerinden birini, Rahibe Teresa ona; *'Dr.Naram, bu yaptığınız, şifanın bu dünyadaki en muhteşem ve saf hali. Sizi gerçekten çok seviyorum. Birlikte çalışalım.'* dediği zaman yaşamış.

---

* *Bonus: Dr.Naram'ın, dünyada binlerce kişiye yardımcı olduğu, sağlıklı bir şekilde kilo vermek için kullandığı kadim sırrı keşfetmek isterseniz lütfen MyAncientSecrets web sitesine bknz.*

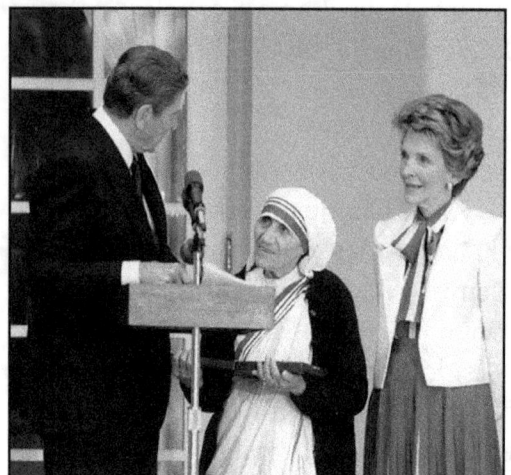
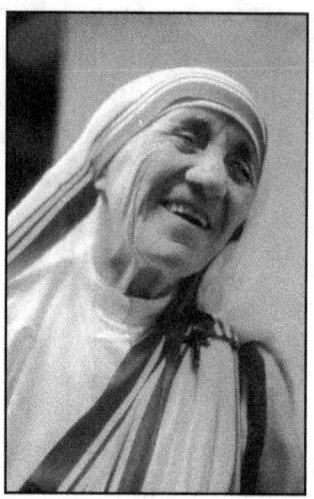

Azize Rahibe Teresa, 1985'te Başkan Ronald Reagan'dan "Özgürlük Madalyası" alırken. Görüntüler Wikimedia'dan alıntıdır.

Dr.Naram; "İnsanları sevebilirsiniz, ama onlara yardımcı olmak için doğru araçlara sahip değilseniz, o zaman üzüntü ve acı çekersiniz. Özellikle onlara bir şekilde yardımcı olmaya çalışırken, nasıl yardımcı olacağınızı da bilmiyorsanız, bu daha çok soruna neden olabilir. Derin şifa sağlayan bu altı kadim sırrı bana öğrettiği için ustama, Rahibe Teresa'ya da, bunların, gerçek sevginin uzantısı olduklarını bana göstermiş olduğu için minnettarım" dedi ve gömleğinin altında sakladığı, kalbine yakın yerde sarkan birçok anlamlı kolyeyi gösterdi. Bunlar dua ederken ve meditasyon yaparken kullanılan tespih benzeri, üzerine boncuk dizilmiş ip veya düğümlü ip olan *mala* ve *rudraksha* (*Güney Doğu Asya'da yetişen bir ağacın kurutulmuş yararlı tohumu*) ustası tarafından verilmişti. Bir başkası hayatını kurtarmış olduğu bir Müslüman kadın tarafından verilmiş olan bir tespihti. Biri, önemli bir Sih Master'ı tarafından armağan edilmişti, bir diğeri ise Azize Rahibe Teresa'nın, Papa John Paul II tarafından kutsanmış olan Hristiyan haçını taşıyordu.

"Rahibe Teresa'nın bu çok değerli hediyesini hep saklıyorum" diyerek, kucaklıyormuş gibi hediyeyi avucunda sıktı. "Ancak şimdi konuya dönelim. Bu, seninle ilgili. Gerçekten inanırsan, hayattan ne istediğini gerçekten keşfedersen; bazı şeyler gerçekleşir. Bir kez o rüyayı keşfedersen sana zaman içerisinde ustamın bana vermiş olduğu araçları vermek istiyorum: Rüyanı süper bilinçten bilinçaltına, bilinçaltından da bilinçli zihnine getirip onu bu alemdeki realiten yapacak olan araçları."

Bunu not almıştım, çünkü hatırlamak istiyordum, ama o büyük bir duygu yoğunluğu içinde bana bakarken, ben onun gözlerinin içine bakamamıştım. Hayatımın o döneminde kendimi güvensiz ve belirsizlik içinde hissediyordum. Netlik kazanacağıma inanmak istiyordum, ama gerçekleşmezse hayal kırıklığına uğramaktan korkuyordum.

Dr.Naram tekrarladı: "Asıl nokta ne istediğini bilmek, istediğini başarmak, sonra da başarının keyfini çıkarmaktır!"

Sordum; "Peki bunu nasıl yapacağım?"

Asla Paranın Peşinden Koşma: Mükemmelliğin Peşinden Koş

Dr.Naram; "Senin *Yagna*'ya katılmanı istiyorum." dedi. Yagna, belirli bir cisim ile yapılan bir seremoninin adıydı. Buna odaklanmak; *'Kimim? Nereye gidiyorum? Daha ileriye, daha hızlı ve emin bir şekilde nasıl giderim, ki; kendimi bir işi başarmış hissedeyim?'* gibi sorular sorarak kendini keşfetmek açısından gerekli. Buna katılmamı istemesinin sebebi besbelliydi.

"İlk önce; Dr.Giovanni'den sana, vücudunu ve zihnini beslemek, sağlıklı, uyanık, odaklanmış, enerji dolu olmak için neler yemen gerektiğini göstermesini isteyeceğim. Böylece rüyalarını gerçekleştirebilirsin!"

"Ve bunu öyle kesin bir şekilde söyledi, unutmam mümkün değil.

"Kendin için keşfet: Kimim? Nereye gidiyorum? Ve daha ileriye, daha hızlı ve emin bir şekilde nasıl giderim, ki; hayatta kendimi bir şey başarmış hissedeyim?"

-Dr.Naram

> *"Asla paranın peşinden koşma. Fikirlerin, büyük fikirlerin peşinden koş ve büyük rüyalar gerçekleştir. Başarının peşinden koşma, onun yerine mükemmelliği kovala, mükemmelliği başar!"*
>
> -Baba Ramdas
> (Dr.Naram'ın Ustası)

İşte bu noktada Simone bir park yeri buldu ve Duomo Katedrali'ne girmek üzere arabadan inmeden önce Dr.Naram bana döndü ve "Clint, ustam bana, sana söylemek istediğim bir şey anlatmıştı, onu aktarmak istiyorum."

"Ustam; *'Asla paranın peşinden koşma. Fikirlerin, büyük fikirlerin peşinden koş ve büyük rüyalar gerçekleştir. Başarının peşinden koşma, onun yerine mükemmelliği kovala, mükemmelliği başar!'* demişti. *'Eğer kalbimin istediği şeyi keşfeder ve izlersem, o arzunun gerçekleşeceğini'* söyledi. *'Eğer özlemin varsa ve mükemmelliği izlersen, başarı doğal olarak gelir. Onu yeterli para izler ve hayatında çok önemli şeyler olur.'"*

"Ne gibi?" diye sordum.

"Mutlu ve memnun olursun ve sonunda başarmanın tatmin duygusunu keşfedersin."

Arabadan inmeden önce bunları defterime not ettim. Katedralin muhteşem girişinden geçerken Dr.Naram; "Konuştuğun zaman insanlar, ancak bunu yaparsan seni gerçekten duyarlar. Seni farkederler ve etkin olur. İster inan, ister inanma, her gün herkes pozitif veya negatif açıdan birilerini etkiliyor. Sen ne istediğini keşfedersen, bunu başarırsan ve başarının keyfini çıkarırsan, bu, suya atılan taşın dalgaları gibi yayılır ve dünyayı pozitif olarak etkilemeye başlarsın. Ve bu dünyanın yaşamak için daha sağlıklı ve mutlu bir yer olması için yardımcı olursun.

> *"Ne istediğini keşfedersen, bunu başarırsan ve başarının keyfini çıkarırsan, bu, suya atılan taşın dalgaları gibi yayılır ve dünyayı pozitif olarak etkilemeye başlarsın."*
>
> -Baba Ramdas
> (Dr.Naram'ın Ustası)

Dr.Naram, doğrudan bana bakmak için durdu ve "Clint, neden

seninle bu kadar ilgilendiğimi biliyor musun?"
"Hayır" anlamında başımı salladım. Onun üzerime yoğun bir şekilde odaklanmasının verdiği huzursuzluğa rağmen, benimle neden bu kadar çok zaman geçirdiğini merak ediyordum.

"Sessizlik sürecine girmek, hayatta yapabileceğin en aydınlatıcı ve güçlü şeylerden biridir."
-Dr.Naram

"Çünkü sen SEVA'dan geliyorsun. Hareketlerin kalbinin hep hizmete adanmış olduğunu gösteriyor. Bana ve karşılaştığın herkese. En çok ne şekilde hizmet edebileceğin konusunda şaşkın durumdasın. İnanıyorum ki, dünyanın daha iyi bir yer olmasında bir rolün olacak. Öyle olmasa burada ne işin olurdu? Her ne ise, rolünü görmeni, bilmeni istiyorum.

Söylediği her cümle ile kalbim daha hızlı çarpmaya başlamıştı.

"Ben amacımı bulmadan önce, ustam sessizlik içinde on gün geçirmem için rehberlik etmişti. Bu, hayatta yapabileceğin en aydınlatıcı ve güçlü şeylerden biridir."

Çok az kişinin bu kadar uzun sessizlikte kalabildiğini, ama düzenli olarak yapınca, bunun kişisel gelişmenin en önemli ve etkileyici özelliği olarak sayıldığını söyledi.

Yeniden yürümeye başladığımızda yine sordu; "Neden insanlar içki veya sigara içiyor ya da yemeğe veya filmlere bağımlı oluyorlar? Kaçmak istiyorlar, içsellikleriyle baş başa kalmayı istemiyorlar. Varlıklarının derin katlarını keşfetmek için sabırları yok."

O zaman birden, kendimden kaçma huyuma takılıp kalmış olduğumu farkettim. Alkol veya madde bağımlısı değildim, ama iş, seyahat ve eğlence ile kendimden kaçıyordum. Hizmet faaliyetlerim bile, dikkatimi kendimle baş başa kalma rahatsızlığına vermekten kurtarıyordu. Kendimi tanımadığımı ve bunu anlamak için kendimle yeterince uzun süre yalnız kalmayı bile bilmediğimi fark ettim. Belli belirsiz bir fikrim vardı, ama sisliydi ve çoğu da başkalarının beni nasıl gördüğüne dayalıydı. Bu rahatsızlığı azaltmak için daha çok çalışıyor, dikkatimi yeni bir ilişkiyle veya en son çıkan elektronik oyuncakla dağıtmaya çalışıyordum. O

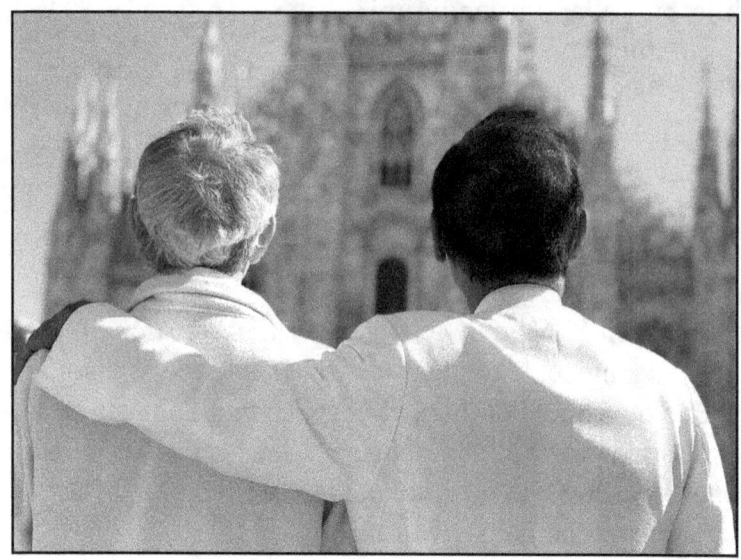

Dr.Naram, Dr.Giovanni ile birlikte Duomo'yu dışarıdan izlerken.

anların keyfi çabucak geçiyor, yeniden bir boşluk oluşuyor ve bana daha fazla bir şeyler olduğunu ve bir şeyleri kaçırmakta olduğumu söylüyordu.

Duomo'nun dışında durup seyrederken, Dr.Naram; "Bunun gibi daha birçok sır var. Hindistan'a geri gelirsen, sessizliğe girmen lazım. Kendine sorman için bazı sorular verebilirim, ama önce saf sessizliğe girmen gerekir." dedi.

Bunun önemini biliyordum, ama daha fazla dinlemekten başka ne yapacağımı bilemeyecek kadar şaşkındım. Teori bir şey, günlük gerçekliğim ise başka bir şeydi. Dr.Naram'dan duyduklarımı defterdeki notlardan nasıl çıkarıp da gerçekten yaşanmış deneyime dönüştürecektim? Onları günlük hayatıma nasıl uygulayacaktım?

GÜNLÜK NOTLARINIZ

Bu kitabı okudukça sizin sağlığınızla ilgili yararları derinleştirmek ve çoğaltmak için birkaç dakikanızı verin ve aşağıdaki soruları cevaplandırın:

Gözleriniz kapatın, sağ işaret parmağınızın en ucuna diğer elinizin işaret parmağı ile 6 kere basıp kaldırın ve aşağıdaki soruları sırasıyla cevaplandırın. Her sorudan sonra aklınıza ilk gelen düşünceleri yazın.

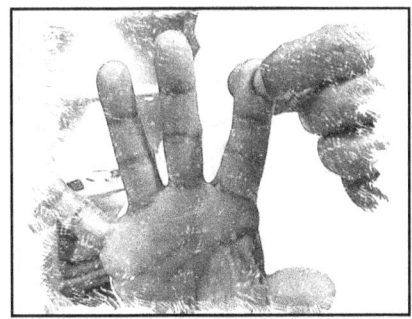

Eğer yaşamak için 6 ayınız kalmışsa, en çok ne yapmak, ya da ne olmak isterdiniz?

Başarılı olacağınızı bilirseniz, en çok ne yapmak, ya da ne olmak isterdiniz?

Eğer bankada 10 milyar dolarınız olsaydı ve bir daha hiç çalışmak zorunda kalmasaydınız, en çok ne yapmak, ya da ne olmak isterdiniz?

_____
_____
_____
_____

Kitabın bu bölümünü okurken, başka nasıl anlayış, soru ya da farkındalık hissettiniz?

_____
_____
_____
_____

BÖLÜM 15

Filler, Piton Yılanları Ve Paha Biçilmez Anlar

"Asıl önemli olan, bir şeyi ne kadar çok yaptığınız değil, yaptığınız işe ne kadar çok sevgi katmış olmanızdır."

-Azize Rahibe Teresa

Mumbai, Hindistan.

İtalya'dan, babamla vakit geçirmek üzere Hindistan'a geçtim. Kliniğe ulaştığım zaman, onun bir aşağı bir yukarı yürümekte olduğunu görüp çok mutlu olmuştum. Hatta uzun zamandır onu böylesine hayat dolu görmemiştim. Diğer hastalar, geldiğinden bu yana ondaki dönüşümün müthiş olduğunu söylediler. Gülümsedi ve vücudu hala zayıf olsa da problemlerinin çoğunun azaldığını fark ettiğini söyledi. Yeniden test yaptırmak için memlekete dönmeyi sabırsızlıkla bekliyordu.

Hindistan'da babamla geçirdiğim kısa süre sırasında Dr.Naram bizi evine davet etti. Bizi, babamın tedavi görmekte olduğu Panchakarma Birimi dahil olmak üzere Hindistan'daki bütün klinikleri yönetmekte olan eşi Smita karşıladı. Evlerine sıcak bir ilgiyle buyur ettiler. Girer girmez, Dr.Naram'ın, kocaman bir pitonu tutmakta olan on yaşındaki oğlu Krushna ile karşılaştık. Krushna ile kısa etkileşimim içinde bile onun çok özel bir çocuk olduğunu anlamıştım. Akranlarının çoğu gibi, telefon veya video oyunlarına bağımlı olacağı yerde, bizimle birlikte o andaydı. Ünlü bir kişinin oğlu olsa da son derece alçak gönüllü ve sevgi doluydu. Herkesin onunla birlikte olmak istediğini fark etti, çünkü insanlar onun yanında kendilerini çok iyi hissediyorlardı.

"Pitonumu tutmak ister misin?" diye sordu. Önce ürkütücü görünse de yılanın derisi, ağırlığı ve gücünü hissetmek ilginç gelmişti, ama ellerimden kollarıma ve boynuma doğru tırmanırken sakin olmakta zorlandığımı itiraf etmeliyim. Bu kadarının yeterli olduğunu söylediğimde Krushna onu üzerimden aldı.

Çok lezzetli bir Maş Fasulyesi çorbası ve sebze yemekleri yedikten sonra birisi evin ön tarafında bir fil olduğunu söyledi. Bahçedeki asma kabağı ile onu beslerken, hortumuyla yiyeceği elimizden alıyordu. Bu şaşırtıcı hayvanın heybetine hayran kalmıştım. Belirli bir aşamada Dr.Naram file bir emir verdi. Fil, hortumuyla bir çiçek çelengini Dr.Naram'ın elinden alıp babamın boynuna taktı. Babamın yüzünde paha biçilmez bir gülümseme belirmişti.

Fil gittikten sonra, Dr.Naram'a babama uygulanan işlem hakkında sorular sordum ve hala endişeli olduğum bazı şeyleri anlattım. Belki aşırı koruyucu görünüyor olabilirdim, ama bu, babamın deneyimlemekte olduğu durumun güven derecesini ve

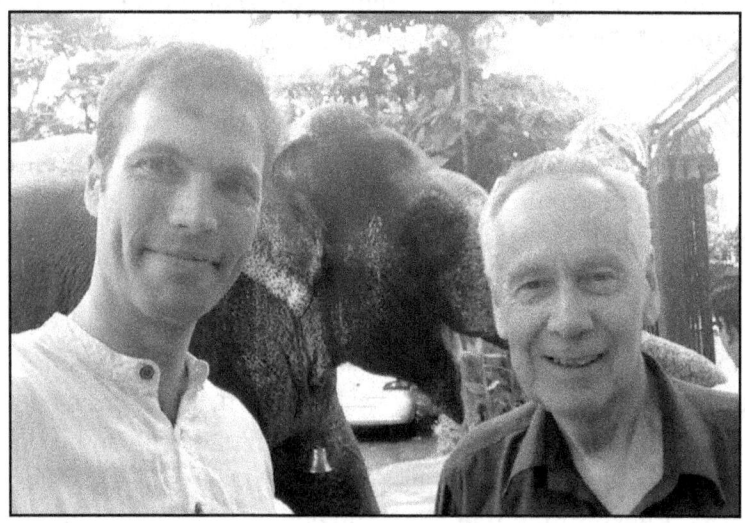

Hindistan'da babam ve Laxmi adlı fille birlikte.

etkisini sorgulamama engel değildi. Babamda hala geçmemiş olan bazı problemler karşısındaki sabırsızlığım üzerine Dr.Naram, "Bu hızlı çözümü olan bir program değil, Clint" dedi. "Bazı durumlarda hemen iyileşme görülebilir, ancak çoğu vakada, kadim şifa çalışmasının insanları daha derinden iyileştirmesi biraz zaman alır. Hamile kalan kadına bebeğe iki ay içinde sahip olacaksın denemez, gebelik dokuz ay sürer. Hoşlansak da hoşlanmasak da, bazı durumlarda ne kadar zaman, çaba ve enerji lazımsa onu beklemek gerekir. Ustam bana çok önemli bir şey daha öğretti: 'Kendini ve başkalarını iyileştirmek zaman alır.'"

Bunu anlayışla karşılamama rağmen babam için bütün tedavinin sonuç verip vermeyeceği konusunda kaygılıydım. Bize hiç aşina olmayan bir tedavi uygulaması içinde olduğu için babam için endişeleniyordum. Dr.Naram'a Hindistan'dan ayrıldıktan sonra babamın almaya devam edeceği bitkisel ilaçların güvenilirliğini sordum. "Bu önemli soruları bana soracağın yerde, neden onların imal edildikleri fabrikaya gitmiyorsun?" dedi.

> *"Bu hızlı çözümü olan bir program değil. Kadim şifa, insanları daha derinden iyileştirmek için uzun vadede çalışır. Ustam bana çok önemli bir şey öğretti: 'Kendini ve başkalarını iyileştirmek zaman alır.'"*
>
> -Dr.Naram

Sahte bir Bilim adamı mı?

Babamı eve götüren uçağa bindirdikten sonra, Hindistan'daki son günlerimi, Dr.Naram'ın bitkilerinin yetiştirildiği ve test edildiği fabrika ve laboratuvarları gezerek geçirdim. Beni en beklemedikleri zamanlarda boy gösterdim.

Her şeyin ne kadar temiz ve düzenli olduğunu görünce çok etkilendim. Bir görevli beni bir tura çıkardı. Ayağıma galoş giydim, ellerimi dezenfekte ettim ve başıma bir bone taktım. Her şey son derece moderndi. Standardizasyon ve test ekipmanları binlerce dolara, tesisin tamamı yüz binlerce dolara mal olmuş olmalıydı. Sanayideki adıyla İyi İmalat Uygulamaları (CGMP-Current Good Manufacturing Practice) izleniyordu. Turumun yarısında, yöneticilerden biri beni telefonda Dr.Naram'a bağladı. Gördüklerimi içtenlikle takdir ederek ona, yaptığı şeyin birinci sınıf olduğunu söyledim.

Dr.Naram hemen; "Oh, bu iyi değil, ustam bana 'Dünyanın en iyisini yaratmamız lazım!' demişti. Birinci sınıf olmak yeterli değil. Daha fazla geliştirmemiz gereken bir şey olduğunu düşünüyorsan, söyle olur mu?" dedi. "Düşünebiliyor musun, ilk başladığımızda formülleri kendi mutfağımda yapıyordum. Çok uzun bir yol katettik. Ve bugün hala, o zaman da yapmış olduğum gibi ürettiğimiz her formülü bebeğini besleyen bir anne sevgisi ve özeniyle yapıyoruz."

> *"Ustam bana, 'birinci sınıf' olmanın yeterli olmadığını, söyledi. Dünyanın en iyisini yaratmalıydık."*
> -Dr.Naram

Turum bittikten sonra oturup, onlarca yıldır Dr.Naram ile çalışmış olan iki bilim adamı Dr.Pujari ve Guy Kavari ile konuştum. Dr.Pujari gururla laboratuvarın test bölümünü gösterdi "Her tablet veya losyonun bakteri veya ağır metallerden arınmış olmasını garantiliyoruz" dedi. Kalite ve hijyen açısından her bitki şişesi, ayrıntılı ve özenli bir şekilde standardize ediliyordu. Kadim ustalar her şeyin doğayla uyum içinde olması gerektiğini vurguluyor, aktif içeriği ayıklamak yerine bitkinin tamamını kullanıyorlardı. Bazen insanlar, aynı bitkisel ilacın iki şişesi farklı renkte olduğunda kaygı duyduklarını belirtince bunun sebebinin suni, kimyasal ya da boyanın kullanılmamasından kaynaklandığını söylüyorlardı. Aynı bitkideki renklerin doğal çeşitliliği, aynı formülün farklı tonda olmasına sebep oluyordu. Bu, bir manavda her ikisi de taze de olsa, iki brokolinin renklerinin farklı tonlarda olması gibiydi. "Renklerdeki bu ton farkı, her şeyin tamamen doğal olduğunu gösterir." dedi, Dr.Pujari.

Dr.Pujari eczacılık eğitimi almış olduğu için, eskiden kadim şifa bilimine hiç inanmadığını söyledi, ama sonra bu bitki ve yöntemlerin testini kendi yapmış ve sonuçlar sistemin etkinliğini kanıtlamıştı.

Guy Kavari ise Dr.Naram ile çalışmaya başladıktan kısa bir süre sonra, batıda veya Hindistan'da, Ayurveda biliminde Dr.Naram'ın kullandığı bitki ve işlemler için mevcut hiçbir kodeksin veya veri tabanının olduğuna dair kanıtın bulunmadığının ortaya çıktığını söyledi. Yeni bir laboratuvar inşa etmişler, zar zor yüzlerce bitkinin testini yapmışlar, özelliklerini belgelemişler ve kendi kütüphanelerini kurmuşlardı.

Guy'a kişi olarak Dr.Naram'ı tarif etmesini rica ettiğimde tereddüt bile etmeden: "İki kelime: İnsancıl ve deha." dedi. Bu kadar çabuk ve güvenle cevap vermesine şaşırmıştım, "Neden?" dedim.

Bu alanda çoğu kişi maliyeti düşürmek için en ucuz ham maddeyi alıyor ve en hızlı işleme yöntemlerini kullanıyordu. Oysa Dr.Naram, fiyatı ne olursa olsun, ne kadar zaman alırsa alsın, en iyi kaliteyi istiyordu.

"Bu yüzden mi onun bitkileri, diğer bitkisel ilaçlardan daha pahalı?" diye sordum.

Guy, bitkisel ürünlerin üretim bedelini bildiğini ve Dr.Naram'ın kaça sattığını söyledi, "Hiç kar koymaz, bundan dolayı ona insancıl diyorum!"

"Peki neden deha?" diye sordum.

"Yıllar önce, Hindistan ve Amerikan hükümetleri, ağır metaller konusunda hassas davranmaya başlamadan çok önce Dr.Naram, ürettiği ürünlerin ağır metal içermemesi konusunda büyük çapta dikkat ve özen gösterip bu konuda son derece ısrarcı olmuştu. Dolayısıyla en başından beri en iyi ham maddeyi ve yeni işlemleri buldu. Böylece her ürün, maliyeti ne olursa olsun, ne kadar çaba gerektirirse gerektirsin içinde asla ağır metal olmayacaktı."

Daha sonra Dr.Naram'a fabrikadaki deneyimimi anlattım. Karşılaşmış olduğu veya birlikte çalıştığı insanlar için hep şükrettiğini söyledi. Kadim işlemlerin özenle izlenmesini garanti ediyorlardı. Aynı zamanda her formülün, modern sağlıklı gıda testinin yüksek standardından geçmesini garanti ediyorlardı.

Dr.Naram, yeni bir bilim adamı ile çalışırken problemler, anlaşmazlıklar ve zorluklar çektiğini itiraf etti. Ustasının ve kadim metinlerin teşvik ettiği işlemler, bugünkü üniversitelerde anlaşılan veya öğretilenlerden çok farklıydı. Bilim adamları, bitkilerin üretiminden önce ve üretimi sırasında, Dr.Naram'ın bazı mantraların söylenmesi gerekliliğindeki hassasiyetini, bazı şeylerin de belirli yollarla, belirli zamanlarda birleştirilmesi konusundaki ısrarını anlayamıyorlardı. Özellikle de daha basit bir yolla yapılacakken daha uzun sürüyor, maliyeti de yükseliyordu.

Guy Kavari'nin olayında, Dr.Naram kadınların adet döneminde yoğun kanama sıkıntısını azaltan belirli bir bitkinin, sadece dolunayda gece yarısı toplanması gerektiğini söylerken Guy, bunun saçma olduğunu düşünmüş ve bunu Dr.Naram'a da söylemiş. Bir bilim adamı olarak da peri masallarına inanmadığını söyleyip o bitkiyi gece yarısı toplamayı reddetmiş. Dr.Naram da; "Sen gerçek bir bilim adamı olamazsın, ancak sahtesi olabilirsin!" demiş.

Guy kendini savunarak; "Ben bir bilim adamıyım, bu yüzden bu saçmalığa inanmıyorum!" demiş.

Dr.Naram ona; "Bilmediğin bir şeyin gerçek olduğuna inandığın

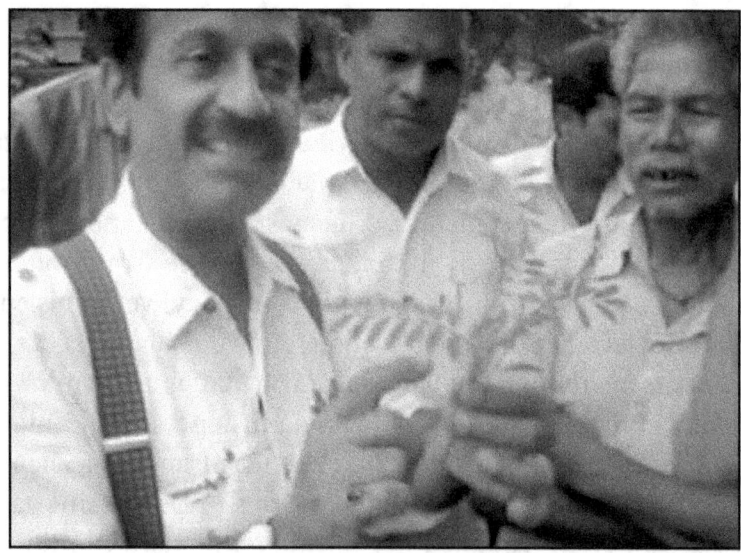

Dr.Naram şifalı bitkilerin toplandığı kırsal alanda. Elindeki bitki ağrı gideriyor ve bağışıklık sağlıyor.

için sahte bilim adamısın!" demiş, "Eğer gerçek bir bilim adamı olsaydın, sonucun değil, hipotezin olurdu. Neyin doğru olduğunu anlamak için de test ederdin!"

Guy, kaçamayacağı bir düelloya çatınca, Dr.Naram'a yanlış düşündüğünü kanıtlamak için kapsamlı bir çalışma yapmış. O belirli bitkiyi, dolunayda gece yarısı da dahil olmak üzere günün farklı zamanlarında toplamış. Sonra da aktif içeriğin etkisini cihazlarla test etmiş. Çeşitli numuneler almış, formüle katmış ve kanama problemi olan bir kadına vermiş.

Sonuç, Guy için şoke edici olmuş. Dolunayda gece yarısı toplanan bitkinin etkisi, gün içinde toplanmış olandan yirmi kat daha yüksek çıkmış. Sonra formüle katıp ihtiyacı olan kadına verildiğinde sonuçların açık ve net bir şekilde daha iyi olduğu görülmüş. O andan itibaren Guy, bitkileri toplama ve formüllerin karıştırılması işlemlerini, tam tamına kadim şifa belgelerinde belirtilmiş olduğu şekilde yapmayı kabul etmiş. Laboratuvarda da, kendi eğitimine ters düşen son derece ilginç sonuçlar keşfetmiş. Büyük bir şaşkınlıkla, kadim belgelerdeki özellikleri izlediği zaman bozulma seviyelerinin düştüğünü, raf ömrünün arttığını bile görmüş.

Bitkilerin güvenilirliği ile ilgili sorularım çözüme ulaşmıştı. Aynı zamanda, insanların bu kadar büyük bir sevdayla ve mükemmellikle çalışmaları bana da ilham vermişti.

Babamdan Gelen Tedirgin Edici Elektronik Posta

Akademik bir konferans vermek üzere, Hindistan'dan Çin'e, Tayland üzerinden geçtim. Etrafımı, teknoloji ve teknolojinin eğitimi nasıl etkileyeceğine dair çeşitli gelişmelerin görüşüldüğü öğrenci ve profesörler sarmıştı. Dr.Naram'la zaman geçirdikten sonra "normal" hayatıma geri dönmek kafamı karıştırmıştı.

Kendime ve dünyaya bakış şeklim değişmişti. Tanık olduğum bazı olayları başkalarıyla paylaşmaya çalıştığım zaman, bana çoğunlukla inanmayan gözlerle baktıkları için konuşmayı kesmek zorunda kalıyordum. Sonra hiç kimseyi, hiçbir şeye ikna etmenin benim işimin olmadığına karar verdim. Babam daha iyiydi ve benim için en önemli olan buydu.

Çin'e ulaştığım zaman anneme ve babama iyi olduğumu bildirmek için elektronik posta gönderdim ve bir gün içinde babamdan endişe verici haberler aldım.

10 Eylül, 2010

Merhaba oğlum,

Beni sürekli olarak şaşırtıyorsun. Geceyi Bangkok'ta geçirmekten, sonra da yolculuk öncesinde Çin'e gideceğinden bahsediyorsun. Sanki Salt Lake City'deki evimize gelirken geceyi Provo'da geçirmişsin gibi geldi.

Hala Hindistan'a yapmış olduğum yolculuğun yorgunluğu içindeyim. Eve döndükten sonra sanki enerjim azalmış gibi oldu. Pek bir şey yapamadım. İyi ki programını yazmışsın. Dr.Naram ile tekrar ne zaman buluşacaksın? Eğer kısa bir süre sonra onu göreceksen vücuduma ne olduğunu anlayamadığım için belki bazı sorularımın cevaplarını ondan öğrenebilirsin.

Yolculuğunun iyi geçmesi ve ilgili herkes için verimli olması dileğiyle dualarım seninle...

Seni çok seviyorum,

Baban

Derhal Dr.Naram'ın çağrı merkezi iletişim bilgilerini gönderdim. Yine o üzüntünün beni içine çektiğini hissettim. Bu kadar zaman, bedel ve çabaya karşın, acaba "Kadim Bilgiler" ve Dr.Naram babamın sağlığı konusunda başarısız mı olmuştu?

GÜNLÜK NOTLARINIZ

Bu kitabı okudukça sizin sağlığınızla ilgili yararları derinleştirmek ve çoğaltmak için birkaç dakikanızı verin ve aşağıdaki soruları cevaplandırın:

Hayatınızda iyi yaptığınız bir kaç şeyi düşünün. Eğer onları daha mükemmel şekilde yapmış olsaydınız, neler değişirdi?

_____
_____
_____
_____

Sabırlı ve disiplinli davranışın sonucu olarak hayatınızda ne gibi iyi şeyler oldu?

_____
_____
_____
_____

Kitabın bu bölümünü okurken, başka nasıl anlayış, soru ya da farkındalık hissettiniz?

_____
_____
_____
_____

BÖLÜM 16

Beklenmedik Yeni Bir Problem

"Öylesine, 'sabah' deyip, dünün bir adı gibi görmezden gelmeyin, sabahı ilk kez henüz adı konulmamış yeni doğmuş bir bebek gibi görün."

-Rabindranath Tagor

Çin'den sonra, Finlandiya'da Joensuu Üniversitesi'ndeki görevime geri döndüm. (Daha sonra Doğu Finlandiya Üniversitesi oldu). Rus sınırına yakın, karlı, küçük bir kasabada yaşıyordum. Finlandiya'yı, halkı, oradaki işimi çok sevmeme rağmen, babamdan gelen o huzursuz edici elektronik postayı aldıktan sonra onu görmek ihtiyacı duydum. Bu istek, özellikle babam, yine sağlığıyla ilgili olarak görüşmek üzere eve ne zaman gidebileceğimi sorduğu zaman daha da arttı. 'Yeni bir problem'den söz ediyordu. Son derece huzursuz bir halde mümkün olduğu kadar çabuk 'baba evi'me gittim.

Baba evi'min kapısında beklerken, babamın neyi görüşmek istediğini merak ediyordum. Onu Los Angeles'ta Dr.Naram ile tanıştırdığımdan beri altı ay geçmişti. Yoksa daha iyi değil miydi? Onda bir fark görecek miydim? Yoksa onu dünyanın öbür ucuna boş yere mi göndermiştim? Hala sıkıntı mı çekiyordu? Yoksa daha mı kötüleşmişti? Altı ay önce bana ertesi sabahı göremeyebileceğini söylemişti. O an hala taptaze hafızamda duruyordu.

Kapıyı babam açtı, ama bakışındaki anlamı okuyamadım. Çalışma odasına gittik ve oraya son gidişimde oturmuş olduğumuz gibi aynı sandalyelere oturduk. Ancak bu sefer, geçen seferki gibi sürekli olarak yere değil, doğrudan gözlerimin içine bakıyordu.

Derin bir nefes aldı, "Evlat, yeni bir problem var" dedi.

Kalbim duracak gibiydi. Kendimi tutarak, "Ne demek istiyorsun?"diye sordum.

Masanın çekmecesini açarak bir ayakkabı kutusu çıkardı. İçi, ilaç şişeleriyle doluydu. "Problem şu ki; bütün bu ilaçları ne yapacağımı bilemiyorum! Artık onlara ihtiyacım kalmadı!" dedi. Yüzünde kocaman bir gülümseme vardı. Hindistan'a gitmeden önce aldığı 12 ayrı ilaçtan sadece birini alıyordu! Nefesimi tutmayı bıraktım ve derin bir 'Oh!' çektim. Gülümsemesi bulaşıcıydı ve büyük bir şaşkınlıkla ben de gülmeye başladım.

Sonradan anlaşıldı ki, Hindistan'dan sonra deneyimlemiş olduğu o enerji düşüklüğü geçiciymiş. Sebebi, hiç yememesi gereken bütün eski yediklerini yemeye başlayınca yine kötü sonuçlanmış, ama ev reçetelerine ve diyete yeniden başlayınca hemen kendini yeniden iyi hissetmeye başlamış.

İnanamıyordum. Altı ay öncesine kadar dayanılmaz ağrıları vardı ve daha ne kadar yaşayacağını bile bilmiyordu. Vücudu o kadar güçsüzdü ki koltuktan kalkıp koridorda yürümek bile son derece zorlayıcı hale gelmişti. Beni çok korkutmuş olan bir yıpranmışlık içindeydi. Zihni Alzheimer'a doğru gidiyor, cümleleri kesiliyor, birçok şeyi unutuyordu.

Ve şimdi, Dr.Naram'la tanışıp onun tavsiyelerini büyük disiplinle uygulayınca birkaç ay sonrasında babam tamamen farklı bir duruma gelmişti. Kolesterol problemi kalmamıştı, tansiyonu normaldi ve artık kan şekeri ile mücadele etmiyordu. Bu işlemler süresinde düzenli olarak doktorlarına göründüğünde onlar da durumundaki gelişmeyi izleyip çok şaşırmışlar ve belirli ilaçları almasına gerek kalmadığını söylemişlerdi. Onu yeniden gördüğümde artık hiçbir ilaca ihtiyacı kalmamış durumdaydı!

Babam için en önemli olan şeylerden biri de göğsünde ve bacaklarında hiç ağrının kalmamış olmasıydı, dolayısıyla bütün ağrı

kesicileri de bırakmıştı. "Vücudumda hiç ağrı kalmadı ki!" diyordu.
Eskisine oranla yirmi kat daha enerjik, fiziksel açıdan rahat ve zihinsel uyanıklık içinde olduğunu anlatıyordu. Yeniden çalışmaya dönmüştü ve dünyaya bir farklılık yarattığını düşünüyordu. Babamın kendini yeniden işe yarar ve üretken görmesi, büyük bir hayra katkıda bulunuyor olması, bana da fazlasıyla, iyi bir iş yapmış olmanın keyfini yaşatmıştı.

Zihnim adeta koşuyordu. Bu gerçek olabilir miydi?

Ne kadar kutsal bir andı! Ne büyük bir armağandı!

Şu anda bu satırları yazarken bile o anları yeniden yaşıyorum ve minnettarlık gözyaşları döküyorum.

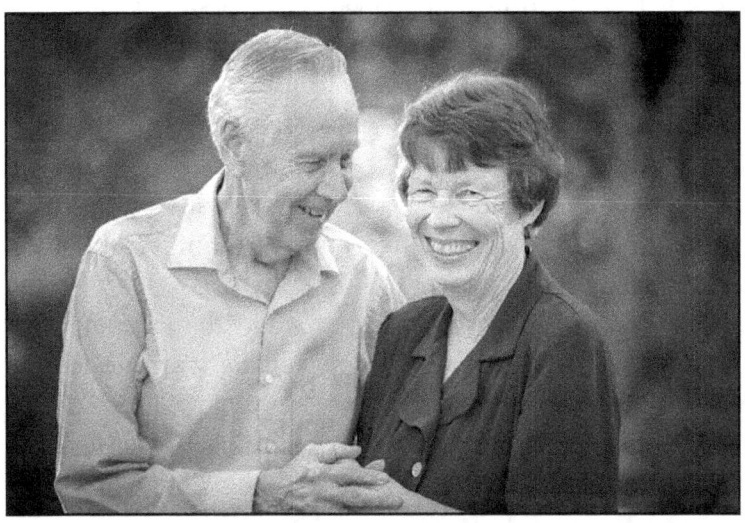

Babam ve annem yeniden gülüyorlar.

Babamın gözlerimin içine bakıp; "Şimdi senden önemli bir ricada daha bulunacağım" demesi çok anlamlıydı.

Babamın bir zaman önce çekmeceye tıkmış olduğu, hayatı boyunca biriktirmiş olduğu bütün gerekli bilgiyi içeren dosya ve kağıtlar, artık çalışma masasının üzerinde duruyordu. Çocukların iyi fikirler bulup iyi seçimler yapmalarını sağlayacak olan sentezlemiş olduğu hayatının çalışmasını, eskiden beri yapmayı istediği şeyi yapıp, bir kitap haline getirecekti. Hasta ve depresyondayken o amacına olan umudunu da kaybetmişti.

Elini, üst üste duran kağıtların üzerine koyup, *Eğitimde Gözden Kaçan Parça* kitabımı bitirmek istiyorum ve senin yardımına ihtiyacım var. Oğlum, kitabımı birlikte yazalım mı?" dedi.

O kadar onur duymuştum ki, gülümsemeden duramıyordum, ama gözlerimden de yaşlar akıyordu.

"Tabii ki!" dedim.

Altı ay öncekinden ne kadar farklı bir ricaydı! Bu kitabı yazmanın babama tam bir şifa sağlayacağını düşünüyordum, ruhen çok tatmin duyacağı bir miras olacaktı. O zaman beni de iyileştireceğine dair pek az fikrim vardı, ama bu da benim için başka bir hikaye olacak.

Babamın inanılmaz bir şekilde iyileşmesinden sonra, Dr.Naram'ın insanlar için neler yaptığını anlatmaya başladım. Bu vücudumuzdaki yağı değiştirmek gibi bir şeydi. Arabanızdaki filtreleri değiştirince ne kadar yapışmış yağ birikmiş olduğunu görürsünüz. Bunu vücudumuzda göremeyiz, ama oradadır. Eğer temizlemez ve dikkat etmezsek hastalık olarak dışa vurur. Babamın vücudundaki filtreler temizlendiği zaman sağlık problemleri de kaybolmuştu.

Dr.Naram'a ve kadim şifa sırlarına müthiş bir minnet duyuyordum. Babamdaki inanılmaz dönüşümü kendi gözlerimle de görünce teşekkür etmek üzere Dr.Naram'ı aradım, ama telefonu açılmadı. Bilmediğim şuydu ki, tam benim babamın sağlığı iyileşmişken, Dr.Naram'ın babası komaya girip ve sonra da öldüğü bildirilmişti.

GÜNLÜK NOTLARINIZ

Bu kitabı okudukça sizin sağlığınızla ilgili yararları derinleştirmek ve çoğaltmak için birkaç dakikanızı verin ve aşağıdaki soruları cevaplandırın:

Sevdiğiniz birini düşünün. Onun en büyük hayali nedir, biliyor musunuz?

Bunu başarması için onu nasıl destekleyebilirsiniz? Veya istediğinin ne olduğu konusunda henüz emin değilse, isteğinin netlik kazanması için ona nasıl yardımcı olursunuz?

Kitabın bu bölümünü okurken, başka nasıl anlayış, soru ya da farkındalık hissettiniz?

BÖLÜM 17

Veda Zamanı

"Dünyadaki en dikkate değer şey nedir? Herkes ölür, ama hiç kimse kendilerine de olacağını düşünmez."
-5000 yıllık eski metin, Bhagavad Gita'dan mealen alıntıdır.

Dr.Naram, babasının sağlığının pek iyi olmadığını biliyordu. Önceki yıllarda çok kez onu ziyaret etmiş ve hep yardımcı olmayı başarmıştı, ancak bu kez babasının hastalığının seyri kötü gidiyordu. Baba evine gitmeden önce, neyle karşılaşacağından emin olamadığı için kendisiyle birlikte gelmeleri için Dr.Giovanni, Luciano ve Vinay'ı da çağırdı.

Eve ulaştıklarında, kapıda Dr.Naram'ın erkek kardeşi olan Vidyutt, annesi, ailenin diğer bireyleri tarafından gözyaşları içinde karşılandılar. Doktor ise ölüm sertifikasını tamamlamak üzereydi. Geç kalmışlardı.

Dr.Naram erkek kardeşine, "Onu görmek istiyorum" dedi. Sonra da babasının yatağının yanına gitti. Babasının nabzını tuttu ve birden bir şey farkedince irkildi. Paramakları nabızın çok hafif attığını hissetmişti. Hemen Dr.Giovanni'den tansiyon aletini getirip ölçmesini istedi. Alet nabızın atmadığını gösteriyordu. Dr.Naram ondan tekrar ölçmesini istedi, ancak yine nabız da yoktu, tansiyon da.

Dr.Giovanni'ye hemen mutfaktan zencefil tozu ve mısır anasonu (ajwain) getirmesini söyledi. Evdeki herkes Dr.Giovanni'ye bunu neden istediğini soruyor, görevli doktor da yüzünde şaşkın bir ifadeyle bakıyordu. Aile ona, Dr.Naram'ın bir nabız şifacısı olduğuna dair bilgi verince doktor başını iki yana sallayıp işine devam etti.

Dr.Naram, Dr.Giovanni'ye mısır anasonu ile kuru zencefil tozunu karıştırıp babasının ayağını ovalamasını söyledi. Aynı anda kendi de babasının elleri, ayakları, karnı ve başındaki belirli "Marmaa" noktalarına "Ghee" (tıbbi tereyağı) sürüp ovaladı. Birkaç dakika sonra babasının kulağına doğru eğilip "Baba, eğer farkındaysan, beni duyuyorsan ve yaşamak istiyorsan elini, ayağını veya parmağını hareket ettir. Eğer yapmazsan, şimdi vücudunu buradan alıp seni yakmaya götürecekler!" dedi.

Babası bütün elini kaldırmıştı!

Dr.Naram heyecanını yenemedi ve kardeşine babasının hala hayatta olduğunu söyledi. Oradaki doktor kuşkucuydu ve Dr.Naram'ın, babasının elini kaldırmakla itham etti. Dr.Naram işlemi tekrarlarken evdeki herkes odaya doluşmuştu. Bu kez babası bütün bacağını kaldırınca doktor birden sıçradı, şoke olmuştu.

Hikayenin bu kısmını dinlerken sahne gözümün önüne gelince gülmeye başladım. Doktor bunun ölüm sertliği olduğunu düşünürken, Dr.Naram işlemi sürdürdü. Babası, Sai Baba adlı Guru'yu çok severdi. Bunu bilen Dr.Naram, Dr.Giovanni'ye Marmaa noktala-rına basmaya yardım etmesini ve bunu yaparken de Sai Baba'nın takipçilerinin yaygın selamlaması olan "Sai Ram!" sözlerini tekrarlamasını söyledi. Yataktan çok kısık, ama net bir cevap geldi: "Sai Ram!"

Herkes afallamıştı. Şaşkınlık içinde gülümseyen Dr.Giovanni tekrarladı: "Sai Ram!"

Dr.Naram'ın babasından daha yüksek bir sesle "Sai Ram!" cevabı geldi. Bunu duyunca odadaki herkes mutluluk gözyaşlarına boğuldu.

Odada tek gülümsemeyen kişi görevli doktordu. Elindeki ölüm sertifikasındaki imzasının mürekkebi henüz kurumamışken olanları aklı almıyordu. Kendisi, bu adamın

"Hayattayken belirli şeyleri tamamlamamız önemlidir, böylece ruhumuz huzur duyar."
-Dr.Naram

ölmüş olduğunu beyan etmişti, ama o konuşuyordu! O akşam babalarına veda edecekleri yerde, doktora veda ettiler. Kapıdan çıkıp giderken doktorun dili tutulmuş gibiydi.

Dr.Naram'ın babası uyanmış ve farkında bir halde, sonraki hafta, oturacak, yürüyecek ve ailesiyle konuşacak kadar iyi olmuştu. Ölüm sertifikasını imzalamış olan doktor neredeyse her gün Dr.Naram'ın kardeşini arayarak bu "tuhaf" vakayla ilgili son gelişmeleri sordu. Her seferinde, hastanın hala yaşadığını ve sağlam olduğunu öğrendikçe şaşırıyordu.

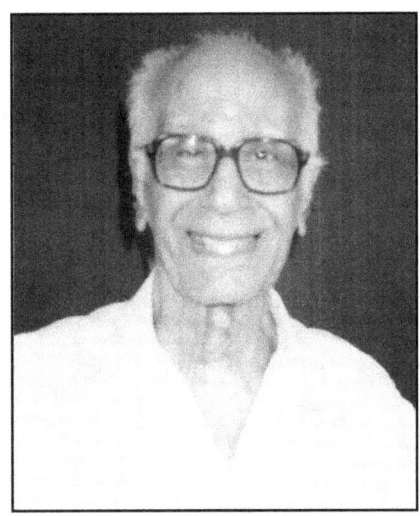

Dr.Naram'ın babası, Pankaj Khimjibhai U Naram.

Dr.Naram'ın babası, bitmemiş bazı işlerini tamamlayacak, önemli belgeleri imzalayacak ve karısı, çocukları, torunlarıyla konuşacak kadar iyileşmişti.

Dr.Naram, "Hayattayken belirli şeyleri tamamlamamız önemlidir, böylece ruhumuz huzur duyar" demişti.

Bu hikayenin ne kadar inanılmaz olduğunu söylediğimde, Dr.Naram, ustasının sözlerini tekrarladı: "Hiçbir zaman umudunu kaybetme!"

GÜNLÜK NOTLARIM

(1.Bölüm'den devam)

Komadaki birine yardımcı olmak için ilave Kadim Şifa Sırları: *

4) Ev Reçetesi – Kuru zencefil tozu ile mısır anasonu tozunu karıştırıp komadaki kişinin ayağını bu karışımla ovun.

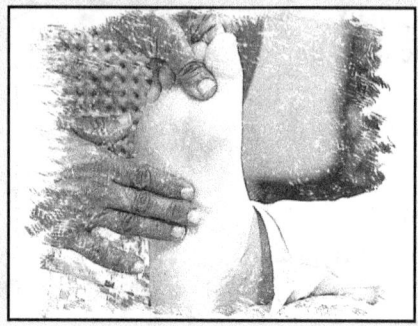

5) Marmaa Shakti – 1.Bölüm'de verilmiş olan Marmaa noktalarına basarken ona en aşina gelecek kişinin adını söyleyin.

*Bonus: Dr.Govanni ve Dr.Naram'ın bu an hakkındaki konuşmalarını dinlemek ve yöntemi daha derinliğine anlamak isterseniz MyAncientSecrets.com internet sitesi bknz.

Günlük Notlarınız

Bu kitabı okudukça sizin sağlığınızla ilgili yararları derinleştirmek ve çoğaltmak için birkaç dakikanızı verin ve aşağıdaki soruları cevaplandırın:

Ölmeden önce hayatınızda tamamlamak istediğiniz neler var? (Örneğin; korkuyla yüzleşmek, birini affetmek, bir şeyi başarmak, birinden bağışlanma dilemek, bir zorluğu yenmek gibi).

Kitabın bu bölümünü okurken, başka nasıl anlayış, soru ya da farkındalık hissettiniz?

BÖLÜM 18

Kadim Bilgelik, Modern Dünya

"Bütün yolculukların, yolcunun farkında olmadığı gizli amaçları vardır."

-Martin Buber

Bu mucizevi görünen olaylardan kısa bir süre sonra, Dr.Naram beni New Jersey'deki bir ödül törenine davet etti. 11 Eylül faciasında görev almış olan itfaiyeciler ve ilk müdahale eden görevlilere yardım etmiş olduğu için onurlandırılacaktı. Törenin başlamasını bekleyen binlerce insanın arasındayken, içimden gelen bir ses Dr.Naram'a, uzun zamandır kafamı kurcalayan bir soruyu sormam için zorluyordu.

Daha önce New York'ta karşılaşmış olduğum, *Hizmet Edenlere Hizmet Kuruluşu* kurucularından olan Marshall ve José'yi görünce gülümsedim. Şimdi artık başka felaketlere uğramış olan insanlara yardım ediyorlar ve Dr.Naram'ın onları desteklemeyi sürdürmesini umut ediyorlardı.

Dr.Naram beni görünce gülümsedi ve: "Gelmene çok sevindim, Clint!" dedi.

Orada bulunmaktan onur duyuyordum. "Heyecanlı mısınız?" diye sordum, "Duyduğuma göre ödülünüzü New Jersey Valisi verecekmiş."

"Daha ziyade konumumu düşük hissettim."

"O niye?"

"Çünkü güç, bende değil, kadim belgelere kaydedilmiş olan sırlarda ve ustamın öğretilerinde! Ben sadece bu kadim bilgeliği, modern dünyaya aktaran bir tercümanım. Bu arada ustamdan söz ederken, bu 11 Eylül itfaiycilerine neyin yardımcı olacağını nasıl bildiğime dair hikayeyi biliyor musun?"

"Nasıl?"

"Mumbai'deki sokak çocukları!"

"Sokak çocukları mı?"

"Evet. 1000 günlük eğitimden sonra ustam bana bir *seva* (karşılıksız hizmet) görevi verdi. Yardım etmeye tayin edildiğim ilk kişiler Dharavi'de, yani dünyanın ikinci en büyük yoksul varoşundaydı."

Dr.Naram kirli yüzleri ve yırtık elbiseleriyle orada yaşayan sokak çocuklarıyla ilk karşılaşmasını anlattı. Nabızlarını tutmuş ve onlara yardımcı olacağını düşündüğü bitkilerden vermiş, ama bir zaman sonra oraya geri döndüğünde hiçbirinin işe yaramamış olduğunu görmüştü, çünkü çocuklarda akciğer sorunları, uyku problemleri, depresyon, anksiyete ve öksürük vardı. Nabızlarından da vücutlarında fazla miktarda toksin olduğu anlaşılıyordu. Şaşıran Dr.Naram ustasına danıştığında daha derine gidip, bu çocuklar hakkında daha fazla bilgi edinmesi gerektiğini öğrendi.

Geri gidip çocuklara nerede yaşadıklarını ve çalıştıklarını sordu. Bir kimya fabrikasında çalıştıklarını keşfetti. Fabrika, varillerin içindeki kimyasalları karıştırmak için makinelere para vermek istemediğinden içinde yüzerek karıştırmaları için sokak çocuklarını kiralıyordu. Dr.Naram şoke olmuştu, hemen yetkililere haber verdi ve ustasına giderek bu çocuklar için ne yapabileceğini sordu.

Birlikte, ağır metal gibi zorlu toksinleri yok etmek amacıyla kadim zamanlarda kullanılan bir şey olup olmadığını anlamak için belgeler ve metinler üzerinde çalıştılar. Mümkün olan bir çözüm bulunca da çok sevindiler. Eskiden savaşlarda askerler oklarının ve mızraklarının ucunu kimyasal zehirlere batırırlardı. Siddha-Veda silsilesindeki şifacılar ise, insanlara bu zehirden kurtulmaları için yardım ederlerdi. Başta zerdeçal ve neem ağacı dahil olmak üzere,

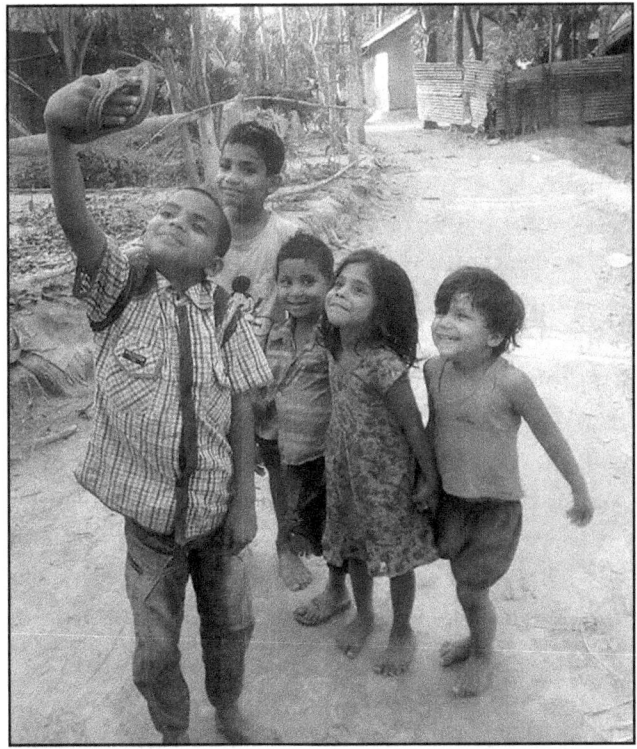

Elindeki sandaletiyle "selfie" çeken sokak çocuklarının fotoğrafı. Google Images'ten alıntı.

bu zehirli ağır metalleri yok etmek için 27 tane bitki tanımladılar. Bulgulara dayalı olarak Dr.Naram ve ustası, sokak çocuklarında denemek üzere yeni bir formül ürettiler.

"İşe yaradı! Ve çocuklar iyileştiler. Toksinler, çocukların vücutlarından atılmıştı! Bu kadar trajik bir duruma yardımcı olabilince, ustamdan gelen bu ilkelere ve kadim belgelere olan inancım artmıştı. Sonra 11 Eylül saldırısı oldu ve bu dünyanın da, Amerika'nın da hiç görmemiş olduğu bir şeydi!"

Dr.Naram, Ground Zero/Sıfır Noktası'nda gece gündüz çalışan itfaiyecilere yardımcı olmak üzere davet edildiği zaman, duman soludukları ve çok fazla toksik molozla temas halinde kaldıkları için onların vücutlarında da benzer toksinler olduğunu, Batı Tıbbı'nın, bu toksinleri yok etmek için henüz bir çare bulamamış olduğunu da biliyordu.

"Hizmet etmekten onur ve memnuniyet duyuyordum. İhtiyacı olan insanlara yararlı olmam için bana bunları öğrettiğinden dolayı ustama müteşekkirim. Günlük hayatta herkes belirli bir dereceye kadar bu kirliliğin içinde. Araba ve kamyonlardan çıkan egzosu herkes soluyor, işlenmiş katkı maddeli yiyecekler tüketiyoruz, tahıllar asit yağmuru altında, mobil telefonların radyasyonuna maruz kalıyoruz, kirlilikten niteliği bozulan et ve sebzeleri yiyor ve farklı bir kalitede olan güneş ışığı alıyoruz, çünkü ozon tabakası nedeniyle atmosferde sorun var. 11 Eylül'de New York'ta olmasak bile çevresel toksinleri vücutlarımızdan atmak için hepimizin bu kadim şifa sırlarına ihtiyacımız var."

Bütün bunları dinlemek son derece ilginç olsa da ona sormam gereken önemli soruyu aklımdan atamıyordum. Tam sormak üzere ağzımı açmıştım ki, birisi Dr.Naram'ı sahneye almak üzere araya girdi.

Seyircilerin arasındaki sandalyemde otururken, itfaiyecilerden ve acil yardım ekiplerinden, Dr.Naram'dan yardım almış olanların hikayelerinin yazılı olduğu broşürü okumaya başladım. Bunlardan birisi New York İtfaiye Departmanı'nda çalışan itfaiyeci Darren Taylor idi. Şöyle yazmıştı:

"Dünya Ticaret Merkezi'ne yapılan saldırıdan iki gün sonra "Ground Zero/Sıfır Noktası"ndaydım. Genel olarak, enkaz altından kurtarılacak kurbanları arıyor, keşif yapıyor ve irili ufaklı yangınlara müdahale ediyorduk. Bir ay içerisinde, şehirdeki rutin turlarımızı yaparken sağlığımla ilgili teklemeler fark ettim. Daha çabuk üşütüyordum, bazen geceleri kuru kuru öksürerek uyanıyordum.

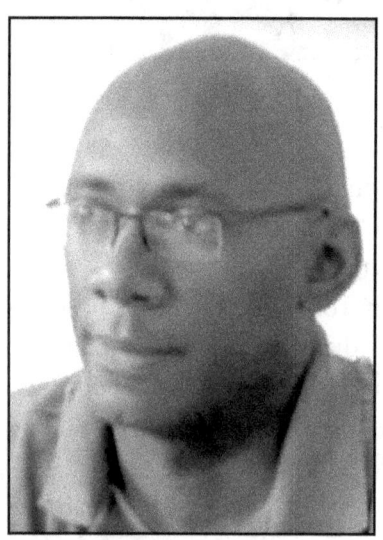

9/11'de itfaiye görevi yapmış olan Darren Taylor bedenindeki toksinlerden kurtulmak, bağışıklık kazanmak, uykusunu düzeltmek, daha sağlıklı ve mutlu bir hayat yaşamak için Dr.Naram'ın şifalı bitkilerini kullandı.

Depresyona girmiştim ve bağışıklık sistemim negatif olarak etkilenmişti. Eskiden çok sağlıklı olmama rağmen kendimi eskisi gibi hissedemiyordum. İlk defa bu program ve bitkilerden haberdar olduğumda pek ilgimi çekmemişti. Ancak aradan bir ay geçtikten sonra belirtiler kötüleşmeye başladı. Endişelenmeye başlamıştım, ama doğal bir çare bulmaya çalışıyordum. İyi ki öyle yapmışım. Bir süre bitkileri kullandıktan sonra kendimi daha iyi hissetmeye başladım ve öksürükler azaldı. Dayanıklılığım artmıştı. Depresyonum da azalmıştı ve hayatımı daha kolay sürdürüyordum. İlaçlarla ilgili endişelerimi geride bırakmıştım. Uykularım düzelmiş, genel durumum iyileşmişti. Şimdi gerçekten kendimi iyi hissediyorum. Vermiş olduğunuz hizmet için hepinize çok teşekkürler. Bunu başkalarına da ulaştırma çabanızda iyi şanslar diliyorum."

Acil yardım ekibinden bir başka kişi ise bir kadındı. Bir yıl boyunca bitkileri aldıktan sonra inanılmaz bir şey olmuş, akciğer fonksiyon testleri normal sonuçlar vermeye başlamış ve solunum spreyini kullanmaya son vermişti. Şöyle yazıyordu:

"Bir olumlu yan etkisi oldu, bu bitkilerle sigarayı bıraktım. Vücudumdan çıkan sigaranın kokusunu alıyordum. Bir yıl boyunca bırakmış olmama rağmen, canım istemeye devam ediyordu. Vücudumda ne kadar nikotin depolanmışsa, bu bitkiler onu yok etti. İdrarımın bile bir kül tablası gibi koktuğu zamanlar oldu. Öyle ki "Bu da nereden çıktı?" diye kendi kendime sordum durdum. Demek ki bu bitkiler nikotini de vücut sistemimden söküp attı. Geçen yıldan beri çok şey iyiye dönüştü ve bunu Dr.Naram'ın bitkilerine bağlıyorum. Sanırım zehiri, vücudunuzun bütün noktalarından dışarı atıyor."

Bunlar gibi kaç hikayeyi daha ardı ardına okudum. José'nin Dr.Naram'la karşılaşmasını sağlayan rehber güçleri düşündüm. José sonra da, 11 Eylül yardım ekiplerine yardım için bu organizasyonu kurmuştu. Bahse girerim Dr.Naram'la ilk karşılaştığı zaman kendi hayatının böyle bir yola gireceği hakkında en küçük bir fikri bile yoktu.

Sonra aklıma Reshma ile Rabbat geldi. Kim bilir, Dr.Naram'ı televizyonda ilk gördüğü zaman ona yöneltilip kızının hayatının kurtulmasını sağlayacağı Reshma'nın da aklından bile geçmemişti. Belki Dr.Giovanni de, ilk kez Dr.Naram ile karşılaştığında, sonradan bütün hayatını kadim şifa sırlarını öğrenmeye ve onları kullanarak kendini hastalarına adayacağını bilmiyordu. Aklım hep bu beklenmeyen rehberliğe ve mucizelere takılmıştı.

Tam o anda, ablam Denise'in ölümünü kabullenmeye çalışırken çocukken etmiş olduğum bir dua aklıma geldi. Tanrının beni, en çok yardımcı olabileceğim bir yere yöneltmesi için dua etmiştim, böylece acı çekenlere yardımcı olabilecektim.

Gözlerimi kapattım ve aklım, o zamandan beri önümde açılmış olan sır perdesini çözdü. Ablamın ölümü beni Gary Malkin ve Dünya Bilgeliği Projesi'ne yöneltmişti, onun başarıya ulaşması için Gail Kingsbury ile bir araya gelmiştim, o da beni, Dr.Naram ile tanıştırmıştı. Alicia'ya olan beğenim beni Hindistan'a yöneltmiş, babamın sağlığının bozulması kadim şifa sırlarını derinliğine araştırmama neden olmuştu. Her seferinde de başkalarına yardımcı olmaya çalışırken, hayatımda çok güzel şeyler olmuştu. O zamanlarda özellikle de kalbim başkalarına yardım etmeye odaklandığında, daha yüksek bir ilahi güç, beni hepimiz için sağlanmış olan şifaya yöneltmişti. Bu farkındalık seli içinde kaybolmuşken hayatın şimdi beni nereye taşıyacağını düşünüyordum.

Sunucunun mikrofonda konuşmaya başladığını duyunca, gözlerimi açtım, dikkatimi sahneye odakladım. Giriş konuşmalarından

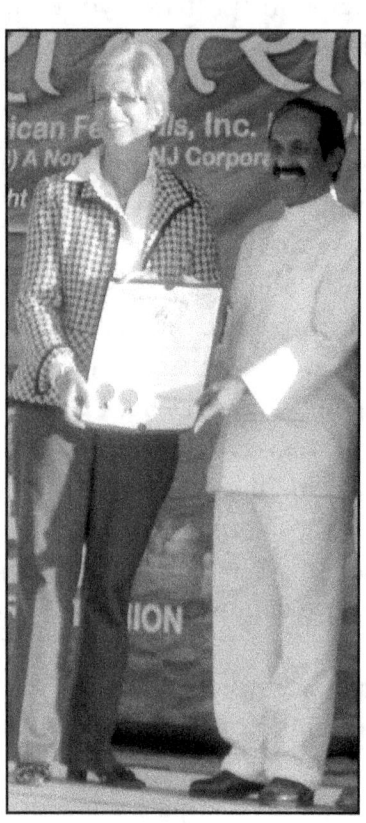

O zamanın valisi Christine Todd Whitman, 11 Eylül'de binlerce itfaiye ve acil yardım görevlisine yardım etmiş olan Dr.Naram'a New Jersey Eyaleti adına ödül veriyor.

sonra o zamanki New Jersey Valisi olan Christine Todd Whitman mikrofona geldi. 11 Eylül saldırısında mağdur olmuş olan binlerce itfaiyeci, polis memuru ve acil yardım görevlisinin iyileşmesine yardım etmiş olduğu için Dr.Naram'a teşekkür etti. Elinde New Jersey resmi kurumu tarafından verilen ödülü tutuyordu. *"New Jersey Senato ve Meclisi; kadim şifa ve nabız tanısı konusunun saygıdeğer uzmanı Dr.Pankaj Naram'ı, 11 Eylül saldırısının acil yardım görevlileri için göstermiş olduğu hayırsever yardımları, sağlık alanında toplumumuza yapmış olduğu seçkin hizmet ve kadim şifa bilimini dünyaya tanıtmak üzere göstermiş olduğu çaba için selamlamakta ve onurlandırmaktadır."*

Vali Whitman metni okumayı bitirdikten sonra Dr.Naram'ı sahneye davet etti, elini sıkarak ödülünü takdim etti ve bir konuşma yapmak üzere mikrofona çağırdı. Dr.Naram'ın beyaz kostümü, arkasındaki koyu renklerin içinde adeta parlıyordu. Ve kendine özgü şekilde konuşmasına başladı.

"Namaste. Bu ödüle *Hizmet Edenlere Hizmet Kuruluşu*'nun kurucuları olan Marshall, José, Nechemiah ve Rosemary'yle birlikte layık görüldüm. Asıl kahramanlar, itfaiyeciler, polis memurları ve diğer görevliler olup tehlikenin en derinine girerek hayatlarını hiçe sayanlardır. Bizim yapabildiğimiz ise; en azından onların sağlıklarını ve hayatlarını geri kazanmalarına yardımcı olmak oldu.

Şifacı ustalarımın silsilesinde, bizler kendimizi kahraman saymayız. Kendilerine yardım etmemiz için gelerek kadim şifa yöntemlerimizi üzerlerinde kullanmamıza izin verdikleri için asıl iyiliği bize insanlar yaparlar! Ustam bunun *'Aydınlanma'*nın bir yolu olduğunu söylerdi. İnsanlar, mutlu olmak veya bizim *Moksha* dediğimiz, aydınlanma veya bir işi başarmanın verdiği mutluluğa kavuşmak için ne yaparlar? Bazısı meditasyon yapar, bazısı dua eder, bazısı da iş hayatında veya savaşta kazanır. Hindistan'da biz bu yollara; *Karmayog, Bhaktiyog* veya *Gyanyog* deriz. Ustama göre, şifacılık yolunda, ancak hastalarınız mutlu olursa aydınlanır, ya da başarmanın mutluluğunu yaşarsınız. İnsanların iyileşmesine yardımcı olmak, bizim için aydınlanma ve mutluluk kaynağıdır. Herkesi birer tapınak gibi görürüz. Her hastanın bir kilise, cami veya *gurudwara* olduğunu söyleyebiliriz. Bu isimlerin hepsi tapınma mekanlarıdır. Ustam bana Tanrı'nın hepimizin içimizde olduğunu söylerdi, bu durumda hepimiz birer tapınağız. Peki eğer bu doğruysa Tanrı ne zaman mutlu olur? Tapınağı temizlediğiniz zaman! Her insanın, zihin, duygu ve ruh bölümleri vardır. Bunlar temizlendiği zaman, fiziksel, zihinsel ve duygusal olarak dönüşüm yaşarız. Sonuç olarak, hayatta istediğimiz neyse onu başarmak için çalışırız. Bu yöntemi kullanan herkese daha derin dönüşüm olanaklarını sağlayan "kadim bilim ilkeleri"ni bana öğretmiş olduğu için ustama minnettarım."

Dr.Naram konuşurken, artık kendisi için gerekli olmayan kutu dolusu ilaç şişesini gösteren babamın yüzündeki gülümsemeyi düşündüm. Dr.Naram'ın, onun vücudunda birikmiş olan toksinleri atıp *'Dosha'ların* dengelenmesine yardımcı olduğu için minnettar olmuştum. O zamanlar 'dosha'nın ne olduğunu bile bilmiyordum. Kendim için ve başkalarına yardımcı olmak için acaba daha başka hangi kadim ilkeleri öğrenebilirdim? Onbir yaşındaki Rabbat'ın, komadan çıkmasını, uyandığı zaman "Anne" deyişini ve annesinin gözündeki yaşları düşündüm. Yoğun Bakım Ünitesi'ndeki hemşirenin aynı yerde kız kardeşi için de aynı yöntemin kullanılmasını talep etmesini, onun da iyileşmesi ile hemşirenin sevincini hatırladım. Sonra, California'dan Haham Stephen Robbins'i düşündüm. Ölümün eşiğinden tekerlekli sandalyeye geçmişti, şimdi ise zamanını spor salonunda geçiriyor, kendini on yaş daha genç hissediyor ve daha genç görünüyordu. 'Donuk omuz' rahatsızlığı çeken adamın kolundaki fonksiyonların düzelmesi aklıma geldi. Dr.Giovanni ve arıcı ahbabı, kovandaki arıları bile iyileştirmişlerdi. Menopozdan sonra bebek sahibi olan kadını ve "Dr.Naram, hayatımı kurtardı!" diyen birçok insanı hatırladım. Dr.Naram'ın bitkileri kadim yöntemlere göre hazırladığı fabrikadaki insanları düşündüm, hepsi de ne kadar özenle, dikkatle ve sevgiyle çalışıyorlardı, sonra da gözümün önüne onlardan yararlanmış olan itfaiyeciler geldi.

Dr.Naram konuşmasını sürdürüyordu; "Bu, şifacının *seva'sı* veya hizmeti olarak biliniyor. Ustam bana bunun hasta için değil, şifacı için bir hizmet olduğunu öğretti. Çünkü şifacıların, insanlara yardımcı olabilmek için öncelikli olarak iki engelden kurtulmaları gerekir. Bu engeller nelerdir? Ego ve korku! Tasavvur bile edilemez bir tehlikenin ortasında, 11 Eylül ve sonrasında bu cesur itfaiyeciler, polis memurları ve acil yardım ekipleri egoyu ve korkuyu geride bırakmışlardı. Onlar gerçek 'Seva'nın veya hizmetin en büyük örnekleri oldular. Ustam bana, Tanrı'nın hepimizin içinde olduğunu öğretti. Dolayısıyla hepinizin içindeki ilahi kahramana her şekilde hizmet etmek benim için onurdur!"

Seyirciler ayağa fırladılar ve müthiş bir alkış koptu. Dr.Naram sahneden indikten sonra çevresini bir kalabalık sardı. Onu izlerken, bulunduğu konum, kendini adadığı konu ve bu kadar çok kişiye sağlamış olduğu sağlık ve huzur için, kalbim müthiş bir takdir duygusuyla dolmuştu.

Dr.Naram'ı izlemekten, 'kendi içime doğru bir bakış'a geçiş yaptım. Eskiden tam bir kuşkucuydum. Oysa bu duygu artık tamamen geçmiş gibiydi. Bunun ötesinde bir amaç duygusu edinmiştim ve hayatımda daha önce hiç olmadığı kadar büyük bir iç huzuru içindeydim. Bu, planlamış olduğum bir yolculuk değildi, ama hayat beni bu yola itmişti ve bunun mutlaka bir sebebi vardı. Tabii ki, arada hala anlamlandıramamış olduğum kısımlar da vardı, ama bunları otomatikman görmezden gelmek yerine, zihnim inanılmaz bir merak içine girmişti. Bunları kendim için denemek ve nasıl çalıştıklarını görmek istedim.

O akşam geç vakit yeniden birlikte olma imkanımız olduğunda sonunda çok önemli sorumu sorabilecektim.

Yakıcı Soru

Kalabalık azaldığında, Dr.Naram'ı almaya gelecek arabayı beklerken beraber kısa bir an oluşmuştu. Yine ustasından söz etti. Çok sevdiği Baba Ramdas'ın, kadim şifa

"Mutluluk ve başarı için en büyük sır, minnettir. Sana bir şey öğretmiş olan herkese minnet duy!"

-Dr.Naram

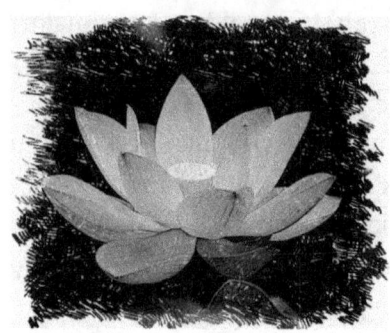

Ustası Dr.Naram'a, bir Lotus Çiçeği gibi olması gerektiğini söylemişti.

sırlarının dünyanın her yerinde insanları derinden şifalandırdığını görmekten nasıl gurur duyacağını anlattı. "Mutluluk ve başarının en büyük sırrı nedir, biliyor musun Clint? Minnet duymaktır! Sana bir şeyler öğretmiş olan herkese şükran duy!"

Dr.Naram, "Ustam bedenini terketmeden önce hayatımın işini ve misyonumu keşfetmeme yardım etti. Bu misyonun ülkenin, dinin, politikanın, sosyal sınıfın, mezhebin ve ırkın ötesinde olduğunu öğretti. Sadece *bütün insanlık* içindi. Kadim şifanın Lotus çiçeği gibi olduğunu söyledi. Lotus çiçeğini bilir misin?

Dr.Naram'ın kızkardeşi Varsha bir keresinde Dr.Naram'ın ilk adı Pankaj'ın "Lotus" anlamına geldiğini söylemişti.

Ustam derdi ki, 'Nasıl muhteşem beyaz Lotus çiçeği, çamurlu suyun içinde parlaklığını ve kokusunu bizimle paylaşırsa, bu kadim şifa sırları da derin şifa güzelliğini bütün insanlıkla paylaşır. Bu bir din, tarikat veya benzeri hiç birşey gibi değildir. Bu bir düşünce okuludur. Herkes kendisine ve başkalarına daha derin şifa sağlamak için yararlanabilir'. Ustam, aynı zamanda misyonumu keşfetmeme de yardımcı oldu. Misyonum; bu şifa sırlarının yararlarını korumak, muhafaza etmek ve dünyadaki her eve, her kalbe ulaştırmaktı."

Dr.Naram'ın minnettarlık haliyle son derece etkilenmiş olarak onu dinledim. Artık daha fazla bekleyemedim ve "Dr.Naram, size önemli bir soru sorabilir miyim?" dedim.

> *"Bu Kadim Şifa misyonu, ülkelerin, dinlerin, politikaların, sınıfların, mezheplerin ve ırkların ötesindedir. O, bütün insanlık içindir. Bu, herkesin, kendilerini ve başkalarını en derin şekilde şifalandırmayı öğrenerek yararlanacakları bir düşünce okuludur".*
>
> -Dr.Naram

Başını salladı.

"Bu kadim şifa tekniğini, daha çok kişinin bilmesinin bir seçim olduğu kanısını edindim. Sizin bildikleriniz ve yaptıklarınızla bu dünyada birçok kişiye yardım edilebilir. Bunu yapmayı seçmeyebilirler, ama en azından bunun bir seçim olduğunu bilmeleri lazım. Sonunda önemli sorum ağzımdan çıktı: "Size nasıl yardımcı olabilirim?"

Ciddi hava değişti, Dr.Naram gülümsedi ve soruma cevap olarak sessiz, ama duyulabilecek bir kahkaha attı. Çok şaşırmıştım ve bu yüz ifademden de belli olmuş olmalıydı. "Teşekkür ederim Clint!" dedi, "Yardım istiyorum ve ihtiyacım da var, ancak senden değil."

Şoke olmuştum. Onu doğru duyup duymamış olduğumu anlamaya çalıştığım için herhalde alnım kırışmıştı. "Seni artık tanıyorum, zihnin fazlasıyla kalabalık" diyerek yine güldü.

"Ama anlamıyorum?"

Dr.Naram bana sevgiyle baktı ve "Siddha-Veda'nın derin şifa için altı anahtarını artık biliyorsun. Umarım onları, kendi hayatın ve başkaları için kullanırsın. Ancak şu anda Clint, ustamın bana öğretmiş olduğu en temel sırları seninle paylaşmışsam da onları tam olarak anlayamazsın. Onları zekanla çözmeye çalışabilirsin, ama kalbinle anlayamazsın veya varlığına entegre edemezsin. Dediğim gibi zihnin o kadar kalabalık ki."

"O halde, ne yapabilirim?"

"Seninle çok şey paylaşmak istiyorum, hatta daha derin sırları da, ama hazır olduğun zaman." Bir an durdu, sonra devam etti. "Ancak gerçekten bana yardım etmeden önce, kendin için yapman gereken bir şey var."

"Öğrenmek istiyorum. Herşeyi yaparım. Ne yapmamı istiyorsunuz?"

Dr.Naram gülümsedi ve "(Bugün git), Yarın gel!" dedi.

Günlük Notlarınız

Bu kitabı okudukça sizin sağlığınızla ilgili yararları derinleştirmek ve çoğaltmak için birkaç dakikanızı verin ve aşağıdaki soruları cevaplandırın:

Hayatınızda en çok ne için şükrediyor veya minnet duyuyorsunuz?

_____

_____

_____

Hayatınızda, bugün görüşüp minnettarlığınızı ifade edeceğiniz kiminle tanışmaya yöneltildiniz?

_____

_____

_____

Kitabın bu bölümünü okurken, başka nasıl anlayış, soru ya da farkındalık hissettiniz?

_____

_____

_____

İTHAF

Bu kitabı, ablam Denise'in özel anısına ithaf ediyorum.
Seni hep seviyorum.

Sen hayattayken yardımcı olabileceğim bilgi ve araçlara sahip değildim… Ama bu kitabı, birçok kişiyi, derin şifa yolu ve umudu bulmaya yönlendirmesi umuduyla senin adına ithaf ediyorum.

Ve efsanevi Usta Şifacı Dr.Naram'a çok özel bir ithaf.

Hayat gücünü, bu kadim şifa sırlarını dünyadaki her ev ve her kalbin yararına, ustalık kazanmaya ve paylaşmaya adamış olduğun için teşekkür ediyorum.

Sevgili Okuyucu,

Bu kitabı, "Kitap 1"i okuduğunuz için Dr.Naram'la hayatımı değiştiren yolculuğun ilk yılı sırasında bana katıldığınız için teşekkürler.

Sonraki sayfalara bir "Son Söz" (O zamandan beri ne oldu ve sizinle olan bağlantısı), bir "Yazarın Notu" (sizin için çok değerli bir hediye hakkında bilgi) ve yeni kelimeler, bazı bonus kadim sır reçeteleri ve diğer yararlı bilgiler içeren bir "Ek" koydum.

Ancak önce, hoşunuza gideceğini düşündüğüm kısa bir Son Söz bölümünü sizlerle paylaşmak istedim.

SON SÖZ

İlahi Rehberlik, Kendini İyileştirme Sırları ve Rüyalarınızı Gerçeğe Dönüştürme İlkeleri

Adınızı kuma yazmayın, dalgalar siler.
Adınızı gökyüzüne yazmayın, rüzgar sürükleyip götürür.
Adınızı, kalbine dokunduğunuz kişilerin kalbine yazın, orada hep kalır.

Anonim

Dhaka, Bangladeş (Üç yıl sonra)

Uçak indi. Dr.Giovanni ile birlikte tam olarak ne beklediğimizi bilmeden, hava alanına girdik. İlk karşılaştığımızdan itibaren dört yıl boyunca çoğunlukla birlikte seyahat etmiştik, ama ikimiz de daha önce Bangladeş'e hiç gitmemiştik. Ürkekliğimiz kısa sürede kayboldu, görevli memurlar ve sınır polisi son derece arkadaşça, yardımcı ve komiklerdi. Sonradan öğrendim ki, Bangladesh, 1947'de Pakistan'ın bir bölümü olarak Hindistan'dan ayrılmış, 1971'de bağımsız bir ülke olmuştu ve o zamandan beri ülkede iki tane kadın başbakan görev yapmıştı. Oradayken, Müslüman bir ülkenin nasıl bir yer olacağına dair önyargılarımla yüzleşmem gerekmişti. Amerikan medyası bazı İslam ülkelerinde kadınların araba kullanmalarına izin verilmediğini vurgularken bu Müslüman ülkede iki tane kadın başbakan görev yapmıştı. A.B.D.'nde ise bir kere bile bir kadın başkanımız olmamıştı.

Bavullarımızı odaya bıraktıktan sonra lobide Kalim Hussain ile buluştuk. Bizi, "Selamün Aleyküm" diyerek Bangladeş'teki geleneksel selamlama ile karşıladı. "Kızım sizinle görüşmeyi sabırsızlıkla bekliyor."

Hava alanının dışına çıktık ve çeşitli insanlar gördük, aralarında çok güzel genç bir hanım da vardı. Biraz daha yaklaşınca gözlerini ve gülüşünü tanıdım. "Selamün Aleyküm Dr.Clint, Dr.Giovanni" dedi.

Rabbat artık 14 yaşındaydı. *Bu kişi kim olabilir, bu kadar güzel, akıllı, son derece canlı?* Mumbai hastanesindeyken komadan çıkmış olan küçük kızdı! Üç yıl içinde onu gördüğümüz zamandan beri çok değişmişti, ama sesi aynıydı. Nazik ve ritmik tonlaması kulaklarımı ve ruhumu sakinleştirmişti.

Konuşmakta zorlanarak; "Aleyküm selam" dedim.

Gözlerimi ondan alamıyordum. İngilizcesi, ilk karşılaştığımız zamandan beri daha da gelişmiş, üstüne inanılmaz bir nezaket ve güven eklenmişti. Fotoğraf çekmek için daha fazla bekleyemedim. Dr.Giovanni'nin yanında durunca onun boyuna gelmiş olduğunu farkettim.

Bir yıl önce Facebook'ta arkadaş önerisi almıştım, ama önce kim olduğunu tanıyamamış, sonra Rabbat olduğunu anlayınca çok sevinmiştim. Onun şaşırtıcı şekilde iyileşmesi eski duyguları yeniden yaşattı. *Dünya ne kadar ilginç* diye düşündüm. Hepimiz içeriden ne kadar bağlantıdayız. Arabaya gelince merak ettiğim bir soruyu sordum; "Neden Facebook'ta adın Sawn Bella?"

"Twilight/Seher kitabını biliyor musunuz?"

"Evet."

"Oradaki baş karakterin adı."

"Kitabı okudun mu?"diye sordum.

"Hayır, sadece isim hoşuma gitti."

İkimiz de güldük.

"Şimdi nasılsın?"

"At gibi güçlüyüm."

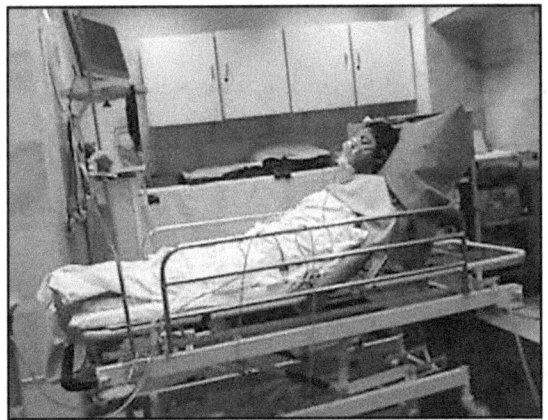

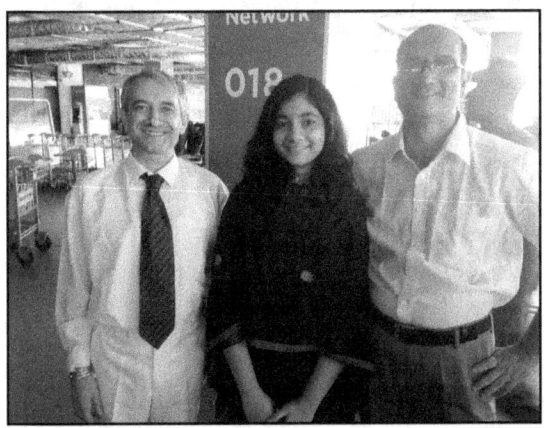

Üstte: Mumbai'deki hastanede Rabbat'ı ilk gördüğümüz zaman.
Ortada: Rabbat, Dr.Giovanni ve babasıyla Dhaka hava alanında.

Evlerine ulaştığımızda bizi Rabbat'ın annesi Reshma, erkek kardeşi ve bazı akrabaları karşıladı. Reshma bizi gördüğüne çok sevinmişti.

"Bangladeş'te bir geleneğimiz vardır, konuklarımıza şeker ikram ederiz" dedi. Elinde, o zamana kadar hiç görmemiş olduğum çeşitte şekerlerle dolu bir tabak vardı.

"Bizim de sana bir hediyemiz var" dedi Dr.Giovanni.

"Hayır, hediye sizsiniz, geldiniz ya. Çok mutlu olduk."

Dr.Giovanni ona ve ailesine Dr.Naram'dan çeşitli bilezikler ve kolyeler getirmişti.

Bize pilav ve sebze ağırlıklı nefis bir yemek, sonra yine şeker ikram ettiler. Bazen birbirimizi anlamak için zorlansak da konuştuk ve bol bol güldük.

Yemekten sonra Rabbat ve iki küçük erkek kardeşinden bir olan Daanish ile ikisinin okulunu görmeye gittik. Daanish'in de aynı koyu renk saçları, parlak gözleri ve herşeye merakı vardı. Çok akıllı, arkadaş canlısı ve uysal bir çocuktu. Hayat onu heveslendiriyordu.

Dördümüz, bizi okula götüren dar yolda, sokak satıcılarının ve dükkanların önünden geçtik. Sokaklarda inekler ve tavuklar dolaşıyordu, onlara yem attık. Rabbat ve Daanish arabalı bir satıcının arabasından hepimiz için birer hindistan cevizi aldılar. Satıcı sivri bir bıçakla açtı, doğrudan kabuğun içinden suyunu içtik. Daanish içindeki beyaz bölümünü nasıl yiyeceğimizi gösterdi.

Bizi birkaç tane küçük kız takip ediyordu. Aç olabileceklerini düşündüm, onlara hindistan cevizimden ikram ettim. Hızla geri dönüp kaçtılar ve köşede kayboldular. Birkaç dakika sonra ise bize bakıp kıkırdadıklarını gördük. Birden sokaktaki herkesin bize baktığını farkettim.

Daanish; "Sizin gibi yabancılara pek rastlamadıkları için merak ediyorlar" dedi.

"Bizim yabancı olduğumuzu nereden biliyorlar?" diye sordum.

"Sen çok uzunsun ve rengin çok soluk. Senin gibi insanlara ne deriz biliyor musun?

"Ne?"

"Ölü!", "Çünkü derinin rengi çok soluk, ölü gibisin. Vampire benziyorsun!"

Bu sözler üzerine hepimiz güldük.

Okula ulaştığımızda, arkamızda bizi izleyen büyük bir çocuk grubu oluşmuştu. Onlarla diyalog kurmak istediğim için Daanish aracılığı ile bize bir şarkı söylemelerini istedim. Bangladeş'in Milli Marşı'nı söylemeye başladılar. Çevremize daha çok çocuk toplanınca büyükler de katılmaya başladılar, çünkü neler olduğunu anlamaya çalışıyorlardı. Dr.Giovanni birden herkesin önüne geçip İtalya'nın Milli Marşı'nı söylemeye başladı. Herkes bayılmıştı!

Evi arayıp, anneme babama Bangladeş'te olduğumu ve Rabbat'taki olağanüstü gelişmeyi anlatmak için sabırsızlanıyor, ayrıca babamın, benim seyahatlerimin eğlenceli ayrıntılarını dinlemeyi çok sevdiğini de biliyordum.

Rabbat bize okulu gösterdiğinde, İngilizce eğitim veren bir okul olduğunu söyledi. En sevdiği ders de matematikti. Bize bir örnek verdi; "Komada olduğum zaman, hastanenin başhekimi, beni hayatta tutan makinelere olan bağlantımın çıkarılmasını söylemiş. Ona göre yaşama şansım yüzde onmuş. Oysa Dr.Naram bu yüzde onluk oranı alıp onun karesi yaptı.

"Nasıl yani?" diye sordu Dr.Giovanni.

"Karesi yaptı. On kere on, yüz eder. Dr.Naram, bana yüzde yüz yaşama şansı verdi."

Hepimiz güldük.

"Peki şimdi kendini nasıl hissediyorsun?" diye sordum.

"Yüzde yüz iyi!" dedi.

Sonra Rabbat birden ciddileşti. "Annem bana herşeyden vazgeçmiş olduğunu anlattı. Beni tedavi için Hindistan'a götürdüğü zaman bütün paramızı harcamış. Babamdan, diğer çocuklarından, ailemizden, evden, herşeyden. Çok şey kaybetmiş, ama en önemli şeyi kazanmış olduğunu söyledi; benim hayatımı!"

Rabbat ve Daanish bizi, yakında yaşayan akrabalarının evine götürdüler. Herkes şeker ikram edince Dr.Giovanni ile nazik bir şekilde en küçüklerinden seçerek yedik. Rabbat'ın küçük kuzenlerinden biri hastalanmıştı ve kusuyordu. Dr.Giovanni onlara bazı ev ve bitki reçetelerinden verdi.

Rabbat'ın evine geri döndüğümüzde bu kitabın ilk bölümünü Reshma, Rabbat ve aileye okudum. Dikkatle dinlediler, ayrıntıları yeniden yaşayarak bazı anları paylaştılar.

"Demek hikayemizi paylaşacaksın?"

"Evet, çünkü birçok kişiye umut verecektir. Eğer kalbini dinlersen ve Allah'tan gelen iç sese kulak verirsen, böyle derin şifa mümkün olabilir. Sizin hikayeniz benim hayatımı değiştirdi, başkalarına da çok yardımcı olacağını düşünüyorum".

Reshma, "Umutsuzluk içindeydik, ama bir çözüm bir umut vardı. Lütfen hikayemizi anlatın ki daha çok kişi bilsin. Bu bir mucize. Rabbat şimdi bizimle!"

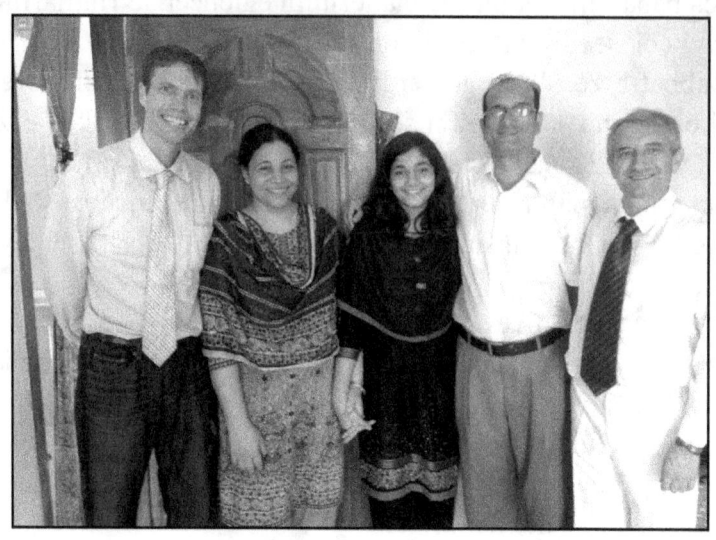

Ben, Reshma, Rabbat, babası ve Dr.Giovanni.

Dr.Giovanni'nin telefonu çaldı. Bu, önce Rabbat sonra da Reshma ile konuşmak isteyen Dr.Naram'dı. Reshma onunla konuşurken yine gözyaşlarına boğulmuştu. Onu ilk gördüğüm zamanı hatırladım. O zamanki gözyaşlarıyla, şimdi yanaklarından akan gözyaşları çok farklıydı. Sonra telefonu bana verdi.

Dr.Naram yavaşça; "Şimdi artık, geceleri ne kadar rahat uyuduğumu biliyorsun. Bazı vakalar gördün. İşimin son otuz altı yılında bunun gibi kaç tane oldu, bir de usta silsilemin binlerce yıllık sürecinde olanları düşün! Biliyorum, bu benden kaynaklanmıyor, ama bir parçası olabildiğim için minnettarım. Hergün bana bu sırları öğretmiş olduğu, sayesinde ben de başkalarına yardımcı olabildiğim için ustama sonsuz minnet duyuyorum, teşekkür ediyorum.

Dr.Naram'ı tanıdığımdan beri tanık olmuş ve deneyimlemiş olduğum vakaları hatırlayınca "İnsanlara çok derinden yardımcı oluyorsunuz" dedim. Sayesinde; insan kalbi, umut, şifa ve iyileşme hakkında çok şey öğrenmiştim. "Dilerim, daha çok kişi size ulaşır Dr.Naram!" dedim.

"Unutma, Rabbat'ın iyileşmesine yardımcı olan ben değildim, Dr.Giovanni'ydi. Kadim şifanın ilkeleri ve yöntemleri orada olunca, benim bulunmama bile gerek olmadı. Ve bu dönüşümü sağlayan da Reshma oldu. Bu kadim şifa sırlarından yararlanarak hayatlarını iyiye dönüştürmek için, içinde gerçekleşmesini istediği çok büyük bir arzu ve inanç olan herkes, bunları öğrenebilir. Sanırım buna "Kendini İyileştirme Sırları" diyebiliriz."

"Sana veda etmeden şunu da belirteyim, sağlığa kavuşmak ve hayatını geri almak tabii ki önemli bir şey, şimdi en önemli soru Rabbat için, Clint senin için, benim için ve herkes için "Hayattayken hayatımızla ne yapabiliriz?" sorusudur. Senin için en çok istediğim şey ne istediğini keşfetmen ve rüyalarını gerçekleştirmendir! Bu kadim bilimin ilkelerini gerçekten anlarsan Clint, bu herşeyi değiştirecektir!"

Dr.Naram'la ilk karşılaştığım zamandan beri on yıl geçti. Onun bu söylediklerinin ne kadar doğru olduğunu, tam olarak ancak şimdi anlayabiliyorum.

GÜNLÜK NOTLARINIZ

Bu kitabı okudukça sizin sağlığınızla ilgili yararları derinleştirmek ve çoğaltmak için birkaç dakikanızı verin ve aşağıdaki soruları cevaplandırın:

Kitabın bu bölümünü okurken, edindiğiniz en değerli önsezi, soru ya da farkındalık ne oldu?

_____

_____

_____

_____

Bu andan itibaren hayatınızda yapmak istediğiniz farklı bir şey hissediyor musunuz?

_____

_____

_____

SON SÖZ

Sevginin Mistik Mucizeleri

"Öğretmen, Öğrenci Hazır Olduğu Zaman Belirir, Öğrenci Gerçekten Hazır Olduğu Zaman da, Öğretmen Kaybolur."

-Lao Tzu

Şimdi okuduğunuz bu kitap, Dr.Naram ile geçirdiğim ilk yılın hikayesidir. Onunla yolculuğum on yıl sürdü, şimdi siz de onun bir parçasısınız.

Bu kitaba, "Bu kelimeleri tesadüfen okumuyorsunuz... İnanıyorum ki, bu kitaba zamanla, belirli bir nedenle yöneltildiniz" diye başlamıştım.

Sebebinizi öğrenebildiniz mi? Bu kitabı okumak sizde ne yarattı? Yolculuğunuz sizi nereye yönelteсекse, sizi desteklemeyi çok isterim. Bu bölümden sonraki "Yazarın Notu" kısmında, sizin için bir araya getirmiş olduğum çok değerli kaynakları paylaşacağım. Ancak daha önce, bu kitap basılmadan az önce, kalbimden kalbinize, yaşamış olduğum bir deneyimi paylaşmak istiyorum. Hayatımızın her gününün ne kadar değerli olduğu hakkında ciltlerce kitap dolduracak bir deneyim.

19 Şubat, 2020'de, Dr.Naram hiç beklenmedik bir şekilde aramızdan ayrılmış olduğu için derhal Mumbai'ye dönmem gerektiğine dair bir haber aldım. Önce inanamadım. Doktorlar

öldüğünü söylemişlerdi, ama ben onun bir şekilde bunu atlatacağını düşünüyordum.

Dr.Naram, yalnız başına hem Nepal'e, hem Dubai'ye gitmişti. Genellikle her seyahatinde yanında olurdum, ancak bu kez Delhi'deki bir konferansa katılmam için Hindistan'da kalmamı söylemişti. Seyahati sırasında hergün, keşfettiği bazı yeni konuları paylaşmak için telefonla arıyor ve mesajlar atıyordu. Örneğin; dünyanın yaşayacağı yirmi yedi tane ana problem gördüğünü söyledi. Buna virüs pandemisi de dahildi ve kadim şifa sırlarının hepsi için yardımcı olacağını belirtmişti. Yaklaşmakta olan sorunları konuştukça, neyle karşılaşırsak karşılaşalım Dr.Naram ve bu kadim sırlar bize yardımcı olurlardı.

Dr.Naram'ın Dubai'de görmüş olduğu son hastalarından biri bana; " O kadar enerji doluydu ki. Kalplerimize dokundu, bizlere umut verdi ve hepimizi güldürdü. Onu son görüşümüz olacağı hiç aklımıza gelmemişti!" dedi.

Dr.Naram Hindistan'a dönmek üzere uçağa binerken evi aramış, oğlu Krushna, eşi Smita ve evindeki bazı ziyaretçilerle görüşmüştü. *Ruh için Tavuk Suyuna Çorba* dizisinin yazarlarından biri olan

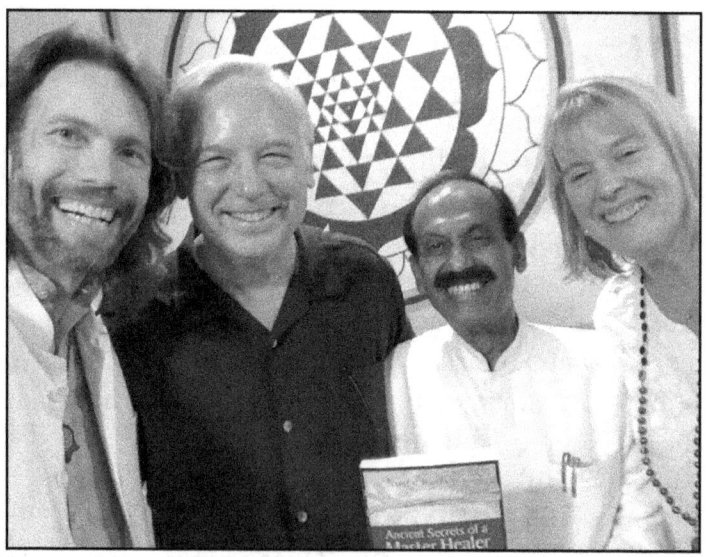

Dr.Clint G.Rogers, Dr.Naram, Jack ve Inga Canfield ile birlikte. Fotoğraf Dr.Naram Nepal'e gitmeden bir gün önce çekilmişti.

Jack Canfield ve eşi Inga, benim babam gibi, Panchakarma sağlık merkezinde 1 ay kalmak üzere gelmişler, Dr.Naram hepsiyle neşe içinde, büyük bir keyifle konuşmuştu.

Uçağı Mumbai'ye indiği zaman Dr.Naram, sağlıkla geldiğini Vinay'a bildirip, kendisini arabayla havaalanından aldırmasını istemişti. Hava alanı görevlilerinin ifadesine göre, uçaktan inip gümrükten geçtikten sonra Dr.Naram birdenbire yere yığılmış, derhal ambulansla hastaneye götürülmüş, ancak vardığında ölmüştü. Otopsi yapmadan ölüm sebebinin kalp yetmezliği olduğu belirtilmiş ve bedeni 12 saatten kısa bir sürede yakılmıştı. Hindistan'da ölüyü hemen gömmek adettir, çünkü ruhun bir an önce özgürlüğüne kavuşması gerektiğine inanılır.

Adeta aklım durmuştu. Daha birkaç ay önce birlikte Berlin'deydik. Bir Alman doktor, kalbi için ona çeşitli testler yapmış, onun yaşındaki bir kişi için normal çalıştığını söylemişti. Bu nedenle bu habere inanmakta zorlanıyordum.

Hala Delhi'de olduğum için, derhal Mumbai'ye döndüm. Vücudum felce uğramış gibiydi. Havaalanından bir taksiye atlayıp krematoryuma gittim. Trafik yoğunluğu içinde yol alırken aklımdan acı veren düşüceler geçiyordu. "Bu doğru olamaz. O kadar yenilmez görünüyordu ki! Benim rehberim, öğretmenim, dostum! Ona çok ihtiyacımız vardı. Bindiğim taksi yolun kenarına yanaştığında, Dr.Naram'ın ailesi yakma töreni için yeni gelmişti.

Cansız bedenine doğru kalabalığın içinden yürürken, herkesle göz göze geldim ve anılar sel gibi akmaya başladı. Hepsinin hikayelerini, Dr.Naram'ın hepsini nasıl derinden sevdiğini ve onlara nasıl yardım ettiğini biliyordum. Gözyaşlarımı tutamadım. Onun artık hayatta olmadığı gerçeği daha acı vermeye başlamıştı. Onu bilenler ve artık onunla karşılaşamayacak olanlar için, büyük kaybın ağır yükünü hissettim.

Dr.Naram'ın son yıllarında onun gölgesi gibi olmuştum. Şimdi kardeşleri, öğrencileri ve en yakın dostları beni kucaklıyorlardı. Çoğu, Dr.Naram'ın hayatının sırlarını ve hikayelerini toplamış olduğum için bana ne kadar minnettar olduklarını söylüyorlardı.

Zaten bu duygular içindeyken, Dr.Naram'ın oğlunun yanına

giderken ne durumda olduğumu bir düşünün. İlk karşılaştığımızda Krushna on yaşındaydı. Şimdi yirmi yaşına gelmiş ve yıllar içinde benim dostum olmuştu. Daha bir ay önce Krushna'yı 300.000 kişilik bir seyirci karşısında konuşup herkesin kalbine dokunurken izlemiştim. A.B.D., Nepal ve Avrupa'ya birlikte gitmiş, birlikte birçok şey deneyimlemiştik, ama başımıza böyle bir şey geleceği aklımıza bile gelmemişti. Onu teselli etmek için elimi omuzuna koyduğumda yanaklarımdan gözyaşları akıyordu.

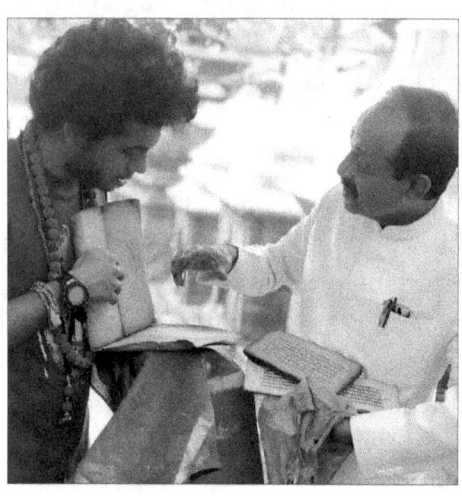

Dr.Naram, oğlu Krushna'ya kadim Siddha Veda reçetelerinin işe yaramasındaki gizli ilkeleri öğretirken.

Oysa Krushna beni teselli etti. Bana ve çevredekilere sakin bir sesle "Biliyorsunuz, o bedeni değildi. Beden bir gömlek gibidir, şimdi başka bir gömlek giymek üzere gitti. Ölümü için yas tutmak değil, hayatını kutlamak lazım!"

Şaşırmıştım. Krushna bu kadar zor bir durumda bile ne kadar itidalli ve sevgi doluydu? Kişiden kişiye yürürken, ellerini tutuyor, elini bazılarının kalbine, bazılarının omuzuna koyuyor, dokunduğu herkesi rahatlatıyordu.

Buna tanık olurken, Dr.Naram'ın sesi kafamda yankılanıyor, onun acı tatlı sözlerini hatırlıyordum. Birlikte geçirdiğimiz yıllarda onlarca kere, ben bir şey öğrendiğim zaman ne zaman heyecanlansa neşeyle; "Bunu en sonunda öğrendiğine çok sevindim. Artık bunu gelecekte Krushna ve başkalarıyla paylaşırsın!" derdi. Şimdi Krushna'yı izlerken, ondan öğreneceğim çok şey olduğunu hissettim.

Son on yıl boyunca Dr.Naram'ın bütün dünyada şifa çalışmalarını ve misyonunu belgelerken çok sayıda fotoğraf ve video çekmiştim. Birden alışkanlıkla "Krematoryumdaki anları da çekeyim" diye düşündüm, ancak dayanamadım. Tahtaların üzerine yatırılmış, çiçek çelenkleri içindeki bedeni büyük bir huzur içinde yatarken gerçek dışı gibi gelmişti. Telefonumu cebime koydum ve sadece o anda olmayı tercih ettim. İnanılmaz bir duyguyla, yattığı yerden kalkıp bize ilham verecek bir hikaye anlatmasını, güldürmesini herşeyin yoluna gireceğini söylemesini istiyordum. Oysa o gözleri kapalı hareketsiz bir şekilde yatıyordu.

Bazı ritüellerden sonra Dr.Naram'ın ailesi çevresini sardı, ağabeyi Vidyutt aile bireylerinin cenazeyi taşıyacağına dair beni de yöneltti. Cenazeyi, ortadaki tahta yığının etrafında birkaç kere dolandırdık ve ortadaki yerine yerleştirdik.

Biraz sonra Krushna, önünde durup, elindeki meşaleyle odunları ateşe verdi. Alevler yükselirken, yıllarca onun ne kadar hayat dolu ve enerjik olduğunu hatırladım. Bazen klinikte, sabaha karşı üçe dörde kadar kalırdık ve onun enerjisi adeta güne yeni başlıyormuş gibi yüksek olurdu.

Krushna yanmakta olan bedenin önünde dururken aklıma sadece birkaç hafta önce onlarla birlikte olduğum çok değerli anlar geldi. Hindistan'da olduğum bir dönem, klinikte geçirmiş olduğumuz uzun bir günün sonunda vakit yine gece yarısını geçmişti. Hepimiz yatmaya gideceğimizi düşünürken Dr.Naram, Krushna'yı, beni ve bazı öğrencilerini Mumbai sokaklarına götürdü. Arabanın bagajını battaniyelerle doldurmuştu. Ve sonraki iki üç saati sokaklarda uyuyan evsiz kadın, erkek ve çocukların üzerine battaniye örterek geçirdik.

Bunu ilk defa yapmıyorduk, ama klinikte geçen uzun günden sonra Dr.Naram'ın bunu neden yaptığını merak etmiştim. "Clint, bizim klinikteki günümüz bitti, ama bu insanlar soğukta üşüyorlar, onlara yardım etmemiz lazım. Gençliğimde birgün bir kavganın sonunda babam beni evden kovmuştu. Sokaklarda geçireceğim ilk geceydi. Kendimi ne kadar üşümüş ve yalnız hissettiğimi unutamam. Gece uyurken bir yabancı üzerime battaniye örtmüştü. Uyandıktan sonra farkettim. Kim olduğunu hiç bilemedim, ama minnettar oldum ve gelecekte benim durumumda olanlara yardım etmeyi görev bildim."

Evinden kovulmuş, sokaklarda yatarken en ihtiyaç duyduğu zor bir zamanda sevgi ve şefkat görmüş olmak ona minnettarlık hissettirmişti. "Farkettirmeden, karşılık beklemeden böyle bir şey yaptığın zaman Tanrı, hiçbir paranın satın alamayacağı bir duygu bahşediyor" derdi.

Şimdi ise, ateşten bir battaniye Dr.Naram'ın cansız bedenini sararken, onunla birlikte olduğum yıllarda, sokak köşelerinde ve köprü altlarında uyumakta olan yüzlerce insanın, üzerlerine battaniye örtülürken bu iyiliksever yabancılara nasıl baktıklarını hatırladım. Dr.Naram'la ne zaman gitsem arabasında veya cebinde, ihtiyacı olan insanlara, hayvanlara, herkese verecek yiyeceği veya parası olurdu. "Ustam bana *Atithi Devo Bhava*'nın, konukların Tanrı'ya eşit olduklarını, bunun sadece bir kavram değil, hayat şekli olduğunu öğretti. Bunun, onun için gerçek olduğunu gördüm. Dr.Naram'ın, herzaman, arabasının camına vuran evsiz çocuklara verecek parası, yoluna çıkan aç köpeklere verecek bisküvisi olurdu. Onun için saatin geç olmasının veya o zamana kadar yorulmuş olmasının hiç önemi yoktu.

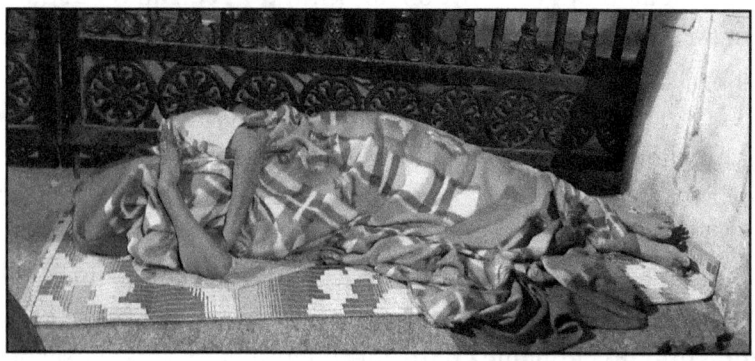

Evsiz biri, Krushna'nın üzerine örtmüş olduğu battaniyeye sarılmış uyuyor.

O gece battaniyeleri dağıttıkça Dr.Naram'ın gittikçe daha çok mutlu olduğunu gördüm. Birlikte Krushna'nın caddenin karşısına geçip evsiz kadın ve çocukların üzerlerini örtüşünü izlerken derin bir nefes aldı ve bana şöyle dedi:

"Krushna'nın bir insanın alçakgönüllü oldukça daha büyük bir adam olacağını öğrenmesini istiyorum. Dünyanın çeşitli yerlerinden insanlar bana büyük bir doktor olduğum için gelmiyorlar, bana geliyorlar, çünkü onları seviyorum, çünkü onları anlıyorum ve problemlerine çözüm buluyorum. Krushna'nın bunun sevgiyle yaptığını görünce çok gurur duyuyorum. Artık onun için endişelenmediğimi farkettim, çünkü ihtiyacı olan insanlara gerçekten severek hizmet etmekten daha büyük bir lütuf olmadığını artık o da biliyor.

Bir Ustanın Ölümü, Bir Hareketin Doğuşu

Dr.Naram aramızdan ayrıldıktan sonra ilk radyo röportajımda, sunucu dünyadaki pek çok kişinin kendilerine sordukları soruyu sordu: "Dr.Naram'ın ustası çok uzun yaşamış, oysa Dr.Naram öldüğünde henüz 65 yaşındaydı. Bu nasıl oluyor?"

"Bazı şeylerin sebebini bilemiyoruz..." Sanırım hepimiz Dr.Naram'ın uzun yıllar yaşayacağı düşüncesini benimsemişiz, oysa sonuç olarak kadim sırlarla da olsa hepimiz ölümlüyüz. Son nefesimizi ne zaman vereceğimizi bilemeyiz. Yoğun Bakım Ünitesi'ndeyken Rabbat ile yaşamış olduğum deneyimi düşündüm. Akciğerlerime girip çıkan her nefes bir armağandı. Nefes almak için durunca aklıma ablamın söylemiş olduğu güzel sözler geldi. "Ölüm hakkındaki gerçek şu ki, kimse ebediyen yaşamaz. Ve kişinin nasıl öldüğünden ziyade, nasıl yaşadığı ve ne kadar sevdiği önemlidir."

Geriye doğru düşünürken Dr.Naram'ın hastalarını, arkadaşlarını, ailesini, öğrencilerini ne kadar çok sevdiğini hatırladım. Bu kitapta henüz bahsedilmemiş olan Japonya'dan Sandhya, Hindistan'dan Mehta, Sahaj, Pranite, İtalya'dan Alvaro ve Videh, İngiltere'den Sarita, Sascha ve Rebecca, Avusturya'dan Jutta, Romanya'dan Radu, Bangladeş'ten Siddiqui, Norveç'ten Richard, Avustralya'dan Dipika, Almanya'dan Suyogi, Elinor, Dubravka, Jonas, Mira, Pooja, Moksha ve Shital ve birçoğu...

Eğitim vermiş olduğu, İtalya'daki doktor ve pratisyenler ve

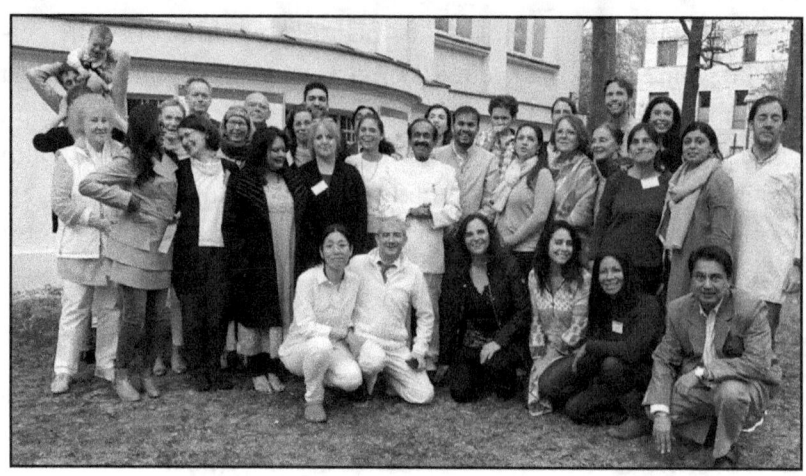

Dr.Naram, Berlin Ünversitesi'ndeki Kadim Şifa Gelenekleri'nin Sertifika Kursuna katılan öğrencileriyle.

Berlin Üniveristesi'nde Dr.Naram'ın sertifika kursuna katılmış olan dünyanın çeşitli ülkelerinden gelen insanlar vardı. Otuz altı yılı aşkın bir sürede birçok öğrenci yetiştirmişti, ben de onlardan biri olmanın onurunu taşıyordum.

Sonra Dr.Naram'ın eşi Smita'yı düşündüm. Yıllardır onunla birlikte Mumbai'deki Panchakarma Kliniği'ni yönetiyordu. Oğlu Krushna'yı düşündüm. Babasının dizlerinde oturacak yaşa geldiğinden beri nabız okumayı öğrenmişti ve onun insanlara yardım etme yeteneği son derece ilham vericiydi.

Şimdi okumakta olduğunuz bu kitabı ve bu kitap yoluyla kadim şifa bilimini öğrenecek olan başka insanları düşündüm. Bu "Usta"nın ölümünün, herşeyin sonu olmadığını, çünkü onun çoktan bir hareketin doğuşunu yoluna koymuş olduğunu gördüm.

Kalbimdeki bu huzur dolu his, sonraki cevabım için ilham verdi. Radyo sunucusuna arkadaşım Amrutha'nın göndermiş olduğu Lao Tzu'nun sözlerini aktardım:

"Öğretmen, Öğrenci Hazır Olduğu Zaman Belirir, Öğrenci Gerçekten Hazır Olduğu Zaman da Öğretmen Kaybolur."

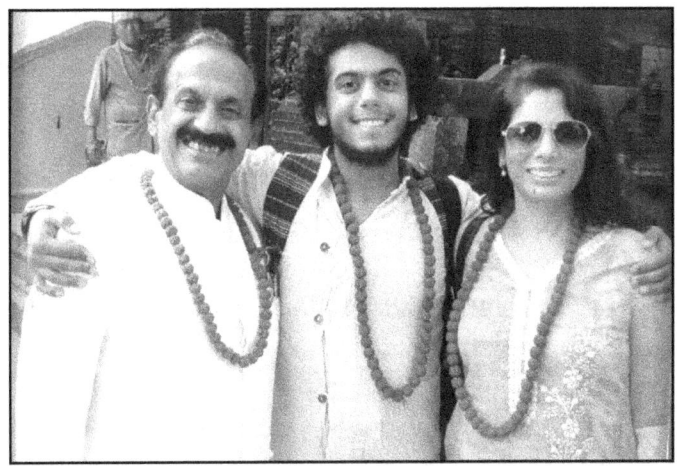

Dr.Naram, Krushna ve Smita, Nepal'de.

Sevginin Mistik Mucizelerinin Yansıması

Sadece kısa bir zaman önce "kaybolma" kelimesiyle ilgili olarak birşey farkettim; Öyle bir izlenim veriyor ki, eğer kişi bedenini terketmişse herşey bitmiş sayılıyor. Oysa, ya gerçek farklıysa? Ya, Dr.Naram aslında kaybolmadıysa ve her zamankinden daha fazla bizlerle ise?

Dr.Naram'ın ölümünden sonra birçok kişi, bir takım mistik olaylardan söz etti. Birçok spiritüel lider bana aynen şunları söylediler; "Tanrı Dr.Naram'ı bu kadar erken almışsa, ona çok ihtiyacı var demektir. Böyle bir şifa ustasının ruhu, bedenini bu şekilde terk etmişse bunun mutlak önemli bir sebebi vardır. Artık Dr.Naram, bedeninin içine hapis olmadığına göre şifa işlerini eskisinden çok daha büyük bir keyifle yürütecektir. "

Dr.Naram'ın ruh olarak varlığının tam olarak farkında olmasak da onun ölümünden beri çok mistik, adeta sihirli olayların yer aldığını gözlemledim. Birçok şeyin, yapılış tarzından onun eliyle yapılmış olduğu açıkça belli oluyordu Onun öbür boyuttan bile olsa, hala mucizeleri yönetirken gülümsediğini düşünebiliyor musunuz?

Buna örnek birçok kişiden geldi. Oğlu Krushna, eşi Smita ve

benim arkadaşım Mina (o sırada Hindistan'a gelmişti), Dr.Naram'ın inanılmaz görüntülerine tanık olmuşlardı. Genellikle bu rüyada yer almış, ama bazıları uyanıkken de görmüşlerdi. Onun her görüntüsü, o kişi için önemli bir şifa mesajı veya deneyim sağlamıştı.

Sizin de bu kitabı, onun hikayesini okumaya çekilmenizin bir sebebi olmalı. Bu koşullar ışığında, Dr.Naram kendini size de bağlı hissediyor olabilir, belki siz de onun varlığını hissediyorsunuz. Ben kişisel olarak, ölümünden beri onu görmek gibi bir deneyim yaşamadım, ancak sizinle paylaşmak istediğim açıklanması çok zor olan bir deneyim geçirdim.

Bir sabah, Dr.Naram için yapılmış olan bir dua faslından sonra, 5:30 sularında kendimi birden kaybolmuş ve çok yalnız hissederek uyandım. Zihnimi, kara bir bulut gibi bir depresyon sarmıştı. Dışarısı hala karanlıktı, ama ben uyuyamıyordum. Yataktan kalktım, ayakkabılarımı giyip yürüyüşe çıktım. Yirmi dakika kadar amaçsız bir şekilde yürümüştüm ki, birden birinin beni takip ettiğini hissettim. Önce huzursuz oldum, sonra bunun bir köpek olduğunu gördüm. Bacakları, başı ve kuyruğu kahverengiydi, ama sırtında, sanki paltosu varmış gibi siyah kürkü vardı. Göbeği ve burun bölgesi ise beyazdı. Durup ona baktığımda, o da durup bana baktı. Ben yürümeye devam edince, beni izledi. Şaşırmıştım, bu köpek neden beni takip ediyordu?

Yanımda yiyecek bir şey yoktu, ellerim boştu. Oldukça uzun bir yürüyüş olmuştu ve hangi yöne yürüsem beni izliyordu. Hem komik, hem şaşırtıcıydı.

Üzüntümün arasında şöyle düşündüm; Dr.Naram'ın yanına insan olsun, köpek olsun, kim gelse onlara verecek birşeyleri olurdu. Sesini adeta içimde duydum: Atithi Devo Bhava. (Beklenmeyen misafiri, Tanrı seni ziyarete gelmiş gibi düşün). Güneş doğmuş, dükkanlar açılmaya başlamıştı. Birine girip bu beklenmedik misafir için biraz bisküvi alırken sabırla oturup beni bekledi. Bisküvileri önüne koyduğum zaman kokladı, ama nedense ağzına bir lokma bile koymadan veya yalamadan bana baktı.

İyice kafam karışmıştı. Bisküvileri başka bir köpek, ya da şanslı başka bir hayvana bırakıp kalktı ve yine beni izlemeye başladı.

O andan itibaren içimdeki yoğun üzüntü yerini tatlı bir oyuna bırakmıştı. Birlikte yürürken Dr.Naram'ın bana öğretmiş olduğu birçok şeyi hatırladım. Ölümüyle bile hala birşeyler öğretmeye çalışıyordu. Bu öğretilerin değerini hissederek bu köpeğin mucize gibi ortaya çıkması üzerine telefonumu çıkarıp Facebook'a koymak, Dr.Naram'ın ölümü nedeniyle üzüntü çeken başkalarıyla paylaşmak için bir video kaydı yaptım.

Videoya gelen cevaplar inanılmaz oldu. Dünyanın dört bir köşesinden insanlar, şifalanma süreçlerinde onun ne kadar yardımcı olduğuna dair yorumlar yapmışlardı. Kısa bir süre sonra Krushna ile karşılaştığımda, köpeği görünce o da bazı anıları hatırladı. Anıların mesajları bizi oldukça heyecanlandırmıştı.

O akşam biraz zorlandım. "Havlarsa veya dışarıda bırakırsam acaba ulur mu?" diye ne yapacağımı bilemiyordum. Sonunda bu Tanrı misafirini, bana ziyarete gelmiş olan Tanrı gibi karşılayacaktım. Artık Tanrı'yı dışarıya koyup sokaklarda uyumasına izin veremezdim herhalde! Dikkatle içeri aldım, bakalım yeri pisletip mobilyaları tırmalayacak mıydı? Çok şükür ikisini de yapmadı. Hangi odaya gitsem beni izleyip yere oturdu ve bana baktı. Uyku

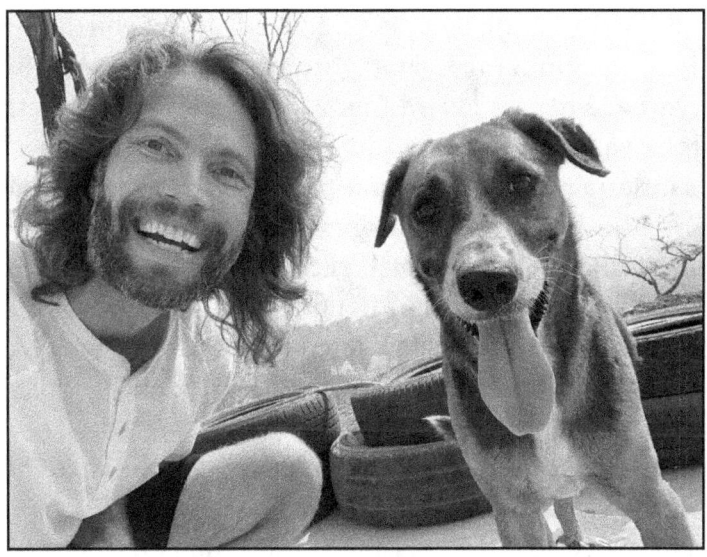

Birlikte yaptığımız yürüyüşlerden birinde mucize köpek Milo ile.

zamanı geldiğinde mırıldaması, yatağımın yanında yere yattığı zaman başını okşadığım zaman geçti.

Bu kutsal köpekle ilgili anlatabileceğim çok şey var. Ona artık Bhairava (Hint kültüründe Tanrı'nın köpek bedenindeki hali) veya Mucize Köpek Milo (okunuşu Maylo) diyorum, çünkü enerji seviyem düşük / my low iken, onun belirmesi ile sevgim / my love ortaya çıkmıştı. Onun büyülü bir şekilde ortaya çıkması bana derin bir şifa sağlamış, mevcudiyeti, aslında hiçbirimizin yalnız olmadığımızı göstermişti.

"Sonsuz Sevgi"nin hep çevremizde olduğuna dair çok işaret var, ama biz görmeyi bilmiyoruz.

Dr.Naram'ın öldüğünü duyduğum zaman "Yani herşey bitti mi? Şimdi ne olacak?" diye düşünmüştüm. Milo'nun bana getirdiği şifa, Dr.Naram'ın artık hayatta olmayışının herşeyin sonu olmadığını gösterdi. Sadece hikaye, bizim beklediğimiz veya istediğimiz şekilden daha farklı bir dönemece girdi. Dr.Naram ile paylaşmış olduğum geçmişten birçok hikaye daha var, ama gelecekte de daha birçok hikayeler olacağını bana Milo öğretti.

Son derece heyecanlı olduğum nokta şu ki, şimdi siz de devam eden bu hikayenin birer parçası oldunuz. Hikayenin geri kalan kısmında sizin hangi bölümde yer alacağınızı, birlikte neler deneyimleyeceğimizi merak ediyorum. Bunda hepimiz birlikte yer alıyoruz, Milo ile geçirdiğim zaman bana bunu öğretti. Ve hiçbirimiz yalnız değiliz.

Bu satırların arasında, geçirmiş olduğum son deneyimi da paylaşmak istedim. Milo ile birlikteliğimizin ikinci gününde arkadaşım Mina ile birlikte kliniğe gitmek istedik. Milo'yu ne yapacağımı bilemiyordum. Bir Uber çağırdığım zaman, Milo arabaya kadar beni izledi. Mina ile arabaya bindiğimiz anda, hemen arabaya atladı ve dizime oturdu. Uber şoförü çok mutlu olmadı tabii, ama neyse ki bizi gideceğimiz yere götürmeye razı oldu.

Milo 35 dakika süren yolculuğumuzda hep dizimde oturdu. Mina, bir sokak köpeğinin bu şekilde davranmasının çok ilginç olduğunu söyledi. Kliniğe ulaştığımızda Milo arabadan atladı ve hemen kuyruğunu sallamaya başladı. Tesisin koridorlarında onun

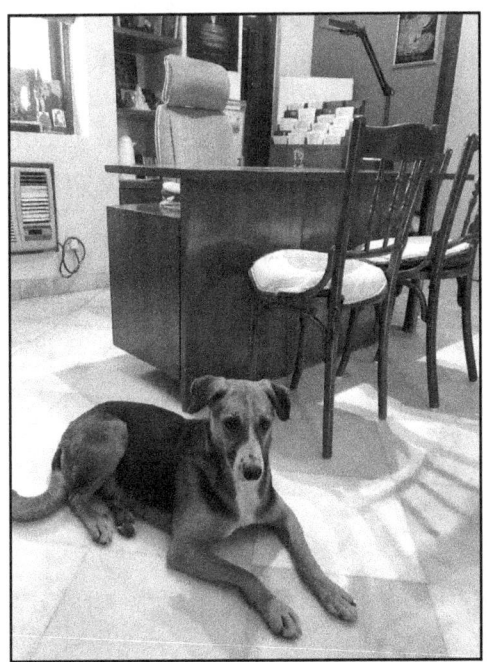

Milo, Dr.Naram'ın masasının önünde yerde otururken.

benimle birlikte yürümesinden biraz huzursuz olmuştum, ama başka çare yoktu. Aklımdan insanların, Dr.Naram'a göstermek üzere hayvanlarını getirdikleri gelmişti, dolayısıyla oradaki personelin bu gibi durumlara alışkın olduğunu düşündüm. Kliniğe girdiğimiz zaman hiç inanılmayacak bir şey daha oldu ve derhal Facebook'ta videoya çektim.

Binanın ikinci katında, köpek yanımdan ayrıldı ve dosdoğru Dr.Naram'ın hastalara baktığı odaya doğru gitti. Personelden biri kapıyı açınca içeri girdi, önce Dr.Naram ve Smita'nın Dalai Lama ile çektirmiş oldukları fotoğrafa, sonra da Dr.Naram'ın oturduğu koltuğa baktı. Sonra da sanki oraya aitmiş gibi masanın önüne oturdu. Hepimiz şaşırmıştık. Bu mistik olayı izlemeye gelmiş olan personelden bazısının gözleri dolmuştu. Ben bile, sonradan olayın aynen öyle gerçekleşmiş olduğundan şüphe duyup videoyu birkaç kere izlemiştim.

Personelden çok kişi gelip Milo'nun resmini çekti. Bütün bu deneyim hepimizde hayret uyandırmıştı. Daha sonra odanın kapısını kapattık ve Mina, Milo ve ben bir süre orada oturduk. Mina ile gözlerimizi kapatıp sessizlik içinde meditasyona başlayınca, on yıl önce Hindistan'a ilk gelişimde, aklıma Alicia ile aynı odada oturmuş olduğumuz geldi.

Şimdi tam Milo'nun oturduğu yerde Dr.Naram, beklemekte olan kalabalığın içinden beni kenara çekmiş, benimle yalnız konuşmak istemiş, ben de buna çok şaşırmıştım. Merakla dinlediğimi hatırlıyorum. "Neden olduğunu bilmiyorum Clint, ama sana inanıyorum. Belki senin burada olmanın bir sebebi vardır. İçimde kuvvetli bir his var, sen hayatında çok büyük bir iş yapacak ve yapmak istediğin şey neyse onu başaracaksın." Eli kolumun üzerinde gözlerimin içine bakmıştı; "Asıl soru, ne istiyorsun?"

Bu anıyı hatırladığımda yüzümde büyük bir gülümseme belirdi, ama gözlerimden de yaşlar süzülüyordu.

Ve sevgili varlık, şimdi ben de seni bu soruyla başbaşa bırakıyorum.

"Ya sen ne istiyorsun?"...

YAZARIN NOTU

Şimdi Ne Olacak?

Yarın Ölecekmişsin Gibi Yaşa,
Ebediyen Yaşayacakmışsın Gibi Öğren.

-Mahatma Gandhi

Peki şimdi sizce ne olacak? İnsanlar bana soruyorlar; "Clint, Dr.Naram artık hayatta olmadığına göre, kadim şifa sırlarını deneyimlemek için nasıl bir yol izleyeceğim?"

Dr.Naram bana, zamanın yüzde sekseninde kendinizi iyileştireceğiniz basit şeyler olduğunu öğretti. Sadece belirli ilkeleri uygulayacaksınız, ama biraz da destek gerekecek. Daha fazlasını nasıl keşfedeceksiniz?

Hemen ücretsiz üyeliği olan websitemize kaydolun: www.MyAncientSecrets.com/Belong

1. Her bölümle bağlantılı olarak Dr.Naram'ın, benim ve diğerlerinin video eğitim linklerine erişiminiz sağlanacak. Ev reçeteleri, bitkisel formüller, marmaalar ve diyet sırları size yardımcı olacak.
2. Eğer durumunuzla ilgili olarak özel olarak birisiyle görüşmek isterseniz, şöyle olacak:
3. Herhangi bir organizasyon veya eğitim (yüzyüze veya Internet'ten) için linkler var veya benim, ya da başka birinin

sizin organizasyonunuzda konuşması için davet sağlayabilirsiniz.
4. Bu kitapla paralel giden *"Kendiniz Keşfedin: Hayatınızı Değiştirecek Olan Kadim Sırların Uygulanması"* kılavuz kitabında daha fazla bilgi bulabilirsiniz. (İçinde bu kitapta olmayan daha fazla içerik bulunmaktadır). Fiziksel, zihinsel, duygusal ve ruhsal sağlığınız için bu, zaman içinde kendini kanıtlamış bilgeliği kullanmanıza yardımcı olur.
5. Eğlenceli olması için sizler için *"Kadim Sır Gücünüzün Kilidini Açmak İçin 30 Gün"* oyununu hazırladık. Daha fazla sağlık, sınırsız enerji ve huzurlu bir zihin deneyimlemek için size yardımcı olacaktır.
6. Dünyada fark yaratmak isteyen bir insan topluluğuna bağlanacak ve ailenin bir parçası olacaksınız.

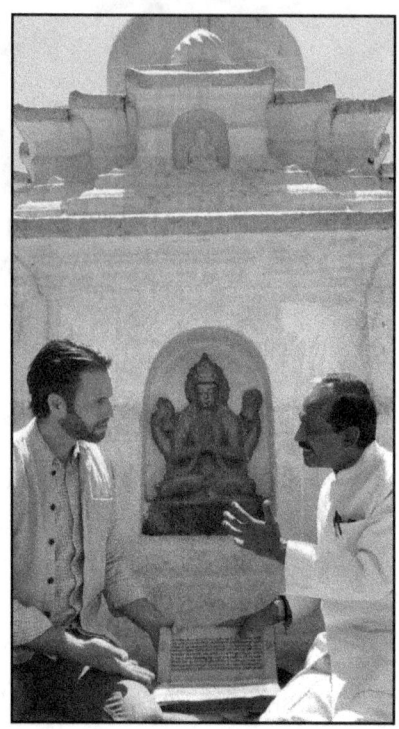

Dr.Naram ile ben, ustasının ona eğitim verdiği aynı yerde konuşurken.

Bize katıldıktan sonra hayatınızda neler olacağını görmek için çok heyecanlıyım.

NOT: Bildiğim kadarıyla bu, Dr.Naram'ın kadim şifa sırları ile ilgili, İngilizce olarak basılmış ilk kitaptır. Bu kitabı yazmamı kimse istemedi veya bunun için bir para almadım. Onu yazmak için ilham geldi. Bu kitap kesinlikle Dr.Naram hakkında da değildir, Siddha-Veda hakkında da. Sadece benim kendi görüşlerimi yansıtmaktadır. Umarım bu kitapta, bu çok özel insanın, bu usta şifacının dinamik doğasını yakalayabilmiş ve benimle hikayelerini paylaşmış olan kişilerin duygularını da onurlandırabilmişimdir. Bu, benimle hikayesini paylaşmış olan herkes için söz konusudur. Röportaj yapmış olduğum birçok kişi tanınmak istemediği için ismini değiştirdi. Geriye kalanlar hikayelerini herkesle paylaşmam için bana izin verdiler, hatta bazıları iletişim bilgilerini bile isteyenlerle paylaşabileceğimi söylediler. Hikayenin akışını korumak amacıyla, bazı kişilerin kimliklerinin saklı kalması için birleşik karakterler yarattım. Deneyimlerini paylaşmış olan herkes, ihtiyacı olan başka insanların da ilham almaları için umutlu olduklarını ifade ettiler. Bu kitapta sözü geçen, Rabbat gibi birçok kişiyle "takip eden nitelikte" röportajlar yaptım. Böylece şimdi hayatlarında neler yaptıklarını görebilirsiniz. Bunları MyAncientSecrets.com websitemde de bulabilirsiniz.

Özel olarak Teşekkür ve İyi Dilekler: MyAncientSecrets.com websiteme koymam gereken teşekkür edilecek kişilerin listesi çok uzun. Hikayeleri paylaşmam, kontrol etmem, düzenlemem ve bu kitapta geri bildirim vermem için yardımcı olmuş olan herkese en derin minnettarlığımla teşekkür ediyorum.

Sonraki Kitap: Bu kitap sayısız hikaye ve ev reçetelerinin sadece bir kısmı olduğu için, içinde çok daha fazla hayat değiştiren hikayeler olan ikinci kitap üzerinde çalışıyorum. Üyelik websitesine katılınca, ikinci kitabın basımıyla ilgili bilgilere ulaşabilirsiniz. MyAncientSecrets.com/Belong.

Sizin Yolculuğunuz: Mahatma Gandhi hepimizin içeriden birbirimizle bağlantılı olduğumuzu söylemiş. Bir kişi sıkıntı çekerse hepimiz belirli bir ölçüde sıkıntı çekeriz. Tersine, bir kişiye yardım edilirse, belirli bir ölçüde bütün insanlık yararlanır. Eğer bu kitap size yardımcı olmuşsa, sizi Amazon.com'da 5 yıldız vermeye davet ediyor ve öğrenmiş olduklarınızı sevdiklerinizle paylaşmanızı öneriyorum. Dokunduğunuz her bir hayat için, bütün insanlık aynı ölçüde yararlanır.

Bu kitap, aslında Dr.Naram hakkında değil ve hiç olmadı. Benim hakkımda da değil. Bizimle hiç karşılaşmayabilir veya bu şifa yöntemini izlemeyebilirsiniz.

Bu kitap *sizin* hakkınızda ve hep öyle oldu. Sizin kendi içinizdeki "Tanrı olanı" görmenizle ilgili. Sizi sizin için en uygun olan deneyimlere, öğretmenlere ve şifaya yöneltebilir. Bu kitabı okuma yolculuğuna katılmanızın bir sonucu olarak daha fazla sevgi, kendinize daha iyi bakmanız ve hayatın tamamına daha fazla hayret etmeniz sağlanacaktır.

Gerçekte ilahi olan bir dokunun çok güzel, özgün ve parlak kısmısınız. Hayat size olmuyor, sizin *için* oluyor! Ve size rehberlik ediliyor. Realitenin bir kanıtı şu ki; şu anda bu satırları okuyorsunuz!

Hatta bazı hareket noktaları için rehberlik edilerek ilham almış bile olabilirsiniz. Bunları yapmanızı teşvik ederim. Veya belki de bu kitabı paylaşmak istemiş olduğunuz birisi aklınıza gelmiş olabilir. Şu anda o sevgi armağınına kimin ihtiyacı olduğunu bilemezsiniz.

Sizin için son bir küçük ricam var.

Sizi birkaç dakika durmaya davet ediyorum. Ya gözlerinizi kapatın, ya da aşağıdaki boş satırlara serbest akışla birşeyler yazın.

Şimdi biraz zamanınızı verip buraya hayatınıza katkıda bulunmuş, minnettar olduğunuz her dakika, her kişi ve her deneyimi yazın.

_____

_____

_____

_____

_____

_____

Listenize yeniden bakın ve her birini okurken kalbinizden hayata "Teşekkür" edin. Ve sonunda; zamanda, tam bu anda, siz olma armağanınız için, tam olarak kim olduğunuz için ve tam olarak bulunduğunuz yer için teşekkür edin. Teşekkür ederim.

Ben babama ve birçok başka kişiye yardım etmek ve deneyimlemek için şimdi bulunduğum yola yönlendirilmiştim. Gerçek şu ki, sizler de yönlendirildiniz. Sevgi tarafından. Emin olun, sevgiye ve sizin için tam olarak doğru olan neyse ona yönlendirilmeye devam edeceksiniz. Ve umarım hangi problemle yüzleşiyor olursanız olun hepsinin bir çözümü var. Hatta Dr.Naram'ın dediği gibi, "Her bir problem veya zorluğun içinde eşit veya daha büyük fırsat tohumları vardır."

Namaste
Dr.Clint Rogers

NOT: Sizlerle bağlantıda kalmayı, bu kitaba nasıl yönlendirilmiş olduğunuz ve kitabı okuyarak edinmiş olduğunuz deneyimleri duymayı isterim. Facebook, Instargram'da bana bağlanabilir, ya da Dr.Clint@MyAncientSecrets.com'a e-mail atabilirsiniz.

EKLER

Yeni Kelimeler İçin Kılavuz

Aam (veya ama) = toksinler.

Agni = Sindirim ateşi veya gücünü tarif etmek için kullanılan kadim terim.

Alopati veya Alopatik Tıp = Hastalıklarla, reçeteler (ilaç veya cerrahi) yoluyla savaşma amacında olan tıp sistemi. Tedavi edilmekte olan hastalığın etkilerine uymayan yan etkiler yaratabilir. (Merriam – Webster Tıp Sözlüğü)

Amrapali = Gelmiş geçmiş en güzel kadın olduğu söylenir. Kadim Siddha-Veda gençlik ve güzellik sırlarını Jivaka'dan öğrenmiş olan Amrapali o kadar güzeldir ki, genç bir kral, genç ve güzel bir karısı olduğu halde kendisinden en az yirmi yaş büyük olan Amrapali'ye aşık olur.

Kadim şifa = "Hastalıkla savaşmak" hakkında değil, toksinlerden arınarak, bedende denge yaratma hakkındadır. Bu yolla beden kendisini şifalandırır.

MyAncientSecrets.com Free Membership Website = Bu kitabı okuduğunuz için size bir hediyedir. Bu kadim şifa sırlarını hemen kendi hayatınıza uygulamanız için öğreneceğiniz bilgileri sağlayan kaynak niteliğindeki websitesi.

Ancient Traditions of Healing/ Şifanın Kadim Gelenekleri = Berlin Üniversitesi yoluyla Dr.Naram ve Siddha-Veda'nın kadim şifa yöntemlerinin verildiği 2 yıllık sertifika kursu. Şimdi dünyadaki diğer üniversitelere de yayılmaktadır.

Atithi Devo Bhava = Hintçe'de ziyareti ne kadar zamansız da olsa, gelen her konuğa Tanrı gelmiş gibi davranılır. Siddha-Veda silsilesinde, bu deyişi kalbe atfeder, beklenmedik her konuğun Tanrı olduğunu kabul ederler.

Atmiyata = Hariprasad Swamijii tarafından öğretilen ve Yogi İlahi Toplumu tarafından uygulanan güçlü hayat prensibidir. Size nasıl davranırlarsa davransınlar, onlara sevgi ve saygı ile karşılık verirsiniz.

Ayurveda = Hayat bilimi. Hindistan'da 5000 yıldan fazla bir süredir kullanılan tıp bilimi. Hastalıkları yenmeye ve hastalıkların öncelikli olarak hangi hayat tarzı ile önlenebileceğine odaklanır.

Blocks/Blokaj = (Fiziksel, zihinsel, duygusal, ilişki, spiritüel, finansal v.s.) Hayatın tıkandığı, zorlaştığı zaman olur. Bu blokajlar saptanır ve uzun vadede yok edilirse derin şifa sağlanır.

Buddha = Asıl adı Sidhartha Gautama olan spiritüel 'master'. Yaklaşık 2500 yıl önce Nepal'de doğmuştur. Saraydaki hayatından, önce izlemek, sonra da öğretmek için aydınlanma yoluna geçmiştir.

Bilinçli Zihin, Bilinçaltı, Süper Bilinç = Bilincin 3 seviyesi olup Marmaa Shakti yoluyla aktive olur.

Dard Mukti = Dard; "Ağrı", Mukti; "kurtulmak" demektir. Kadim Şifa Sırları çeşitli kas ve eklem rahatsızlıklarından kurtulmayı sağlar.

Dis-ease (Rahat-sızlık) = Dr.Naram'ın sözünü ettiği dengesizlikler. Blokları yok edip sistemi yeniden dengelerseniz, hayatınız kolaylaşır.

Derin Şifa = Yüzeydeki belirtilerin ötesindeki fiziksel, zihinsel, duygusal ve ruhsal kök sebeplerin çözülmesi.

Dosha'lar = Doğada mevcut vücut elementleri. (Kapha=toprak/su,

Vata=rüzgar/eter, Pitta = ateş). Dosha'lar dengedeyse sağlıklı oluruz. Dengede değillerse bu dengesizliklerle "rahat-sızlık" oluşturur.

Ghee = Sütteki kanserojen maddelerin yok edilmesiyle elde edilen saf, tıbbi kullanımlı tereyağ.

Gurudwara = Sih inancındaki insanların ibadet yeri.

Jivaka = M.Ö.500'de yaşamış "master" şifacı. Siddha-Veda silsilesinin ilk ustası, Buda'nın, dünyanın en güzel kadını Amrapali'nin ve Hint Kralı Bimbisara'nın özel hekimi. Öğrendiklerini kadim metinlere kaydedip öğrencilerine, sağlık, sınırsız enerji ve her yaşta huzurlu zihin sağlayan gizli bilgiyi aktarmış.

Kapha = Toprak/su elementi olan dosha.

Karmayog, bhaktiyog ve gyanyog = Moksha'nın farklı yolları. Bir çeşit "aydınlanma" hali veya bir şey başarmanın verdiği mutluluk hali. Örneğin: Meditasyon yolu, dua yolu, iş hayatında veya savaşta başarı yolu.

Marmaa Shakti = Kadim teknoloji, derin dönüşüm için her seviyede çalışır. Zihin, beden, duygu ve ruh. Bilerek, ya da bilmeyerek toplumda herkes programlanır. Marmaa, kendinizi, hayatınızın gerçek amacı için yeniden programlanmanız için bir kadim teknolojidir. Blokajların yok edilmesine, sisteminizin yeniden dengelenmesine yardımcı olur. Sadece fiziksel ağrı kaybolmakla kalmaz, hayatta istediğiniz şeyi başarmanızı da sağlar.

Moksha = Aydınlanma veya birşeyi başarmanın verdiği tatmin duygusu.

Namaste veya Namaskar = Hindistan'da elleri kalbin hizasında birbirine bastırarak tutarken selamlama. "İçimdeki Tanrı, içindeki Tanrı'yı selamlıyor. Senin ve benim "Bir" olduğumuz yeri onurlandırıyorum" anlamına gelir.

Pakoda = Soğan halkalarına benzeyen bir Hint yemeği. Dr.Naram benim yoğun baş ağrılarımı geçirmişti. "Herşey, bir kişi için ilaç olurken, kullanıma bağlı olarak, bir başkası için zehir olabilir" ilkesini göstermektedir.

Panchakarma veya asthakarma = Vüdunun derin sistemindeki temizleme ve yeniden inşa etme işlemleri. Siddha-Veda'nın derin şifa için 6 anahtarından biri. Karma "aksiyon", pancha "beş" anlamına gelir. Panchakarma 5 aksiyondan oluşur. Vücuttaki toksinleri temizler.

Pankaj Naram = Bu kitapta bahsedilen Usta Şifacı. 5 Mayıs 1955'te doğmuş, 19 Şubat, 2020'de hayatını kaybetmiştir.

Pitta = Ateş elementi olan dosha.

Nabız şifası = Şifacı hastanın nabzına dokunur, nabzın atış şekline göre vücuttaki blokajları ve dengesizlikleri, bunların; fiziksel, zihinsel, duygusal ve spiritüel sağlığı nasıl etkilediğini tespit eder.

Seva = "Hizmet" demektir.

Shakti = Güç/enerji demektir. Ya da yaratmak için ilahi güç. Dr.Naram'a göre bu güç/enerji zaten içimizde mevcuttur. Marmaa Shakti, bu gücü dışa vurduran kadim araçtır. Siddha-Veda'da insanların sağlıklı olmaları için diğer anahtarlarla birlikte kullanılır.

Siddha-Veda veya Siddha-Raharshayam = Şifa silsilesi veya Ayurveda'nın bir adım ilerisinde olan derin şifa için düşünce okulu. Ustadan öğrenciye öğretilir, istediğiniz neyse onu keşfetmeyi, başarmayı ve bunun keyfini çıkarmayı sağlar.

İnsanların yüzde doksanbeşi ne istediğini bilmez.

Yüzde üçü ne istediğini bilir, ama başaramaz.

Yüzde biri ne istediğini bilir, başarır, ama keyfini çıkaramaz.

Sadece yüzde biri ne istediğini bilir, başarır ve keyfini çıkarır.

Siddha-Veda'nın derin şifa için 6 anahtarı = diyet, ev reçeteleri, bitkisel formüller, Marmaa Shakti, hayat tarzı ve Panchakarma. Bunlar insanların, hangi yaşta olurlarsa olsunlar, kendilerini genç hissedip genç görünmelerini sağlar.

Vaidya = Sanskritçe'de "hekim" anlamına gelir. Hint usulu tıp sistemlerini kullananlara denir.

Vata = Rüzgar/eter elementi olan dosha.

Yagna = Belirli bir hedefi olan bir çeşit ritüel.

Alopati (Modern Batı Tıbbı), Ayurveda ve Siddha-Veda'nın Karşılaştırılması

Soru:	Allopati	Ayurveda	Siddha-Veda
Ne kadar eski?	200+ yıl eski, ilk kez 1810'da adlandırılmış.	5000+ yıl eski	2500+ yıl eski
Kim başlattı?	Samuel Hahnemann (1755-1843) Homeopati'den ayırdedilebilmesi için Allopati adını verdi	Orijinal bilgelerden Sushruta bu tıbbı, zamanın Varanasi kralı olarak enkarne olmuş olan Dhanvantari'den öğrenmiş	Buda ve asrın diğer ünlülerinin özel hekimi olan Jivaka
Nasıl aktarıldı?	Tıp Fakülteleri ve ihtisas yoluyla	Kitaplar, üniversiteler ve pratik yoluyla	Kesintisiz silsile ile ustadan öğrenciye çıraklık yoluyla
Temel odak nedir?	Tedavi ve cerrahi yoluyla hastalığın belirtileri tedavi edilir, vücudu bölümlere böler, uzmanlar müstakil bölümlere odaklanır	Hayat bilimi olarak tanımlanır, kişilerin dosha'larına göre ve beden, zihin, duygular arasındaki bağlantıyı bilir, buna göre çözüm üretir. Uygun hayat, hastalıkları yener ve önler	İnsanların enerjisel sağlığa, sınırsız enerjiye ve iç huzuruna kavuşmalarını sağlar. Kişilerin dosha'ları ile beden, zihin ve duygular arasındaki bağlantıyı bilir ve bunun için reçeteler hazırlar. Ayrıca insanların ne istediklerini keşfetmeleri, bunu başarmalarını, sonra da başarmaları, keyfini çıkarmaları için yardım eder
Teşhis yöntemleri nedir?	Dıştan kullanılan cihazlarla, ateş, tansiyon, kan şekeri ölçülür, veriler değerlendirilir.	Teşhis; hekimin nabız, dil, idrar v.s. yoluyla doğrudan algılamasıyla yapılır.	Teşhis; hekimin nabız okuma ve duruma göre diğer yöntemlerle doğrudan algılamasıyla yapılır.

Şifa için ana araç ya da yöntemler nedir?	İlaç ve cerrahi.	Bitkisel formüller, ev reçeteleri, diyet, hayat tarzı, Panchakarma	Şifa için altı anahtar; ev reçeteleri, diyet, Marmaa Shakti, bitkisel formüller, Panchakarma veya Asthakarma hayat tarzı.
Geçerlilik yöntemleri?	İki tarafı bilinmeyenli inceleme (yıl veya ay süresinde) kontrollü çevrede izole edilip test edilir.	Sağlık reçetelerinin etkisi, uzun vadede çeşitli kişiler üzerinde binlerce yıldır gözlemlenmiştir.	Sağlık reçetelerinin etkisi, uzun vadede çeşitli kişiler üzerinde binlerce yıldır gözlemlenmiştir.
Etki gücü?	Çoğunlukla hızlı bir çözüm gelir.	Uzun vadeli yararlara odaklıdır.	Derin şifa ve uzun vadeli yararlara odaklıdır. Ağır metal içermeyen yüksek kaliteli bitkiler kullanılır.
Yan etkileri?	Çoğu kez tedavilerin negatif yan etkileri olur. Çoğu zaman uzmana görünmeniz gerekir. Sigortanız olmalı, yoksa cebinizden çok para çıkar.	Çoğunlukla, zaman, çaba, hayat tarzında değişiklik, sabır gerekir. Hekimin kalitesi veya bitkinin özellikleri değişkendir. Bazen bitkilerde ağır metaller olabilir.	Hekimi görmek için, yoğun talep nedeniyle uzun süre beklemek, çoğunlukla zaman, çaba, hayat tarzında değişiklik ve sonucu görmek için de sabır gerekir. Bitkiler kaliteye göre ücretlendirilir.

*MyAncientSecrets.com'da yukarıdaki 3 yöntem ile geleneksel ve alternatif şifa konusunda daha fazla bilgi edinebilirsiniz.

Günlük Notlarım (Sizin İçin Gizli Bir Sır)
Amrapali'nin Sırrı

Her Yaşta Kadın İçin (15-60 Yaş) İdeal Hormon Seviyeleri Sağlar

1. Ev Reçetesi – Dr.Naram'ın Amrapali'nin Gizli Ev Reçetesi

    250 g Rezene Tozu

    250 g Kimyon Tozu

    50 g Ajwain Tozu (Mısır Anasonu)

    50 g Siyah Tuz

    50 g Dere Otu Tohumu

    25 g Kişniş Tozu

    10 g Asafoetida (Geçmişte spazm giderici olarak kullanılan, güçlü tadı ve kokusu olan kahverengimsi bir sakız reçinesi)

    Hepsini karıştırın ve 60 eşit pakete bölün.(İnternet üzerinden de sipariş veriliyor).

    Karışımı 30-60 dakika ılık suya karıştırın ve için. Hergün bu şekilde güne yayarak 4 paket içeceksiniz. İşlemi en az 6 ay boyunca sürdürün.

2. Amrapali'nin Sırrı için Marmaa Shakti – Sol el bileğinizin baş parmak hizasından yanyana 3 parmak aşağıya doğru ölçüp bulunacak noktaya 6 kere bastırıp kaldırın.

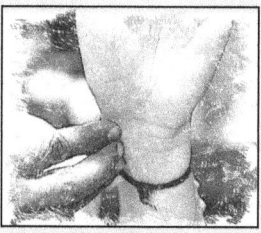 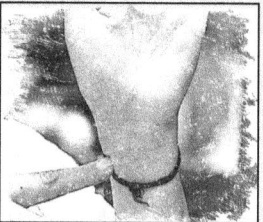

3. Bitkisel reçeteler – Kadınlarda sağlıklı hormonlar için likit ya da tablet şeklinde ilaç var. İçinde rezene, shatavari / Hint kuşkonmazı, kereviz ve hayıt ağacı meyve özü dutu var.

*Bonus: MyAncientSecrets.com/Belong websitesinde Amrapali'nin sırları hakkında daha fazla bilgi bulabilirsiniz.

*Tıbbi sorumluluk almama konusu bu kitabı ve websitesini de kapsar.

Günlük Notlarım (Sizin İçin Gizli Bir Sır)
Bağışıklık Sistemi İçin Kadim Sırlar

Kitabın 12.Bölümü'nde Dr.Giovanni, bağışıklık sistemlerini destekleyen bitkisel reçete uygulayarak bir kovan arının virüsü yenmesini sağlamıştı. Bu kadim sırları; sağlık, sınırsız enerji ve içsel huzur sağlamak için kullanan Dr.Naram'dan öğrenmişti.

1. Diyet – Zencefil dilimlerini, yarım çay kaşığı zerdeçal tozu ile kaynatıp gün boyunca için. Buğday, süt ürünleri, ekşi ve fermente gıdalardan kaçının. Maş fasulyesi çorbası, pişmiş yeşil yapraklı sebzeler tüketin.

2. Marmaa Shakti – Sağ elinizin orta parmağının ucuna, gün içinde defalarca, 6 kere bastırıp kaldırın.

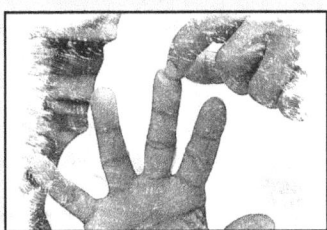

3. Ev Reçetesi – Bağışıklık sistemini desteklemek için Dr.Naram'ın güçlü kadim ev reçetesi:

    1 çay kaşığı bal
    Yarım çay kaşığı zencefil tozu
    Yarım çay kaşığı zerdeçal tozu
    Dörtte bir çay kaşığı toz tarçın
    11-12 yaprak Hint fesleğeni
    Sekizde bir çay kaşığı karanfil tozu
    1 diş sarımsak (tercih edenler için)
    Hepsini yarım bardak ılık suda karıştırıp günde 2-4 kere için.

4. Bitkisel reçeteler – Dr.Giovanni bağışıklık sistemini desteklemek için bir bitkisel formül verdi. Nar kabuğu, Hint tinosporası (Tinospora cordifolia, Hint yarımadasının tropikal bölgelerine özgü Menispermaceae ailesinin otsu bir asmasıdır), meyan kökü, holarrhena kabuğu, andrographis (Hint ekinezyası), zencefil ve Hint fesleğeni.

*Bonus: MyAncientSecrets.com'da Marmaa'nın gösterilmesini ve reçetenin yapılışını izleyebilirsiniz. Tıbbi sorumluluk almama konusu, bu kitabı ve websitesini de kapsar.

Bu Kitapta Sözü Geçen Bitkisel Formüller *

Dr.Naram, derin şifaya ihtiyacı olan kişilere yardımcı olmak amacıyla 300 bitkisel formül üretmişti. Bunların farklı ülkelerde farklı adları var. Bu formülleri, ustasından, kadim belgelerden ve 36 yılı aşkın bir zaman sürecinde milyonlarca insana yardım ederken edinmiş olduğu çok kapsamlı deneyimlerinde öğrenmişti. Onun, özel içeriklerin kombinasyonundan, simyayla ilgili yararları çıkarmak üzere gizli kadim işlemleri nasıl kullandığını gördüm. Aynı zamanda hijyen, standardizasyon ve güvenlik sağlamak için de modern bilimsel tesislerden yararlandı. Bitkisel ürün üreten herkesin, bunu aynı mükemmellik seviyesinde gerçekleştirmesini dilerim. Kullanılan bütün bitkisel malzemenin, taze içerikli olmasına ve ağır metal içermediğine çok dikkat edilmesi gerekir.

Aşağıda, sadece eğitim amaçlı olarak, bu kitapta sözü edilen bitkisel formüllerin içeriğini veren bir tablo bulunmaktadır. Çok kapsamlı bir liste değildir. Bu konuda daha fazla bilgilenmek isterseniz İnternet'ten araştırıp uzman bir eğitmen bulmanızı öneririm.

*Sağlıklı Fonksiyon için:	*Bazı bitkisel formüllerde aşağıdaki içerikler vardır:
Kan basıncı	Arjuna bitkisi, Hint saksıgüzeli, boerhavia (Nyctaginaceae familyasında 00'den fazla türün bir cinsidir), mor tephrosia (Yaygın bir çorak yabani ottur), sarımsak.
Beyin fonksiyonları	Tarla sarmaşığı, gotu kola (su ebegümeci), çördük otu, Hint kuşkonmazı, beyaz bal kabağı, yaban yasemini tohumu yağı
Sakinlik	Hint jinsengi, çördük otu, su ebegümeci, tarla sarmaşığı, zerdeçal ve meyan kökü.
Saç	Susam yağı, Hint bektaşi üzümü, Hint saksıgüzeli, eklipta (sahte papatya) neem, sapindus meyvesi (sabun cevizi) henna (kına ağacı) yaprakları.
Bağışıklık için	Nar kabuğu, Hint tinospora(asma), meyan kökü, holarrhena kabuğu, Zencefil ve Hint fesleğeni yaprakları.

Eklemler	Treebine kabuğu (üzüm ailesinden), frankincense (Hint buhuru), Chastetree (hayıt yaprakları), zencefil, guggul gum reçinesi.
Karaciğer	Phlantus, meyan kökü, boerhavia, chebulic myrobalin, (Kara halile), andrographus, caper bush (gebre otu).
Akciğerler	Nar meyvesi, sarı meyve kökleri, malabar nut tree leaves (malabar yemiş ağacının yaprakları), meyan kökü, Hint fesleğeni, bael ağacı kökü, fragrant padri ağaç kökü.
Erkek hormonları	Susam, demirdikeni, Hint tinospora (asma), Hint jinsengi kökleri, Hint Kudzu rhizome, velvet bean (kadife fasulye tohumu).
Kaslar/eklemler	Nane, daima yeşil bitkilerden yağ (wintergreen oil) oroxylum (Hint trompet çiçeği), pluchea (ayçiçeği ailesinden bir bitki), tarçın yağı, zencefil, cyperus kökleri, zerdeçal, hayıt yaprakları.
Deri için	Neem, zerdeçal, hindistan cevizi yağı, Hint fesleğeni, tatlı indrajao, tarçın, kakule, Hint laburnum (sarı salkım), emblic (Hint bektaşi üzümü), sal ağacı ve kara biber.
Kadın hormonları	Rezene, shatavari (Hint kuşkonmazı), kereviz, hayıt yaprakları, devil's cotton kökü, asoka ağaç kabuğu ve kimyon.

Bitkisel formül ve ev reçeteleri hakkında

Eğer bazı malzeme ülkenizde bulunmuyorsa önemli değil. Yine de yapabileceğiniz şeyler var. Siddha-Veda'nın 6 anahtarını hatırlıyor musunuz? Diyetinizi değiştirebilirsiniz, Marmaa Shakti noktalarına basabilirsiniz veya ev reçetelerini kendi mutfağınızdaki malzemeyle de yapabilirsiniz. Dr.Naram içerik malzemesini çoğunlukla kişilerin durumuna, yasalarına, yaşlarına, cinslerine ve bazen de ülkelerine göre ayarlardı. Ayrıca onları içtikten sonra vücutlarına ne olduğuna dikkat eder, gerekirse değişiklikler yapardı. Dolayısıyla, vücudunuzu dinleyin ve mümkünse size yardımcı olacak bir pratisyen bulun. Dr.Naram derdi ki; "Bin millik de olsa, yolculuk tek bir adımla başlar. Neye erişiminiz varsa onunla başlayın ve elinizden geleni yapın." Sonra da başka şeye ihtiyacınız varsa yöneltileceksinizdir, buna güvenin.

---

*Bu kitaptaki ve websitesindeki reçeteler ile ilgili olarak, lütfen "Tıbbi sorumluluk reddi"ni okuyunuz.

Paylaşılan resimler ve dilekler

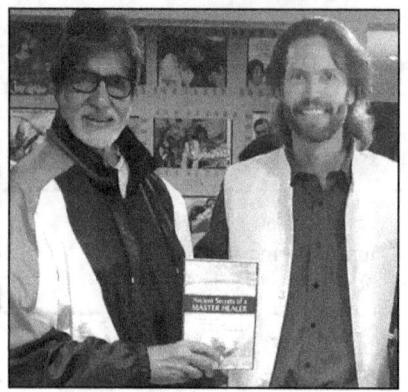

Dr.Clint G.Rogers, Bollywood Süperstarı Anitabh Bachchan ile.

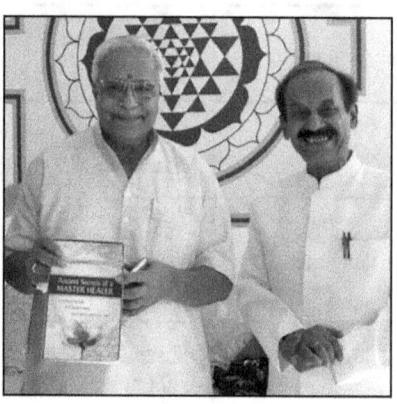

RSS lideri Bhayya Joshi; "Bu sırlar, Hindistan halkı ve bütün dünya için paha biçilmez bir Hazine.

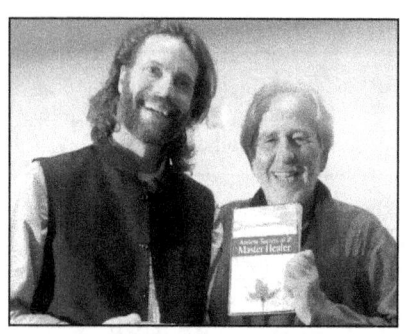

Dr.Clint G.Rogers, Biyolog ve En İyi Satan Kitaplar yazarlarından Dr.Bruce Lipton ile.

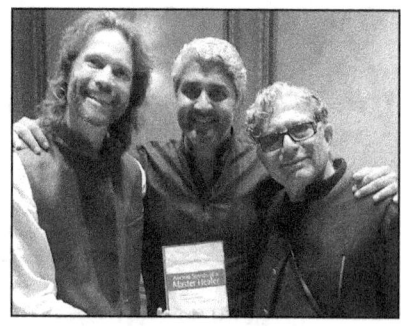

Dr.Clint G.Rogers Poonacha Machaiah ve Dr.Deepak Chopra ile.

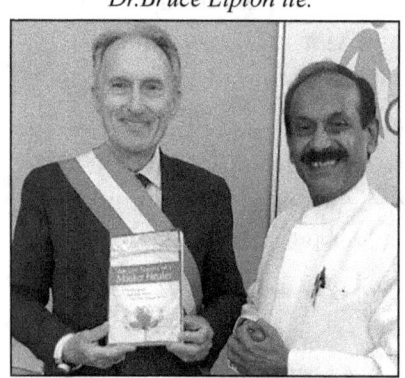

Pietro Tanzini, İtalya Toscana, Bucine Belediye Başkanı Dr.Naram için "Şifa Gurusu" diyor.

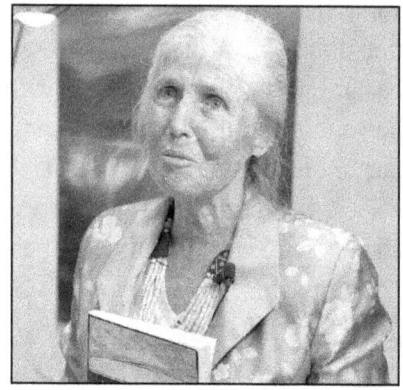

Dr.Dagmar Uecker, saygın bir Alman doktor. Dr.Naram'ı her yıl Almanya'daki kliniğine davet edip, kimsenin çözememiş olduğu vakaları çözmesini sağlamış.

İyi haberler! Bu kitaba sahip olan ve paylaşan herkese, birçok aziz ve bilge kişilerden ve destekleyicilerden iyi dilekler var:

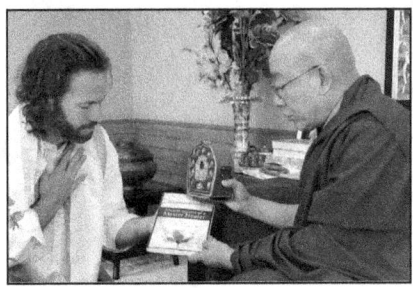

14.Dalai Lama Cenapları

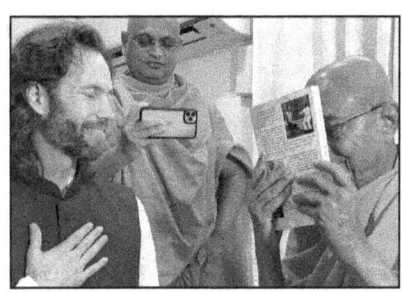

Hariprasad Swami Cenapları

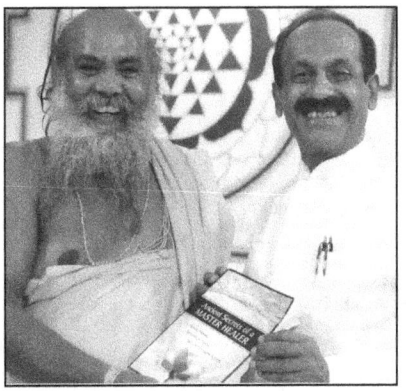

Swami Omkar Das Ji Maharaj

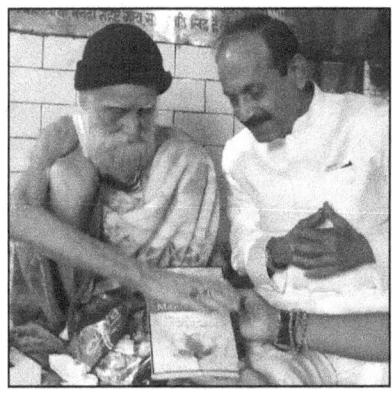

Dr.Tyaginath Aghori Baba

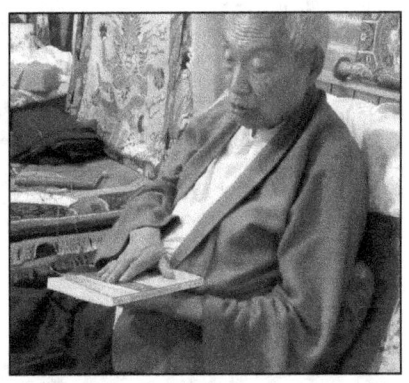

Sayın Din Büyüğü Namkha Drimed Ranjam Rinpoche

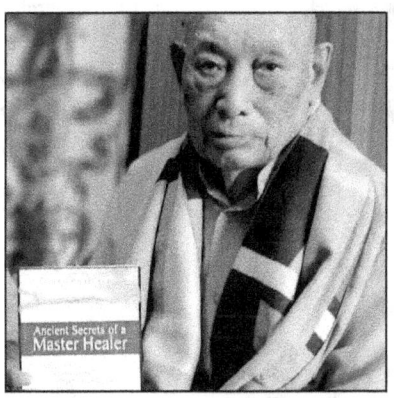

Dr.Yeshi Dhonden, Tibet Şifacısı

*MyAncientSecrets.com websitesinde diğer geleneksel inançların ruhani liderlerine ait iyi dilekleri ve daha fazlasını bulabilirsiniz.

Azizlerden, Bilge kişilerden ve destekleyicilerden mektuplar:

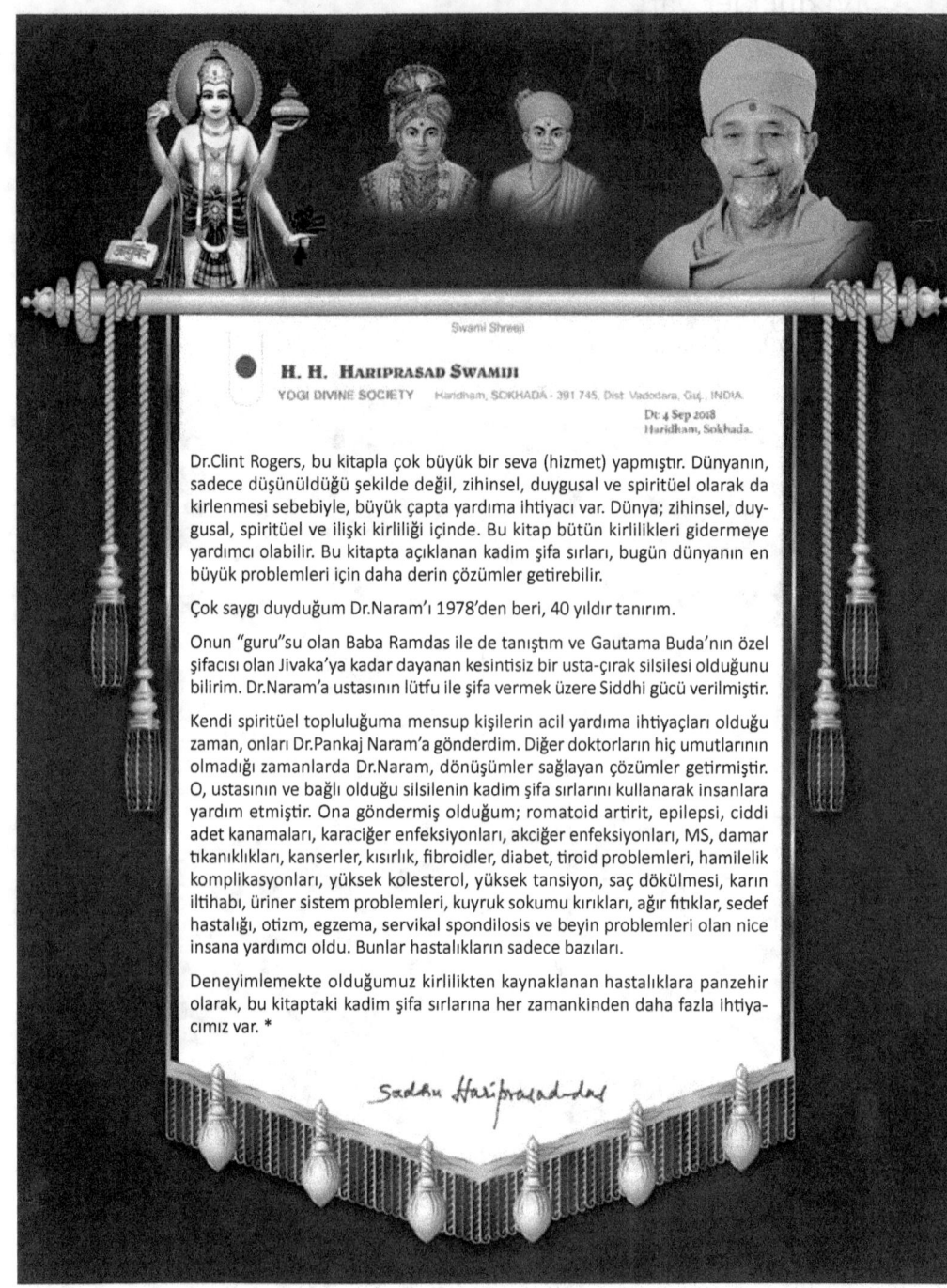

Swami Shreeji

H. H. HARIPRASAD SWAMIJI
YOGI DIVINE SOCIETY   Haridham, SOKHADA - 391 745, Dist. Vadodara, Guj., INDIA

Dt: 4 Sep 2018
Haridham, Sokhada.

Dr.Clint Rogers, bu kitapla çok büyük bir seva (hizmet) yapmıştır. Dünyanın, sadece düşünüldüğü şekilde değil, zihinsel, duygusal ve spiritüel olarak da kirlenmesi sebebiyle, büyük çapta yardıma ihtiyacı var. Dünya; zihinsel, duygusal, spiritüel ve ilişki kirliliği içinde. Bu kitap bütün kirlilikleri gidermeye yardımcı olabilir. Bu kitapta açıklanan kadim şifa sırları, bugün dünyanın en büyük problemleri için daha derin çözümler getirebilir.

Çok saygı duyduğum Dr.Naram'ı 1978'den beri, 40 yıldır tanırım.

Onun "guru"su olan Baba Ramdas ile de tanıştım ve Gautama Buda'nın özel şifacısı olan Jivaka'ya kadar dayanan kesintisiz bir usta-çırak silsilesi olduğunu bilirim. Dr.Naram'a ustasının lütfu ile şifa vermek üzere Siddhi gücü verilmiştir.

Kendi spiritüel topluluğuma mensup kişilerin acil yardıma ihtiyaçları olduğu zaman, onları Dr.Pankaj Naram'a gönderdim. Diğer doktorların hiç umutlarının olmadığı zamanlarda Dr.Naram, dönüşümler sağlayan çözümler getirmiştir. O, ustasının ve bağlı olduğu silsilenin kadim şifa sırlarını kullanarak insanlara yardım etmiştir. Ona göndermiş olduğum; romatoid artirit, epilepsi, ciddi adet kanamaları, karaciğer enfeksiyonları, akciğer enfeksiyonları, MS, damar tıkanıklıkları, kanserler, kısırlık, fibroidler, diabet, tiroid problemleri, hamilelik komplikasyonları, yüksek kolesterol, yüksek tansiyon, saç dökülmesi, karın iltihabı, üriner sistem problemleri, kuyruk sokumu kırıkları, ağır fıtıklar, sedef hastalığı, otizm, egzema, servikal spondilosis ve beyin problemleri olan nice insana yardımcı oldu. Bunlar hastalıkların sadece bazıları.

Deneyimlemekte olduğumuz kirlilikten kaynaklanan hastalıklara panzehir olarak, bu kitaptaki kadim şifa sırlarına her zamankinden daha fazla ihtiyacımız var. *

Sadhu Hariprasaddas

14. Dalai Lama Cenapları

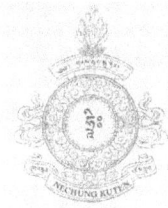

ཨོཾ། །གནས་ཆུང་སྐུ་རྟེན། །

Ven. Thupten Ngodup
(The Medium of Tibet's Chief State Oracle)
Nechung Dorje Drayangling Monastery

Dr. Clint Rogers'ın, Usta Bir Şifacının Kadim Sırları kitabının basılması çok ilgimi çekti, çünkü kitap Lord Buddha'nın – "Oh, Bhikshus ve Bilge adamlar; kişi altını ovalayarak, keserek ve eriterek ayarlar, dolayısıyla sözlerimi iyi anlayın ve kabul edin, bana saygı duyduğunuz için değil" öğretisiyle bağlantılıdır.

Clint Rogers, özellikle birçok hastalığın bulunduğu bu yüzyılda, bunları iyileştirmek için Dr. Naram'ın kadim tekniklerinin silsilesini derinliğine araştırmıştır. Şifanın hem kadim, hem modern tekniklerini birleştirmek gerekir. Bütün dualarım ve iyi dileklerim bu kitabı okuyan milyonlarca kişiye ulaşacaktır ve hayatları derin şifa, mutluluk ve içsel huzura kavuşacaktır.

Ven. Thupten Ngodup *(Tibet Halkının Baş Temsilcisi)*

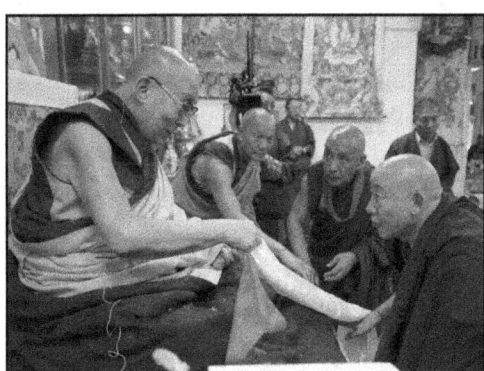
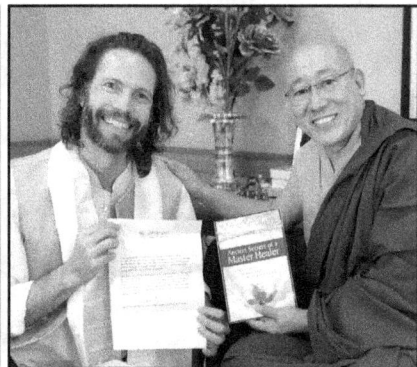

Mrs.World Süper Model & Harvard Mezunu Doktor

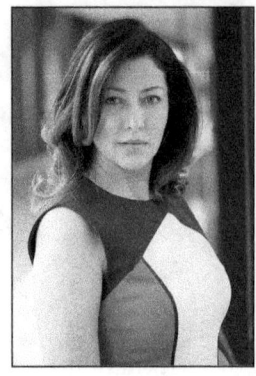

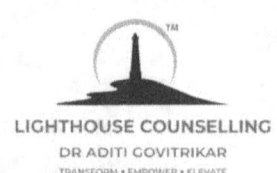

Dr.Clint Rogers'ın "Usta Bir Şifacının Kadim Sırları" kitabı insanlığa bir armağan niteliğinde. Bu nedenle sadece bütün sevdiklerimin değil, dünyadaki herkesin okumasını isterim. Yürekten yazılmış, her hikayede ezeli bir bilgelik var. İhtiyacınız olduğunda uygulayabileceğiniz ev reçeteleri, zaman içinde kendini kanıtlamış kutsal kitaptan çıkmış gibi.

Kitap, daha ilk bölümden itibaren beni içine çekti, elimden bırakamadım. O kadar etkileyiciydi ki, elimden bırakamayıp hep, "Sonra ne gelecek?" diye bekledim.

Hikayeler derinliğine birbirine geçmiş, ezeli bir bilgelik içeriyordu. Biz Hindistan'da buna "Gyan" deriz. Kitap, pratik ve ilham verici olup, fiziksel, duygusal ve spiritüel açıdan hayatımı iyileştirici sorular sormamı sağladı.

Bu kitap, Gita, İncil, Kuran v.b. gibi birşey sanki. Hangi yaş ya da aşamada olursanız olun, okuduklarınızın mutlaka yararını göreceksiniz. Hayatınızın bu noktasında deneyimlediğiniz herşeyi içerdiği için herkes ondan bilgelik kazanabilir.

Bir anne olarak bütün çocukların onu okumasını isterim. Bir kadın ve bir model olarak, daha genç görünmek ve hissetmek üzere kadim sırları uygulama açısından son derece heyecanlıyım. Bir tıp doktoru olarak ise, bu kadim bilimin vücudu en derinden yeniden yaratmasını çok takdir ediyorum. Bir doktoru veya şifacıyı, alıştıkları teknikten farklı olan tedavilerin etkileyiciliğini kabul etmekten alıkoyan şeyin sadece ego olduğunu farkettim.

Dr.Naram'ın beklenmedik ölümü ile bu kitaba, her zamankinden daha fazla ihtiyaç var. Son bölüme gelince, hikayenin hiç bitmemesini diledim. Şimdiden Dr.Clint Rogers'ın sonraki kitabı çıkarmasını sabırsızlıkla bekliyorum!

Dr.Aditi Govitrikar (Tıp Doktoru, Harvard mezunu Psikolog, Mrs.World Süper Model ve Aktrist)

V Care Polyclinic, La Magain, Above Roopkala Showroom, SV Road, Santacruz-54, 022-26050846, 91-9820108600 info@lighthousecounsellingcentre.com

L&T Başkanı, Hindistan'ın En Saygın İş İmparatorluklarından Biri

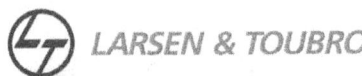

A. M. Naik
Group Chairman

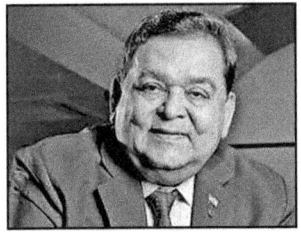

September 05, 2018

Usta Bir Şifacının Kadim Sırları

Dr.Naram'ı 30 yılı aşkın bir süredir tanırım. Misyonunun, zaman geçtikçe dünyanın her yerine yayıldığını gördüm.

Hep sıkı çalışma ve en önemlisi de, ne yaparsak yapalım, modern bir toplumda kadim şifa sırlarının gücünü övmek dahil, işimize olan sarsılmaz inancımızla paylaştığımız ortak değerler açısından bu kitap için bir tavsiye mektubu yazmam istenmiş olduğu için çok memnun oldum.

Dr.Naram, dünyaya, nesillerden beri kaybolmuş olan kadim şifa uygulamalarını geri getirmiş, hatta bu uygulamaların sırrını çözmüş ve herkesin çok kolaylıkla benimseyebileceği bir şekilde paylaşmıştır.

Dünyanın her yerinde milyonlarca insanın hayatına dokunduğu adanmışlık içindeki amacı ona büyük adımlar attırmaktadır. Birçok kişinin emekliye ayrıldığı bir yaştayken, bu dünyayı daha etkin bir şekilde iyileştirmek için Himalayalardaki ustaların el yazması belgelerinden öğrendiği kadim şifa sırlarını ortaya çıkarmak, muhafaza etmek ve korumak konusunda her zamankinden daha büyük bir istek içindedir.

Bu kitaptaki kadim bilgeliğin değerlerini günlük hayatınıza uygularken üniversite araştırmacısı Dr.Clint Rogers tarafından paylaşılmış olan Dr.Naram'ın hayat hikayesini son derece ilham verici ve ilginç bulacağınıza eminim.

Asil çabası için en iyi dileklerim ve saygılarımla.

Best Regards,

A.M.Naik
Grup Başkanı – Larsen & Toubro

Larsen & Toubro Limited, Landmark Bldg. 'A' Wing, Suren Road, Chakala, Andheri (East)
Mumbai – 400 093, INDIA - Tel: + 91 22 6696 5333 Fax: + 91 22 6696 5333
Email: amn@Larsentoubro.com www.Larsentoubro.com
Registered Office: L&T House, N.M.Marg, Ballard Estate, Mumbai- 400 001, INDIA
CIN: L99999MH1946PLC004768

YOGI MAHILA KENDRA

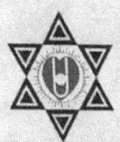

Swami Shreeji

YOGI MAHILA KENDRA

(Bombay Pumblic Trust Act Reg. No. BRD / E / 2593, Dt. 19-8-1978)
(Income Tax Act Reg. No. 110-Y-1)

esident : H.D.H. Hariprasad Swamiji
:cretary : Vitthaldas S. Patel

HARIDHAM, Po. : SOKHADA - 391 745, Di. Vadodara, Gujarat
Ph:(0265) 86011/22/33/44/55,86242, Fax:(0265) 86503,86526,86142

"Dr.Pankaj Naram, Kadim Şifa Sırları konusunda bir dünya otoritesi.

Benim Guru'm H.H.Hariprasad Swami Maharj (Kutsal Yogi Topluluğu Başkanı, Kurucusu) Dr.Naram'ı 40 yıldır tanıyor.

Bu kitap, Dr.Pankaj Naram'ın Kadim Şifa Sırları'nı bir insanın günlük hayatına sokması açısından ilham verici. İnsanlara; diyet, hayat tarzı, şifalı bitkiler ve büyük çapta enerji, sağlık ve mutlu hayat sağlamak için de ev reçeteleri ile yardımcı oluyor.

Dr.Naram'ın Kadim Şifa yoluyla dünyadaki her ev ve her kalbe yarar sağladığı misyonu beni hep çok duygulandırmıştır.

Diabet ve kolesterol için vermiş olduğu ilaçları içiyorum ve inanılmaz sonuçlar alıyorum. Birçok Sadhvi ve Bhakti Ashram (Yogi Mahila Kendra) onun ilaçlarını alıyor ve çok olumlu etkileri oldu. Bazılarında; diabet, tiroid, artirit, eklem ağrısı, sırt ağrısı, astım ve birçoğu tamamiyle iyileşti. Marmaa çalışmaları, kritik durumlarda bile harikalar yaratıyor. Dr.Naram, bitkisel tabletleriyle, egzersizleriyle, panchakarma ile çoğumuzu vegan, glutensiz diyete soktu. Hepsi inanılmaz sonuçlar verdi.

Dr.Clint Rogers'a, herkesin okuması gereken bu olağanüstü kitap için çok teşekkür ediyorum."

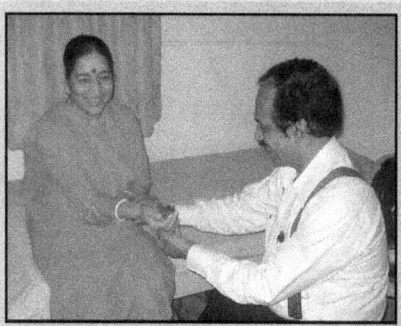

Sadhvi Suhrad

shadhvi suhrad.

Beslenme Araştırmaları Vakfı Başkanı
6 kere New York Times En Çok Satan Kitaplar yazarı

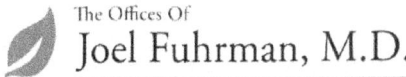

The Offices Of
Joel Fuhrman, M.D.

18 Haziran, 2019

Clint'in dostluğunu ve arkadaşlığını takdir ederim. Benim; beslenme diyetlerinin, diabet, tansiyon, kalp hastalıkları, obezite, otoimmün hastalıklar ve birçok sağlık sorununu tamamen değiştireceği konusunda yapmış olduğum kapsamlı araştırmalarımla çok ilgilenmiştir. Hem kitaplarımla, hem de PBS TV Programlarında paylaştığım hayatımın araştırması, karşı karşıya olduğumuz sağlık problemlerinin doğrudan doğruya yediklerimizle bağlantılı olduğunu göstermektedir. Yediklerimizi değiştirmenin; fiziksel, zihinsel ve duygusal sağlığımız üzerinde çok büyük etkisi olur.

İnsanların, her türlü rahatsızlık ve hastalıklardan iyileşmelerine dair inanılmaz hikayeler birer tıbbi mucize değildir. Belirli prensipleri izlediğiniz takdirde bu sonuçlar tahmin edilebilir. Sağlıklı olmak hepimizin hakkıdır ve bunu herkes sağlayabilir. Problem; toksik yiyeceklerde, hayat tarzında ve yıllar boyunca iflas ettirinceye kadar dokularımız üzerinde stres yaratan tükettiğimiz ilaçlardadır. İyi haber şu ki; istediğiniz takdirde herhangi bir hastalıktan iyileşebilir veya hastalıklardan kaçınabilirsiniz. İnsan vücudu, doğru yiyecekler ve alışkanlıklarla en ideal şekilde beslediğiniz takdirde inanılmaz bir şekilde kendini tamir edebilen ve iyileştirebilen bir makinedir.

Clint'in en çok hoşuma giden yanı, merakla gerçeği arayıp özgün bir yola ve misyona ulaşmış olmasıdır. Genel olarak bilinmeyen, ama son derece yararlı kadim şifa teknikleri hakkında son derece etkileyici bilgilere sahip olmuştur. Bir keresinde Meksika'da birlikte olduğumuz bir süre içinde, bazen "Montezuma'nın intikamı" adı verilen ciddi sindirim rahatsızlığı olan karıma Dr.Naram'dan öğrenmiş olduğu bir reçete ile yardımcı olmuş, ertesi gün iyileştiğini görünce hem çok şaşırmış, hem de çok mutlu olmuştuk. Güzel kalbi ve güçlü isteği ile Clint'in herkese yardımcı olmaya çalışmasını çok takdir ediyorum. Kitabı ve insanlığa yardım etme konusundaki misyonu için ona başarılar diliyorum.

Doktor Joel Fuhrman,

Beslenme Araştırmaları Vakfı Başkanı
6 kere New York Times En Çok Satan
Kitaplar yazarı

4 Walter E Foran Boulevard, Suite 409,
Flemington New Jersey 08822
Phone: (908) 237-0200
Fax: (908) 237-0210
Web www.DrFuhrman.com

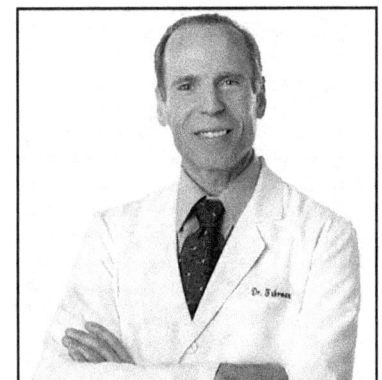

Diğer övgü mektuplarına online olarak erişim sağlanabilir.

Sizin İçin Tatlı Bir Hikaye Daha

Katmandu, Nepal'de Swayambunath (Maymun Tapınağı) olarak bilinen bir tapınak vardır. Burası, Dr.Naram'ın ustasından nabzı okumayı öğrenmeye ilk başlamış olduğu yerdir. Bu kitap baskıya hazırlanırken Dr.Naram ile birlikte o tapınağa minnettarlığımızı sunmaya gittik.

Bir ara kitabı orada bir yere koyup o hoş ortamın resimlerini çekmek istedim. İşte o sırada hiç beklenmedik bir şey oldu.

Orada özgürce dolaşan dört yüzü aşkın sayıdaki maymunun bakıcısı olan Aghori Kabiraj, resimleri görünce şoke oldu ve daha önce hiç böyle bir şey olmamış olduğunu söyledi. Ona göre bu sıradan bir maymun değildi. Onu tanımak çok kolaydı, çünkü elleri yoktu. O, "Tantrik Maymun" tapınağındaki en güçlü maymun sayılıyordu ve doğrudan Maymun Tanrı'nın temsilcisi olan Lord Hanuman idi.

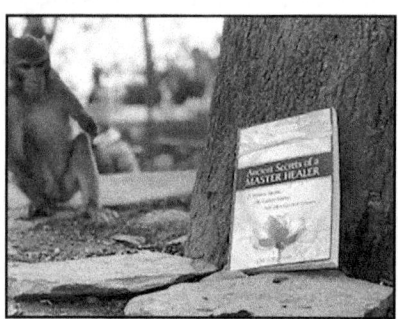
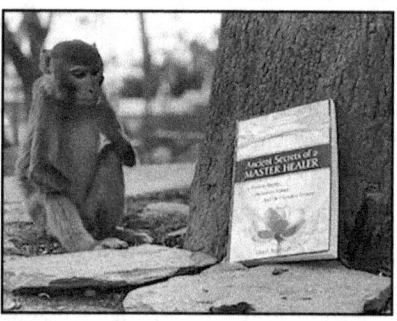
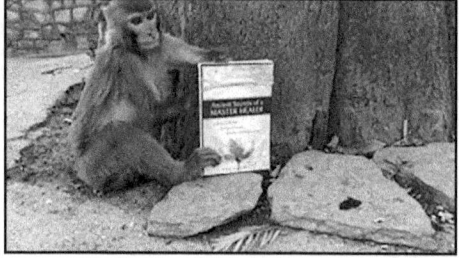

Elleri olmayan
"Tantrik Maymun" geldi,
kitabı kaldırdı ve dikkatle tuttu.

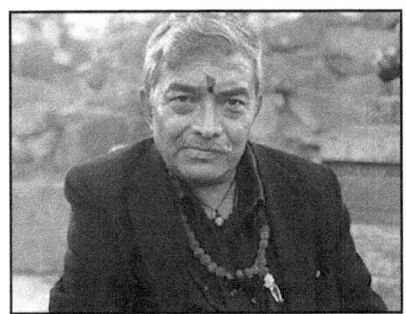
Aghori Kabiraj

Aghori Kabiraj, "Gözlerime inanamıyorum, bu bir mucize! Bu kitapta ne varsa Hanuman tarafından kutsandı! Ve kimin evinde ve hayatında bu kitaptan varsa bu ilahi korunma, şifa ile onlar da kutsandılar. Önlerindeki bütün engeller kalkacaktır!"

Batılı bir "kuşkucu" olarak bütün bu olanlarla ne yapacağımı gerçekten bilemedim. Ancak yine de, bu kitabı yazarken bu ilahi gücün kutsamasını hissettim. Elinizdeki bu kitabı kutsamış olduğu için Aghori Master'a minnettarım. Bu, sizin de hayatınıza ilahi kutsamalar geleceğine dair güçlü bir işaret...

Namaste.

Yazar Hakkında

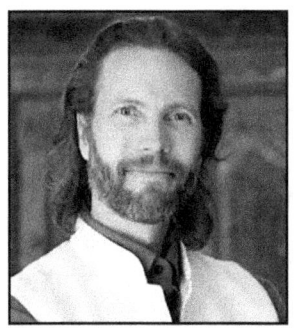

Dr.Clint G. Rogers bir üniversite araştırmacısıydı ve "alternatif tıp" için hiç zamanı yoktu. Batı biliminin dışında hiçbir şeye açık olmayan bir "kuşkucu" olarak Dr.Naram'ın kadim şifa dünyası ile ilk karşılaştığında, tanık olmuş olduğu vakaları dikkate almama ve önem vermeme eğilimindeydi.

Bu, modern tıp kendi babasının sağlığı konusunda başarısızlığa uğrayıncaya kadar bu şekilde sürdü ve babasını hayatta tutmak için umutsuzca her çareye baş vuracak hale geldi.

Şimdi milyonlara ulaşmış olan TEDx konferansları ve çığır açıcı nitelikteki "Usta Bir Şifacının Kadim Sırları" adlı kitabında Dr.Clint, babasına olan sevgisiyle, birden mantıklı ya da mümkün olduğunu düşündüğü herşeyin ötesine itilmiş olduğunu ve kendisini şifa mucizelerinin sıradan bir olay gibi göründüğü bir dünyada bulduğunu açıklıyor.

Kitap basılıncaya kadar Dr.Clint, 10 yıl boyunca Dr.Naram'la birlikte yaptığı seyahatler sırasında kadim metinleri belgeledi ve daha çok kişiyi onların varlığından haberdar etti. Bu kitabın ve TEDx konferanslarının yanı sıra Dr.Clint, Dr.Naram ile birlikte Almanya Berlin'deki bir üniversitede, bu kadim şifa sırlarını öğrenip uygulamak isteyen parlak doktorlar için sertifika kursları organize edip eğitimler verdi. Dr.Clint halen, engin düşünen ve çalışan kişilerin, herkesin yararlanacağı, dünyadaki en büyük bilgeliği kovaladıkları bir kuruluş olan Dünya Sağlığı Bilgeliği organizasyonunun CEO'sudur. Ayrıca Dr.Naram'ın çok sevdiği insani yardım sağlayan Kadim Şifalar Vakfı'nda görev yapmaktadır. Dr.Clint'in en büyük tutkusu, derin şifanın bu şeklini paylaşmaktır. Bunu herkes seçmeyebilir, ama en azından böyle bir seçimin olduğundan haberlerinin olmasında yarar vardır.

ÜCRETSİZ

Hayatınızı değiştirecek olan "Kadim Sırları" keşfedin…

Kendinizin veya sevdiklerinizden birinin;

- ✓ Fiziksel
- ✓ Zihinsel
- ✓ Duygusal
- ✓ Spiritüel sıkıntıları mı var?

Yıllardır sizi bir şey rahatsız mı ediyor, artık ondan kurtulmak mı istiyorsunuz?

www.MyAncientSecrets.com/Belong adresli internet sayfamıza girebilir, ücretsiz üyelikle linklere, videolara ve benim hediyem olarak bu kitaptaki kaynaklara erişim sağlayabilirsiniz.

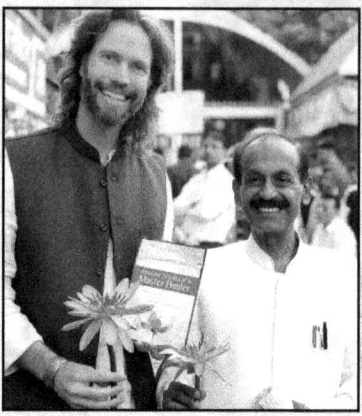

Dr.Clint G. Rogers & Dr.Naram

ÜCRETSİZ WEBSİTESİ ÜYELİĞİNİZLE keşfedecekleriniz:

- ✓ Anksiyeteden hızla nasıl kurtulursunuz,
- ✓ Nasıl kilo verir, verdiğiniz kiloyu nasıl muhafaza edersiniz,
- ✓ Bağışıklık sisteminiz ve enerjinizi nasıl yükseltirsiniz,
- ✓ Eklem ağrılarını, doğru yiyeceklerle nasıl yatıştırırsınız,
- ✓ Hafızanızı nasıl güçlendirir, nasıl odaklanırsınız,
- ✓ Hayatınızın amacını nasıl keşfedersiniz,
- ✓ Ve daha birçoğu…

Bu kitapta, sırları gösteren her bölümle ilgili konuda hazırlanmış videolarla kendinize ve başkalarına yardımcı olabilirsiniz. Ayrıca, "30 günde, kendi gizli kadim gücünüz"ün kilidini açıp ortaya çıkarabileceğiniz çok güçlü bir oyunu deneyimleyebilirsiniz.

Bu oyunu oynadıkça, kadim şifa sırlarını hayatınıza hemen uygulamayı öğrenirsiniz. (NOT: Buna, bu kitapta olmayan daha ileri seviyede içerik de dahildir).

Şimdi linki keşfedin: MyAncientSecrets.com/Belong

www.ingramcontent.com/pod-product-compliance
Lightning Source LLC
Chambersburg PA
CBHW050311120526
44592CB00014B/1868